W0257818

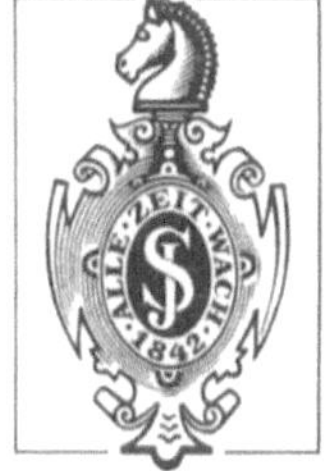

W. J. Mann

# Ultraschall im Kopf-Hals-Bereich

Mit Beiträgen von
Th. Frank · W. von Kalckreuth · J. Pirschel · R.-P. Pohl
G.-M. von Reutern · H. Schmidt

Mit einem Geleitwort von Chl. Beck

Mit 142 Abbildungen

Springer-Verlag
Berlin Heidelberg New York Tokyo 1984

Professor Dr. WOLF JÜRGEN MANN, F.A.C.S.
Universitäts-HNO-Klinik
Killianstraße 5
7800 Freiburg i.Br.

ISBN-13: 978-3-642-69284-0      e-ISBN-13: 978-3-642-69283-3
DOI:10.1007/978-3-642-69283-3

CIP-Kurztitelaufnahme der Deutschen Bibliothek. *Ultraschall im Kopf-Hals-Bereich* W.J. Mann.
Mit Beitr. von Th. Frank ... – Berlin; Heidelberg; New York; Tokyo: Springer, 1984.
ISBN 3-540-12658-9 (Berlin, Heidelberg, New York, Tokyo)
ISBN 0-387-12658-9 (New York, Heidelberg, Berlin, Tokyo)
NE: Mann, Wolf J.; Frank, Thomas [Mitverf.]



Reproduktion der Abbildungen: Gustav Dreher GmbH, Stuttgart
Satz, Druck und Bindearbeiten: Universitätsdruckerei H. Stürtz AG, Würzburg
2122/3130-543210

# Mitarbeiterverzeichnis

Dr. TH. FRANK, Kreiskrankenhaus Marienhöhe,
Radiologische Abteilung, Mauerfeldchen 25, 5102 Würselen

Dr. W. VON KALCKREUTH, Neurologische Universitätsklinik, Hansastraße 9,
7800 Freiburg i.Br.

Professor Dr. W.J. MANN, F.A.C.S., Universitäts-HNO-Klinik,
Killianstraße 5, 7800 Freiburg i.Br.

Dr. J. PIRSCHEL, Medizinisches Strahleninstitut der Universität,
Röntgenweg 11, 7400 Tübingen

Dr. R.-P. POHL, HNO-Abteilung, St. Anna-Krankenhaus,
Albert-Magnus-Straße 33, 4100 Duisburg 25

Priv.-Doz. Dr. G.-M. VON REUTERN, Neurologische Universitätsklinik,
Hansastraße 9, 7800 Freiburg i.Br.

Dr. H. SCHMIDT, Arzt für HNO, Egonstraße 14, 7800 Freiburg i.Br.

# Geleitwort

Die Anwendung von Ultraschall zur Diagnose krankhafter Veränderungen hat in der gesamten Medizin in den letzten Jahrzehnten eine zunehmende Bedeutung erlangt. Etwas zögernd beginnt auch unser Fach, diese Möglichkeit zu nutzen. So wurde seit 1973 an der Freiburger Hals-Nasen-Ohrenklinik dank der Initiative von Herrn Prof. Dr. W.J. MANN die Ultraschalldiagnostik von Erkrankungen der Nasennebenhöhlen erarbeitet. Dabei war natürlich zunächst die Frage nach der Notwendigkeit einer neuen diagnostischen Methode zu diskutieren. Gibt es doch schon lange bewährte Standardverfahren wie die Rhinoskopie, die Röntgenuntersuchung, die Probespülung und die Endoskopie. Unsere Erfahrungen haben nun gezeigt, daß die Ultrasonographie für die Erkennung von Erkrankungen der Nasennebenhöhlen eine Bereicherung unserer diagnostischen Hilfsmittel darstellt. Hier ist die Domäne des A-Scan. Daneben hat in letzter Zeit die Ultraschalldiagnostik in unserem Fach eine Ergänzung durch die Anwendung des B-Scan erfahren. Diese Methode ist vor allem zur Untersuchung im Bereich der Parotis und der Halsweichteile geeignet.

Der Vorteil der Ultrasonographie liegt ohne Zweifel neben der Tatsache ihrer großen Aussagefähigkeit bei der minimalen Belastung für den Patienten und den Untersucher. Aus diesem Grund war es an der Zeit, die Erfahrungen mit der Ultraschalldiagnostik im Hals-Nasen-Ohrenfach aufzuzeigen. Dies ist der Sinn des vorliegenden Buches. In ihm werden von verschiedenen Autoren, die alle über eine jahrelange Erfahrung in der Sonographie verfügen, die physikalischen und theoretischen Grundlagen der Ultraschalldiagnostik, die zur Anwendung kommenden Geräte und die Untersuchungstechniken – Nasennebenhöhlen, Parotis, Halsweichteile, Schilddrüse, Halsgefäße – aufgezeigt. Resultate und Aussagekraft werden gewertet. Ziel war, die Technik und die Erfahrungen aufzuzeigen und sie für unser Fach auf breiter Basis bekannt und nutzbar zu machen. Die Resultate halten im Vergleich zu anderen diagnostischen Untersuchungsmethoden jeder Kritik stand. Ich meine so, daß die Ultrasonographie für unser Fach heute eine unverzichtbare diagnostische Methode darstellt.

Freiburg i. Br. CHL. BECK

# Vorwort

Die Entwicklung ausgereifter Ultraschallgeräte zur A-Bild-Diagnostik von Nasennebenhöhlenerkrankungen hat zur weiten Verbreitung dieser verläßlichen, nicht-invasiven Untersuchungsmethode in der HNO-ärztlichen Praxis geführt.

Die zunehmende Vertrautheit mit diesem neuen diagnostischen Verfahren führte zwangsläufig zu dem Wunsch, sämtliche Strukturen des Kopf-Hals-Bereiches zweidimensional darzustellen und auch Bewegungsabläufe zu registrieren. Dabei boten sich die parenchymatösen Halsorgane wie Parotis und Schilddrüse sowie die Halsweichteile und die Halsgefäße durch ihre oberflächennahe Lage zur Ultraschalluntersuchung geradezu an. Die Entwicklung kleiner, Nahfeld-fokussierter und hochauflösender Schallköpfe hat zusammen mit einer modernen B-Bild-Technologie in den letzten Jahren dazu geführt, dem Kliniker ein zuverlässiges, kostengünstiges und nicht-invasives diagnostisches Verfahren im gesamten Kopf-Hals-Bereich zur Verfügung zu stellen. Dabei besteht durch das hohe Auflösungsvermögen moderner Geräte für den Untersucher weniger die Gefahr, Strukturen und Krankheitsprozesse zu übersehen als sie nicht interpretieren zu können. Grundvoraussetzung für diese Form der Ultrasonographie ist ein völlig neues topographisch-anatomisches Denken in variabel anlegbaren Quer- und Längsschnitten durch die untersuchten Strukturen. Anders als bei der Computertomographie, wo die Befunde nachträglich anhand von Bildern festgelegter Schnittebenen erfolgt, erlaubt die moderne Ultraschalldiagnostik im Kopf-Hals-Bereich ein Einfließen des klinischen Befundes in den Untersuchungsablauf. Dadurch erhält der Arzt ein völlig neues diagnostisches Untersuchungsverfahren, daß seinen Palpationsbefund wesentlich erweitert.

Das vorliegende Buch versucht anhand von Schemazeichnungen und typischen Bildern, den niedergelassenen und in der Klinik tätigen Kollegen in die Ultraschalldiagnostik des Kopf-Hals-Bereiches einzuführen. Dabei werden die A- und B-Bild-Untersuchung der Nasennebenhöhlenerkrankungen, die B-Bild-Diagnostik und die Dopplersonographie der Halsorgane und Gefäße abgehandelt. Es war weniger unser Ziel, anhand eines ausgefeilten Bildmaterials verschiedene Krankheitsbilder zu demonstrieren, als vielmehr die Indikationsstellung und die Grenzen dieses neuen Untersuchungsverfahrens aufzuzeigen. Wir hoffen, damit zur weiteren Verbreitung dieser wichtigen diagnostischen Methode im Kopf-Hals-Bereich beizutragen und für den Patienten die Anzahl invasiver und belastender Eingriffe reduzieren zu können.

Freiburg i. Br.          W. J. MANN

# Inhaltsverzeichnis

**Nasennebenhöhlen-Ultraschalldiagnostik in der HNO-ärztlichen Praxis**


**Ultraschalldiagnostik der Parotis**
J. PIRSCHEL



**Ultraschalldiagnostik des Halses**
W.J. MANN

**Ultraschalldiagnostik der Schilddrüse**
TH. FRANK



**Ultraschalldiagnostik der Halsgefäße**
W. VON KALCKREUTH und G.-M. VON REUTERN

# Physikalische und theoretische Grundlagen der Ultraschalldiagnostik

R.-P. POHL und W.J. MANN

## 1 Physik des Ultraschalls

Die Darstellung der Physik des Ultraschalls ist in diesem Kapitel darauf beschränkt, dem Kliniker die wesentlichen Grundlagen des Verfahrens verständlich zu machen.

Longitudinalwellen, die sich in festen, flüssigen oder gasförmigen Medien ausbreiten und dabei Energie, nicht aber Masse transportieren, werden als *Schallwellen* bezeichnet. Haben diese Wellen vorwiegend nicht-periodischen Charakter, so handelt es sich um Geräusche, überwiegt ein periodischer Charakter der Wellen (im Idealfall die reine Sinusschwingung), so handelt es sich um Töne, denen man eine bestimmte Frequenz zuordnen kann. Liegt diese Frequenz höher als 20 000 Hertz, so ist der Schall für das menschliche Ohr nicht mehr wahrnehmbar und wird daher *Ultraschall* genannt.

Die (Ultra-)Schallgeschwindigkeit ist unabhängig von der Frequenz des Schalls. Sie ist eine Eigenschaft des betreffenden Mediums, die jedoch von den umgebenden physikalischen Bedingungen beeinflußt wird (z.B. Temperatur) [10]. Grundsätzlich ist die Schallgeschwindigkeit in Festkörpern besonders groß, in Gasen besonders klein. Unter natürlichen Bedingungen mißt man z.B.:

Schallgeschwindigkeit
| | | |
|---|---|---|
| in Luft | ca. | 340 m/sec, |
| in Wasser | ca. | 1500 m/sec, |
| in Plexiglas | ca. | 2700 m/sec, |
| in Eisen | ca. | 5100 m/sec. |

Die Schallgeschwindigkeit im menschlichen Gewebe liegt bei 1550 m/sec ± 100 [17]. Nur im Knochen ist die Schallfortleitung sehr viel schneller (4080 m/sec [14]), was bei der Ultraschalldiagnostik berücksichtigt werden muß.

In der medizinischen Diagnostik verwendet man Ultraschallfrequenzen im Bereich von 1–10 MHz. Dieser hochfrequente Ultraschall hat Strahlencharakter und eine technisch weitgehend parallelisierte Schallausbreitung im menschlichen Körper. Dadurch können für die Physik des Ultraschalls mit einigen Einschränkungen die aus der Lichtoptik bekannten Gesetze über Brechung und Reflexion paralleler Wellen angewandt werden. Es muß jedoch berücksichtigt werden, daß menschliches Gewebe außerordentlich inhomogen ist. Daher sind bei der Ultraschalldiagnostik die Beugungserscheinungen von wesentlich größerer Bedeutung als in der Optik, obwohl die Wellenlängen des sichtbaren Lichtes mit 380–720 nm wesentlich kürzer sind als die im Millimeterbereich liegenden Ultraschallwellen.

In der medizinisch diagnostischen Sonographie wird der *reziproke piezoelektrische Effekt* zur Erzeugung von Ultraschallwellen ausgenutzt. Der *Schallkopf* dient dabei sowohl als Schallquelle als auch als Schallempfänger. Durch einen elektrischen Impuls werden polar gebaute Kristalle im Schallkopf (z.B. Quarz, Bariumtitanat) mechanisch verformt und so hochfrequente Schallwellen erzeugt. Umgekehrt kann die Schallquelle auch als Empfänger verwendet werden, da der auftreffende Ultraschall das piezoelektrische Element des Schallkopfes wieder mechanisch verformen und einen elektrischen Impuls auslösen kann. Gewöhnlich emittiert der Schallkopf Schallimpulse von etwa 0,1–0,01 µs Dauer und empfängt das reflektierte Signal z.B. 100 µs danach, so daß sich dieser Vorgang mehrere tausendmal pro Sekunde wiederholen kann. Um ein Eindringen des Ultraschalls in den Körper zu ermöglichen, darf sich keine Luft zwischen Schallkopf und Körperoberfläche befinden. Die Ankopplung erfolgt daher durch eine Glyzerin-, Öl-, Silikon- oder Wasserzwischenschicht.

Schallwellen breiten sich in einem dreidimensionalen Medium meist gleichmäßig in alle Richtungen aus, also kugelförmig, wobei sich der Schallerzeuger im Mittelpunkt der Kugel befindet. Durch die Ausbreitung des Schalls wird die Kugeloberfläche (= Wellenfront) immer größer und die Schallenergie immer weiter verteilt. Die Folge ist, daß mit zunehmender Kugelgröße immer weniger Energie auf einen Quadratzentimeter Kugeloberfläche kommt, *wobei die Schallenergie pro Flächeneinheit mit dem Quadrat der Entfernung abnimmt.*

Der Schallerzeuger in der medizinischen Ultraschalldiagnostik ist jedoch ein *Schallstrahler* (= Schallkopf), der den Schall parallelisiert und in immer nur eine Richtung aussendet. Dadurch entsteht ein Strahlenbündel, das im Idealfall genau zylinderförmig sein sollte. Dieser Idealfall ist technisch jedoch nicht zu erreichen. Obwohl man den Schall mit akustischen Linsen fokussieren kann, wird der Durchmesser jedes Schallbündels mit zunehmender Entfernung vom Schallstrahler größer: Das Schallbündel divergiert konusförmig (= Schallkeule).

Im *Ultraschallfeld* unterscheidet man daher ein *Nahfeld* mit fast paralleler Schallausbreitung und ein *Fernfeld* mit divergierendem Schallstrahlenverlauf. Das Nahfeld ist um so länger, je größer der Schallkopfdurchmesser und je größer die Frequenz des Ultraschalls. Bei einer Schallfrequenz von 2,5 MHz und einem Schallgeberdurchmesser von 15 mm beträgt die Länge des Nahfeldes z.B. in Wasser 94 mm [4]. Die Divergenz des Fernfeldes wird um so geringer, je größer das Verhältnis Schallkopfdurchmesser zu Wellenlänge ist. Durch Fokussierung des Strahlenbündels, wie bei den in der HNO-Heilkunde verwendeten Geräten üblich, wird das Nahfeld verkürzt und die Divergenz des Fernfeldes verstärkt.

In unmittelbarer Nähe des Schallkopfes kommt es zu Interferenzen, die die Untersuchung oberflächennaher Strukturen behindern können. Durch Einbau einer Wasservorlaufstrecke zwischen der Schallkopfoberfläche und dem zu untersuchenden Gewebe wird diese „tote Zone" in ein Wasserbad vor die eigentliche Meßstrecke verlegt. Dadurch werden auch die Interferenzen des Nahfeldes vorverlegt. Dieses veränderte Ankopplungsverfahren ist vor allem für die B-Bild-Untersuchung von Bedeutung, wobei bei den modernen Geräten die Wasservorlaufstrecke bereits am Schallkopf angebracht ist.

Ein wesentlicher Faktor in der medizinischen diagnostischen Sonographie ist das *Auflösungsvermögen* des Ultraschalls, d.h. der kleinste Abstand zweier Bildpunkte, die getrennt dargestellt werden können. Man unterscheidet dabei das bessere *Tiefen-* oder *Axialauflösungsvermögen* in Schallrichtung (= der kleinste Abstand zweier hintereinander liegender Echos, die noch unterschieden werden können) und das schlechtere *Lateralauflösungsvermögen* quer zur Schallausbreitung (= der kleinste Abstand zweier nebeneinander liegender Strukturen, die noch unterschieden werden können).

Das *Axialauflösungsvermögen* ist von der Ultraschallfrequenz abhängig. Grundsätzlich ist es bei geringer Schallgeschwindigkeit des Gewebes und kurzer Wellenlänge besser. Während die Schallgeschwindigkeit im Gewebe nicht zu beeinflussen ist, kann die Wellenlänge durch die Wahl einer hohen Untersuchungsfrequenz verändert werden (Wellenlänge = Schallgeschwindigkeit/Frequenz). Die Frequenz ist jedoch nicht beliebig steigerbar, weil die Frequenzerhöhung die diagnostisch verwertbare Eindringtiefe reduziert. Die Absorption der Schallwellen nimmt etwa proportional mit der Frequenz zu. Hochfrequente Wellen werden stärker als niederfrequente gebeugt. Zwischen gutem Auflösungsvermögen und hinreichender Eindringtiefe muß daher für den jeweiligen Ultraschallanwendungsbereich eine Kompromißfrequenz gefunden werden, die für die NNH-Diagnostik bei 4 MHz liegt, für die abdominelle Diagnostik dagegen niederfrequenter sein muß. Wegen der starken Abhängigkeit des Auflösungsvermögens von der Frequenz werden für einzelne Geräte austauschbare Schallköpfe mit verschiedenen Frequenzen angeboten.

Das *Tiefenauflösungsvermögen* wird zudem von der Dauer des einzelnen Ultraschallimpulses beeinflußt. Die Impulse sollen möglichst kurz sein und im Idealfall nur eine Wellenlänge betragen. Trotz stärkster Dämpfung des Piezoelements ist jedoch bei den in der Diagnostik verwendeten Ultraschallsendern noch mit Impulsen von 2–3 Wellenlängen zu rechnen. Außerdem ist zu berücksichtigen, daß eine zu hohe technische Verstärkung des rückkommenden Echosignals das Axialauflösungsvermögen des Ultraschalls verringert. So kann in der Praxis die Größe des Einzelechobildes ein limitierender Faktor für das Auflösungsvermögen sein.

Das im Verhältnis schlechtere *laterale* Auflösungsvermögen wird von der Querausdehnung des Ultraschallfeldes bestimmt und ist daher von der Eindringtiefe abhängig. Um eine hohe seitliche Auflösung zu erzielen, sollte der Schallbündeldurchmesser klein sein. Dies wird einmal durch einen geringen Schallkopfdurchmesser, zum anderen durch die akustische Fokussierung des Schallbündels erreicht.

In Analogie zur geometrischen Optik und Wellenoptik wird der Ultraschall im menschlichen Gewebe durch *Absorption, Streuung, Brechung* und *Reflexion* verändert:

*Absorption:* (= Umwandlung von Schallwellen in Wärme). Das Gewebe absorbiert durch innere Reibung einen Teil der Schallenergie und erwärmt sich dadurch. Besonders an den Grenzflächen ist die Wärmeentwicklung sehr groß. Das Ausmaß der Absorption ist abhängig vom Schallbündeldurchmesser, der Beschallungszeit, der Intensität und Frequenz des Schalls sowie von gewebespezifischen Faktoren (Absorptionskoeffizient, Streufaktor).

*Streuung:* Im Gewebe treten viele unregelmäßige Grenzflächen auf, an denen der Schall gebeugt, gebrochen und in unerwünschte Richtungen reflektiert wird, so daß das ursprüngliche Strahlenbündel abgeschwächt wird. Diese unregelmäßigen Grenzflächen (Blutgefäße, Bindegewebszüge, Muskelfasern etc.) bestimmen das Ausmaß der akustischen Inhomogenität eines Gewebes, eine Größe von wesentlichem diagnostischen Wert.

*Divergenz der Schallbündel bei Reflexion an nicht streng ebenen (= rauhen) Grenzflächen:* Dieser Faktor kann auch als eine Form der Schallstreuung angesehen werden. Nach der Reflexion an einer Grenzfläche ist das ursprünglich

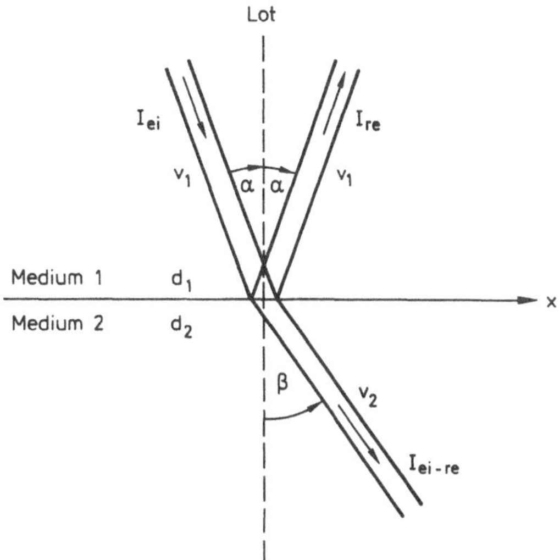


**Abb. 1.** Reflexion und Brechung eines Schallbündels an einer glatten Grenzfläche.
$d_1$ Dichte des Mediums 1 ($g/cm^3$); $d_2$ Dichte des Mediums 2 ($g/cm^3$); $v_1$ Schallgeschwindigkeit in Medium 1 (m/sec); $v_2$ Schallgeschwindigkeit in Medium 2 (m/sec); $\alpha$ Einfalls- und Ausfallswinkel eines reflektierten Strahles (= Schallbündel), Einfallswinkel = Ausfallswinkel; $\beta$ Winkel des gebrochenen Schallbündels; ($\beta > \alpha$, wenn die Schallgeschwindigkeit in Medium 2 größer ist als in Medium 1); $d_1v_1$ akustische Impedanz (= Schallwellenwiderstand) des Mediums 1; $d_2v_2$ akustische Impedanz des Mediums 2; $x$ Grenzfläche zwischen den Medien 1 und 2; $I_{ei}$ Intensität des einfallenden Schallbündels; $I_{re}$ Intensität des reflektierten Schallbündels; $I_{ei-re}$ Intensität des gebrochenen Schallbündels

zylinderförmige Schallbündel kegelförmig divergierend und zwar um so stärker, je höher die Frequenz und je rauher die Grenzfläche ist. Der Effekt ist besonders groß, wenn die „Rauhtiefe" der Grenzfläche und die Wellenlänge die gleiche Größenordnung haben.

Wichtigstes Phänomen für die diagnostische Ultrasonographie ist die *Echobildung*. Diese beruht auf der *Reflexion von Ultraschallwellen* an Grenzflächen von Medien mit unterschiedlichem Schallwellenwiderstand (= akustische Impedanz). Der Schallwellenwiderstand ist die Fähigkeit eines Mediums, der Aufnahme von Schallenergie zu widerstehen und ist physikalisch definiert als das Produkt aus der Dichte ($d$) und der Schallgeschwindigkeit ($v$) des betreffenden Objektes: $d \cdot v$. Trifft der Ultraschall an eine Grenzfläche zwischen Geweben mit unterschiedlicher akustischer Impedanz („Impedanzsprung", „akustischer Wellenwiderstands-

a) $$R = \frac{I_{re}}{I_{ei}} = \frac{\left(\sqrt{1-\sin^2\alpha} - \dfrac{d_1}{d_2}\sqrt{\dfrac{v_1^{\,2}}{v_2^{\,2}} - \sin^2\alpha}\right)^2}{\left(\sqrt{1-\sin^2\alpha} + \dfrac{d_1}{d_2}\sqrt{\dfrac{v_1^{\,2}}{v_2^{\,2}} - \sin^2\alpha}\right)^2}$$

b) $$R_s = \left(\frac{d_2 v_2 - d_1 v_1}{d_2 v_2 + d_1 v_1}\right)^2 = \left(\frac{\text{Impedanz}_2 - \text{Impedanz}_1}{\text{Impedanz}_2 + \text{Impedanz}_1}\right)^2$$

**Abb. 2a, b.** Formel zur Berechnung des Reflexionsfaktors (a) bei schrägem und (b) bei senkrechtem Auftreffen einer Schallwelle an einer ebenen Grenzfläche. $R$, Reflexionsfaktor $I_{re}/I_{ei}$ = % der einfallenden Schallenergie, die ins Medium 1 zurückreflektiert wird; $R_s$, Reflexionsfaktor $I_{re}/I_{ei}$ bei rechtwinkligem Einfall des Schallbündels ($\alpha = \beta = 0°$). Zeichenerklärung siehe Abb. 1

sprung"), so wird die Schallenergie teilweise reflektiert, teilweise gebrochen. Für die Reflexion gelten die aus der Optik bekannten Gesetze: 1. einfallender Strahl, Lot und reflektierter Strahl liegen in einer Ebene und 2. Einfalls- und Reflexionswinkel sind gleich groß (Abb. 1). Da die akustischen Grenzflächen im Verhältnis zur Wellenlänge rauh sind, entsteht gewöhnlich in Form eines Kegels ein ganzes Bündel von Reflexionen. Dadurch können auch dann verwertbare Echos gewonnen werden, wenn das Schallbündel die Grenzfläche nicht genau senkrecht trifft. Der Anteil der reflektierten und gebrochenen Energie an einer Grenzfläche kann berechnet werden, wenn der Einfallswinkel, die Dichte beider Medien und die Schallgeschwindigkeit in beiden Medien bekannt sind (Abb. 2a). Für diesen Zweck ist es sinnvoll, den Einfallswinkel als Nullwinkel anzunehmen ($\alpha = \beta = 0°$) (Abb. 2b). Ist die Impedanz in beiden Medien fast gleich groß, so geht der Reflexionsfaktor ($R_s$) gegen Null, d.h. es wird fast keine Schallenergie reflektiert, sondern annähernd die gesamte Energie in das Medium 2 übergeleitet. Ist dagegen die Impedanz beider Medien sehr unterschiedlich, nähert sich der Reflexionsfaktor ($R_s$) dem Maximalwert 1, d.h. fast die gesamte Schallenergie wird reflektiert. Dabei ist es unerheblich, welche der beiden Impedanzen die große und welche

die kleine ist. Dies soll an zwei Beispielen erläutert werden:

*Beispiel 1:*

Medium 1. Wasser oder menschliches Weichteilgewebe mit einer Dichte von $d_1 = 1$ g/cm³ und einer Schallgeschwindigkeit von $v_1 = 1500$ m/sec.

Medium 2. Luft mit einer Dichte von $d_2 = 0,0012$ g/cm³ und einer Schallgeschwindigkeit von $v_2 = 340$ m/sec.

Nach der Formel in Abb. 2b ergibt sich für $R_s$ ein Wert von mehr als 99%, entsprechend einem Reflexionsfaktor von fast 1.

Für die Klinik bedeutet dies, daß *an der Grenzfläche zwischen menschlichem Gewebe und Luft praktisch die gesamte Schallenergie reflektiert wird.*

*Beispiel 2:*

Medium 1. Muskelgewebe mit einer Dichte von 1,058 g/cm³ und einer Schallgeschwindigkeit von 1568 m/sec.

Medium 2. Fettgewebe mit einer Dichte von 0,928 g/cm³ und einer Schallgeschwindigkeit von 1476 m/sec.

Entsprechend der Formel in Abb. 2b ergibt sich für $R_s$ ein Wert von ca. 1. Hieraus folgert, daß *an Grenzflächen zwischen Geweben mit ähnlicher akustischer Impedanz die meiste Energie in das zweite Medium übertritt.*

Da mit Ausnahme von Knochen und gashaltigen Organen der Unterschied der Schallwellenwiderstände zwischen den biologischen Geweben sehr gering ist ($R_s < 1\%$), wird jeweils der größere Anteil des Ultraschalls an einer Gewebegrenzfläche reflektiert (Abb. 3). Dies erfordert einerseits eine hohe Empfängerempfindlichkeit zur Aufnahme der einzelnen relativ schwachen Echos. Andererseits erlaubt der nahezu vollständige Übertritt der Energie in das zweite Gewebe, daß auch von ferneren Grenzflächen noch Echos zu erkennen sind, d.h. daß mit *einem* Ultraschallimpuls verschiedene hintereinander gelegene Gewebeschichten dargestellt werden können. Bei einem hohen Reflexionsfaktor der Grenzfläche (z.B. Gewebe/Luft) geht dagegen so wenig Energie in den dahinter gelegenen Raum über, daß die aus dieser Zone zurückgeworfenen Echos zur Darstellung einer erkennbaren Echozacke nicht mehr ausreichen

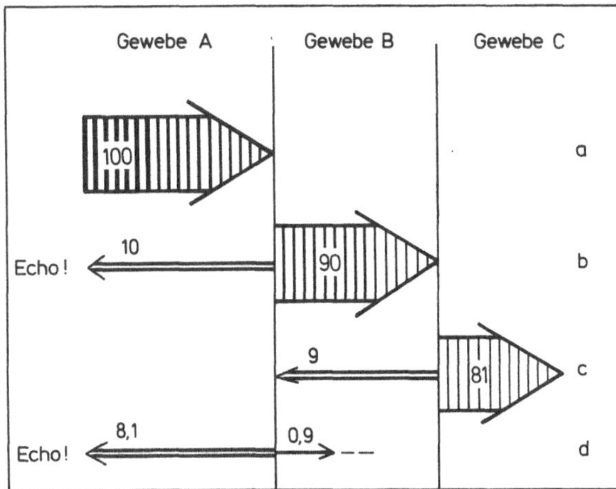



**Abb. 3.** Schematische Darstellung der Echobildung im Weichteilgewebe. Es wird vereinfachend angenommen, daß an den Grenzflächen zwischen den einzelnen Gewebearten wegen der ähnlichen Impedanz jeweils 90% der Schallenergie in das nächste Gewebe übergeleitet wird, während die anderen 10% reflektiert werden. Die Stärke der Pfeile und die Zahlen (% der anfänglichen Schallbündelenergie) symbolisieren die Intensität des Ultraschalls. Zur besseren Übersicht sind die Verhältnisse nicht ineinander, sondern räumlich versetzt untereinander gezeichnet:
*a*, Das Schallbündel trifft im Gewebe an eine Grenzfläche zwischen zwei Medien mit ähnlicher akustischer Impedanz; *b*, Die meiste Energie geht ins zweite Gewebe über, die reflektierte Energie reicht aus, um als Echo erkannt zu werden; *c*, Der Vorgang wiederholt sich mit der Restenergie des Schallbündels an der nächsten Grenzfläche. *d*, Das Echo der zweiten Grenzfläche wird erkennbar. Ein gut angepaßter Tiefenausgleich stellt die Echos (10 und 8,1) gleich groß dar

und für die Echographie nicht zu verwerten sind (Abb. 4). Der hinter einer Grenzfläche mit hohem Reflexionsfaktor gelegene Raum wird daher als *schalltote Zone* (= Schallschatten) bezeichnet. Knochen und gashaltige Organe stören daher.

Im Verlauf der Gewebedurchdringung des Ultraschalls kommt es an jeder Grenzfläche zur Echobildung und mit zunehmender Tiefe zur Schwächung des Schallwellenbündels und zur Abnahme der Echointensität. So ist z.B. in biologischen Strukturen bei einer Frequenz von 2 MHz die Ultraschallenergie in einer Gewebetiefe von 15 cm um den Faktor 1000 gedämpft [4]. Damit Echosignale, die von gleichartigen Grenzflächen, jedoch aus unterschiedlicher Entfernung kommen, dennoch gleichartige Echos

ergeben, erfolgt technisch eine zunehmende Verstärkung der aus der Tiefe kommenden Echos (*Tiefenausgleich*). Der regulierbare Tiefenausgleich kann sich an die jeweilige Inhomogenität des Gewebes anpassen, so daß sowohl in homogenen wie auch in inhomogenen Medien gleiche Strukturen unabhängig von der Entfernung gleiche Echos ergeben.

Mit Hilfe eines *Schwellwertreglers* können kleine störende Echos mehr oder weniger unterdrückt werden. Je kontrastreicher das Echobild ist, desto mehr geht allerdings die Feinstruktur des Gewebes verloren.

Mit Hochfrequenzfiltern (*Siebung*) können die in den Echozacken auftretenden Reste der Hochfrequenzschwingungen geglättet werden.

Bei der *Interpretation der Echosignale* sind einige physikalische Besonderheiten zu beachten:

1. An gashaltigen Organen und Knochengeweben wird der Ultraschall gewöhnlich stark reflektiert und/oder resorbiert. Somit wird keine Energie in den dahinter gelegenen Raum transmittiert, so daß aus dieser Zone keine Echos zu empfangen sind („Schallschatten", „schalltote Zone").

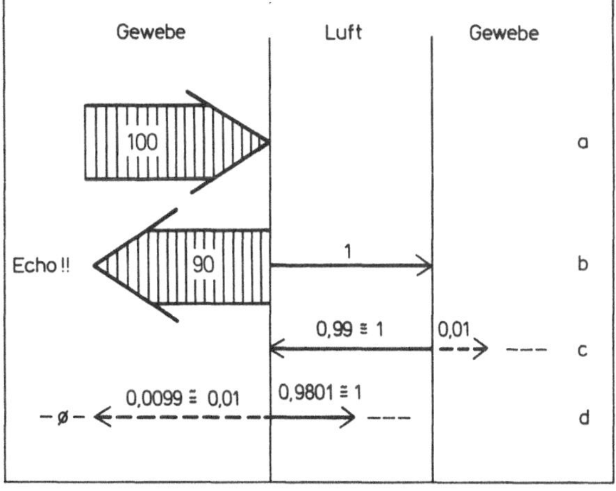



**Abb. 4.** Schematische Darstellung der Echo-Bildung an der Grenzfläche Gewebe/Luft in Anlehnung an Abb. 3. Es wird vereinfachend angenommen, daß 99% der Energie an den Grenzflächen Gewebe/Luft reflektiert werden. Von einer zweiten Grenzfläche, die sich, vom Schallkopf aus gesehen, hinter Luft befindet, kehrt daher nur noch sehr wenig Energie als Echo zurück (in diesem Beispiel 1/10.000 der anfänglichen Schallbündelenergie), die für eine Darstellung als Echozacke nicht mehr ausreicht

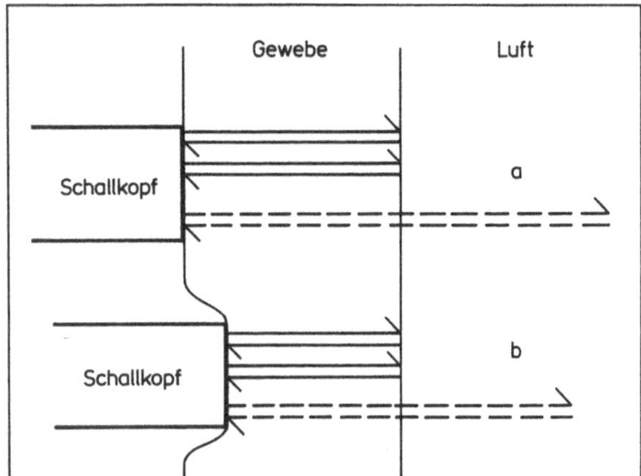

Abb. 5. Schematische Darstellung der Ausbildung und Reaktion von Wiederholungsechos (= Mehrfachechos). (→, wahre Laufstrecke und Schallrichtung; − − →, scheinbare Laufstrecke des Doppelechos).
*a*, Der reflektierte Teil des Ultraschallimpulses wird noch einmal hin und her reflektiert. Die Echos werden entsprechend ihrer Laufzeit in doppelter Distanz vom Sender abgebildet; *b*, Bei Kompression der Objektoberfläche tritt das Primärecho um den einfachen Betrag der Laufstreckenverkürzung eher auf; das Doppelecho, da es die verkürzte Laufstrecke zweimal zurücklegt, um den doppelten Betrag

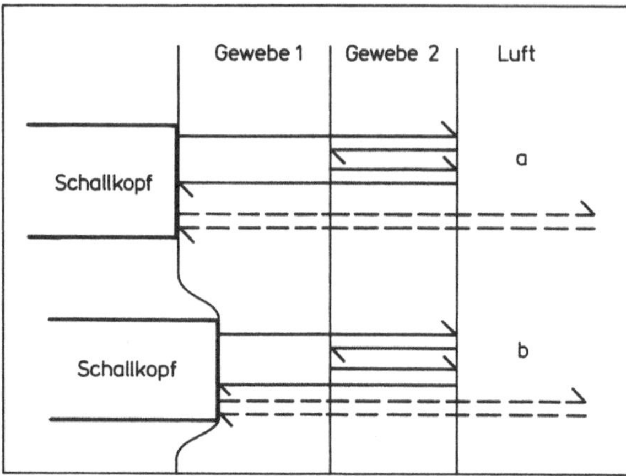

Abb. 6. Schematische Darstellung der Ausbildung von „Teilstreckenwiederholungsechos" (→, wahre Laufstrecke der Echos und Schallrichtung; ---- →, scheinbare Laufstrecke der Echos).
*a*, Der reflektierte Teil des Ultraschallimpulses wird nur zwischen den Grenzflächen des Gewebes 2 zweifach hin und her reflektiert; *b*, Da auch bei Kompression der oberflächlichen Gewebe die vierfach durchlaufene Strecke gleich lang bleibt, verkürzt sich die scheinbare Laufstrecke des Echos nur um den einfachen Betrag der Kompression, das Teilstreckenwiederholungsecho verhält sich wie ein „wahres Echo"

2. Ändert sich der Schallwellenwiderstand zwischen zwei Geweben nicht sprunghaft, sondern fließend, entstehen keine Echos und die Grenzfläche bildet sich nicht ab [7].

3. Durchläuft der Ultraschall eine akustisch homogene Flüssigkeit z.B. seröses Sekret, ist die Schwächung der Schallstrahlen geringer als sonst im Weichteilgewebe. In den dahinter gelegenen Geweben erscheinen daher die durch den eingebauten Tiefenausgleich verstärkten Echos relativ zu stark („Überstrahlung").

4. Auch wenn die Ultraschallimpulse nicht senkrecht, sondern etwas schräg auf die Grenzfläche treffen, können wegen der Strahlenstreuung von dort noch verwertbare – wenn auch schwächere – Echos empfangen werden.

5. An Grenzflächen mit einem hohen Reflexionsfaktor (z.B. Gewebe/Luft) kann das Phänomen von *Wiederholungsechos* auftreten, d.h. eine Gewebegrenzfläche wird im Ultraschallbild nicht durch ein Einfachecho, sondern durch mehrere zeitlich aufeinanderfolgende Echos dargestellt: Bei hinreichen-

dem Energiegehalt kann das zum Schallkopf zurückkehrende Echo zum Teil noch einmal ins Gewebe zurückreflektiert werden und so die Laufstrecke statt wie gewöhnlich nur zweimal auch viermal, sechsmal usw. durchlaufen, um dann als Doppel- oder Dreifachecho usw. registriert zu werden. Da der Schallempfänger gerätetechnisch nicht unterscheiden kann, aus welcher Entfernung das Echo kommt, sondern nur die Laufzeit registriert, wird im Falle eines Doppelechos das zweite Echosignal in doppelter Entfernung der realen Laufstrecke aufgezeichnet. Somit wird eine Echo-gebende Struktur in diesem Raum vorgetäuscht (Abb. 5). Wiederholungsechos ändern ihre Laufzeit um ein ganzes Vielfaches der Längenänderung der primären Laufstrecke: Verkürzt man also die Distanz Objektoberfläche/-grenzfläche (z.B. durch Kompression des Gewebes), so ändert sich die Laufzeit der Doppelechos in Relation zur eigentlichen primären Laufzeit wie 2:1; Doppelechos wandern bei Kompression doppelt so schnell. Durch diese Untersuchungstechnik können „wahre" Echos von Wiederholungsechos unterschieden werden (Abb. 5).

6. Das Schallbündel kann statt der gesamten Laufstrecke auch nur einen Teil des Weges wiederholen. Dieses Reflexionsmuster trifft in erster Linie für Strukturen zu, bei denen zwei Gewebe mit hoher unterschiedlicher Impedanz hintereinander liegen (Abb. 6). Das Echo legt in diesem Fall vor Rückkehr zum Empfänger nur den Weg zwischen zweiter und erster Grenzfläche viermal statt zweimal zurück. Da nach Kompression nur der oberflächlichen Gewebe die vierfach durchlaufene Strecke gleich lang bleibt, wird die Laufzeit der *„Teilstreckenwiederholungsechos"* nur um den einfachen Betrag der Laufstreckenverkürzung reduziert. In diesem Fall hat die Kompression der oberflächlichen Gewebe ein gleichmäßiges Näherrücken sämtlicher Echos an den Schallkopf zur Folge, auch der Teilstreckenwiederholungsechos, so daß diese nicht von „wahren" Echos zu unterscheiden sind (Abb. 6). Klinisch erscheint dieses Phänomen von untergeordneter Bedeutung.

## 2 Biologische Nebenwirkungen des Ultraschalls

Schädigungen im Gewebe durch Ultraschall sind möglich: (1) durch Umwandlung der Schallwellen in Wärme; (2) durch Kavitation und (3) durch mechanische Schwingungen der Substanzteilchen im Ultraschallfeld [2]. Diese Veränderungen sind alle Frequenz- und Intensitätsabhängig [1, 2]. Biologische Effekte des Ultraschalls sind bis heute nur bei Intensitäten über 0,1 W/cm² und Dauerbeschallung beobachtet worden [15].

In der medizinischen Diagnostik verwendet man Ultraschallfrequenzen im Bereich 1–10 MHz. Die diagnostisch verwendeten Intensitäten liegen damit um 2–3 Zehnerpotenzen unter den therapeutischen Dosen und bewegen sich zwischen 0,001 und 0,004 W/cm². Aufgrund von Nachuntersuchungen, Tierexperimenten und in-vitro Beschallungen von Zellkulturen sind diese Ultraschallintensitäten biolo-

gisch als inert zu bezeichnen [3, 5, 6, 8, 12, 13, 16]. Unerwünschte Nebenwirkungen, wie sie aus der therapeutischen Ultraschallanwendung bekannt sind, treten bei der diagnostischen Sonographie nicht auf.

## 3 Ultraschallverfahren in der medizinischen Diagnostik

### 3.1 A-Scan

Die A-Scan-Technik (A-Bild, A-mode) ist das einfachste, eindimensionale Ultraschallverfahren, das nach dem Prinzip des Echolots auf dem *Zeit-Amplituden-Verfahren* beruht (A-Scan = Amplituden-Modulation).

Ein auf die Gewebeoberfläche aufgesetzter Schallkopf sendet in schneller Reihenfolge Ultraschallimpulse aus. Gleichzeitig wird ein Elektrodenstrahl mit gleichmäßiger Geschwindigkeit über eine Kathodenröhre geführt. Die Auslenkung dieses Elektronenstrahls erfolgt senkrecht zur Zeitachse. An Grenzflächen im Gewebe werden Echos hervorgerufen, die in Abhängigkeit von der Laufzeit von dem auch als Empfänger arbeitenden Schallkopf registriert werden können. Die Echosignale werden im Ultraschallgerät elektronisch verarbeitet und führen nach einer bestimmten Zeit zu einer Auslenkung des Elektronenstrahls von seiner Grundlinie (= Null-Linie) an einer bestimmten Stelle. So entstehen Echozacken, deren Ort von der Laufzeit des Echos bestimmt wird.

Die Aufzeichnung erfolgt immer von links nach rechts in Strahlenrichtung längs der X-Achse. Von jedem Impuls werden die rückkommenden Echos zunächst analysiert, ehe der nächste Impuls vom Sender losgeschickt wird. Wegen der Kürze der Einzelimpulse und der hohen Geschwindigkeit kann dieser Vorgang je nach Eindringtiefe mehrere tausendmal pro Sekunde wiederholt werden. Dadurch entsteht für das menschliche Auge ein stehendes Bild (Abb. 10b).

Die Befunderhebung im A-Scan beruht auf Entfernungsbestimmungen und Beurteilung der Echointensität und -konfiguration. Die seitliche Ablenkung des Elektronenstrahls der Bildröhre erfolgt mit konstanter Geschwindigkeit. Die

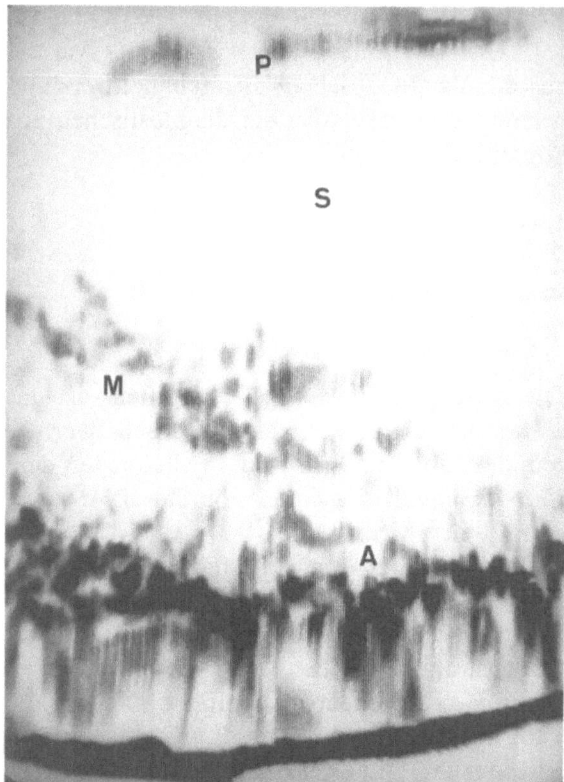

**Abb. 7.** B-Bild mit Grauabstufung (Compound-Technik). Horizontalschnitt durch die Stirnhöhle. *A*, Vorderwand; *P*, Hinterwand; *M*, Mukosaschwellung; *S*, Sekret

Entfernung vom Anfang der Null-Linie (linker Bildrand entspricht der Schallkopfoberfläche) zur Echozacke ist somit proportional zur Laufzeit der Echoimpulse. Bei konstanter Schallgeschwindigkeit kann so über die eingeblendete Meßskala der geometrische Abstand der Grenzfläche vom Sender bestimmt werden. Die Höhe der Echozacke, d.h. die vertikale Auslenkung, korreliert mit der Intensität des Echos und wird von der Geräteverstärkung mit beeinflußt. Dabei ist zu berücksichtigen, daß durch den elektronischen Tiefenausgleich Echos mit kurzer Laufzeit weniger verstärkt werden als solche mit langer Laufzeit, so daß gleiche Strukturen möglichst unabhängig von der Entfernung gleiche Echos ergeben. Die Beurteilung von Anzahl der Echos, Höhe und Konfiguration der Amplituden erlauben eine Analyse der Inhomogenität der untersuchten Struktur. Zur quantitativen Auswertung der Echos werden heute schon Großrechner eingesetzt [9].

Mit dem Amplitudenbild des A-Scan-Verfahrens kann man immer nur die Situation im Körperinneren von einem Punkt der Körperoberfläche aus zur Darstellung bringen. Der Vorteil der Methode liegt in dem geringen technischen Aufwand und in der relativ kurzen Untersuchungszeit. Außerdem ermöglicht dieses Verfahren die Registrierung auch feinster Echos.

## 3.2 TM-Scan

Eine besondere Form der eindimensionalen Ultraschalluntersuchung ist das Time-motion-Verfahren (TM-Scan, M-mode). Diese Technik wird in erster Linie zur Beurteilung sich bewegender Grenzflächen angewandt, z.B. in der Kardiologie zur Untersuchung der Herzklappen.

Der Meßvorgang entspricht im wesentlichen dem A-Scan. Die Darstellung der Strukturbewegung erfolgt durch Weg-Zeit-abhängige Echoregistrierung. Die Untersuchung erfolgt mit einem einzigen Schallkopf, wobei die Echos aufeinanderfolgender Impulse untereinander aufgezeichnet werden. Die Echosignale werden jedoch nicht wie beim A-Bild als Auslenkung des Kathodenstrahls registriert, sondern entsprechend der B-Bild-Technik (B = Brightness modulation) als helligkeitsmodulierte Lichtpunkte. Beim ruhenden Objekt entstehen senkrechte Lichtbänder, die sich bei Bewegung der Struktur entsprechend verformen. Das Verfahren erfordert eine zeitlich fortlaufende Registrierung.

## 3.3 B-Scan

Das B-Bild-Verfahren (B-Scan, B-mode) ergibt ein zweidimensionales flächen- und winkeltreues Ultraschallbild, das wie das Computertomogramm ein Schnittbild der untersuchten Region darstellt.

Im Gegensatz zum A-Bild führt bei der B-Bild-Technik der Schallstrahl eine Abtastbewegung in der darzustellenden Körperebene durch. Das Schnittbild baut sich aus zahlreichen Einzelbildern auf, die in einer Ebene nebeneinander gesendet werden. Die empfangenen Signale werden nicht zur Auslenkung eines Kathodenstrahls, sondern zur Helligkeitssteuerung von Lichtpunkten (B-Scan = Brightness-modulation)

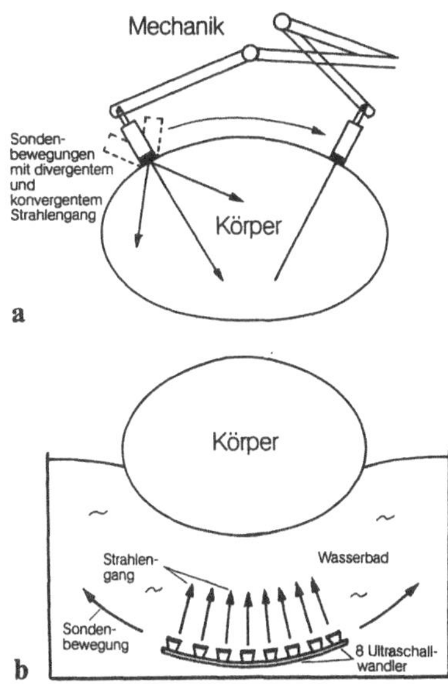



**Abb. 8a, b.** Compound-Scan-Techniken. **a** „klassischer" Compound-Scan mit manueller Abtastung und konvergent-divergentem Strahlengang. **b** mechanisiertes langsames B-Bild-Verfahren mit Wasservorlaufstrecke. (Aus Lutz und Meudt [11])

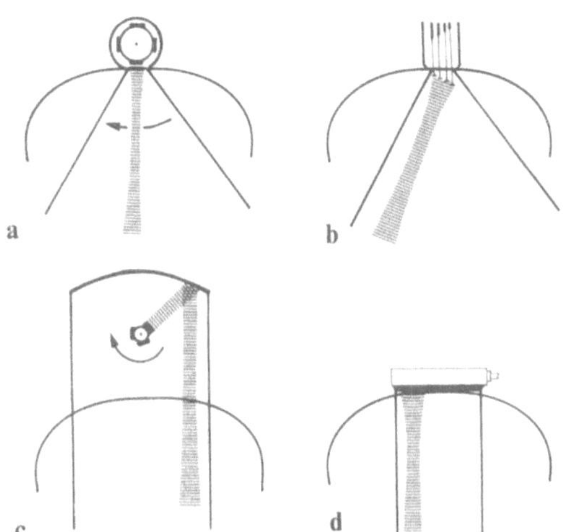



**Abb. 9a–d.** Real-time-Techniken. **a** mechanischer Sektor-Scan. **b** elektronischer Sektor-Scan (phased array). **c** mechanischer Parallel-Scan mit Wasservorlaufstrecke. **d** linear array. (Aus Lutz und Meudt [11])

benutzt. Entsprechend ihrer Intensität werden dabei die einzelnen Echos in bis zu 100 Grautöne umgewandelt (Grauwertdarstellung) (Abb. 7). Die Aufzeichnung der Echos als Bildpunkte erfolgt nur entlang der Strahlenrichtung. Die Grundlinie ist nicht konstant, sondern ändert ihre Lage analog zur Richtung des Schallbündels.

Je nach Bewegungsrichtung der Schallstrahlen werden verschiedene Grundformen der Abtastung unterschieden: Parallel-Scan, Konvergent-Scan und Divergent-Scan, die isoliert oder in Kombination durchgeführt werden können.

Nach der Geschwindigkeit des Bildaufbaus – langsam oder schnell gegenüber Bewegungen des Körperinneren – unterscheidet man das langsame B-Bild-Verfahren („*Compound-Scan*") vom schnellen B-Bild („Real-time-Verfahren"). Das Gesamtbild wird beim *Compound-Scan* manuell auf einem Bildspeicher aufgebaut. Dabei wird die zu untersuchende Region konvergierend-divergierend abgetastet (Abb. 8) und aus verschiedenen Richtungen auf dem Bildschirm abgebildet. Somit ist das Compound-Bild ein statisches Ultraschallbild. Beim *Parallel-Scan* dagegen wird jeder Objektpunkt nur aus einer Richtung erfaßt. Beim *schnellen B-Bild* ermög-

licht die mechanische (Linear-Scan, Sektor-Scan) oder elektronische Abtastung (phased array beim Sektor-Scan) eine so kurze Bildaufbauzeit (ca. 67 msec), daß eine zeitlich reale Beobachtung (=real time) der untersuchten Struktur möglich wird und Bewegungsabläufe zweidimensional erkennbar werden (Abb. 9). Die Bildfrequenz wird dabei u.a. von der Schallgeschwindigkeit, der Eindringtiefe, der Vergrößerung, der Bildbreite und Zeilenzahl bestimmt. Durch den schnellen Bildaufbau lassen sich kurzfristig sowohl die Schnittebene als auch die Untersuchungsrichtung ändern.

## 4 Modellversuche zur eindimensionalen (A-Scan) Untersuchung der Nasennebenhöhlen

Im Folgenden sollen im Modellversuch klinisch relevante Befunde bei Erkrankungen der Nasennebenhöhlen simuliert werden. Als Kieferhöhlen-Modell dient ein 7 cm tiefer Plexiglasbehälter mit glatten Außen- und Innenwänden (Abb. 10a). Die Untersuchungen werden mit einem Ultraschall-A-Bild-Gerät durchgeführt (Frequenz 3,5–4 MHz, Schallimpuls 0,1–0,01 μs bei einem Zyklus von 2500/sec., Schallkopfdurchmesser 1 cm).

### 4.1 Experiment A (Abb. 10a, b)

*Versuchsanordnung:* Der Plexiglasbehälter ist zu etwa 2/3 mit Leitungswasser gefüllt. Der Schallkopf liegt der Behälterseitenwand im Bereich der Flüssigkeit auf (Abb. 10a).

Abb. 10b zeigt das der Versuchsanordnung entsprechende Ultraschallbild. Nach Aufzeichnung des Sendeimpulses bleibt die Grundlinie über die ganze Wasserlänge flach, da Wasser akustisch sehr homogen ist (Die Aufzeichnung erfolgt im A-Bild von links nach rechts!). Im Bereich der im Strahlengang gelegenen Hinterwand des Behälters treten zwei ca. 1 mm voneinander entfernte Echozacken auf. Der kleinere vordere Gipfel entspricht der Grenzfläche Wasser/Plexiglas, der größere hintere der Grenzfläche Plexiglas/Luft. Der Abstand zwischen den beiden Echozacken entspricht der Dicke der Plexiglaswand. Das axiale Auflösungsvermögen des Gerätes (= die kleinste Entfernung zweier hintereinander gelegener Punkte, die noch getrennt abgebildet werden können) ist zur Erfassung der Plexiglasdicke gerade noch ausreichend. Auf der im Bild eingeblendeten Meßskala wird die Echozacke der Rückwand bei 72 mm abgelesen. Der Abstand der Auslenkung vom Sendeimpuls entspricht damit der geometrischen Gefäßtiefe (= 7 cm). Das A-Bild gibt also eine maßstabgetreue Entfernungsmessung.

Die Echozacken an der Grenzfläche Wasser/Plexiglas und Plexiglas/Luft werden klinisch als *Rückwand-* oder *Hinterwandecho* bezeichnet.

Das Echobild dieses Modellversuchs entspricht dem klinischen Bild einer *sekretgefüllten Kieferhöhle.*

### 4.2 Experiment B (Abb. 11a, b)

*Versuchsanordnung:* In diesem Modellversuch liegt der Schallkopf der Außenwand des Plexiglasbehälters oberhalb des Wasserspiegels an (Abb. 11a).

Das Ultraschallbild (Abb. 11b) zeigt in diesem Experiment außer der Anfangszacke als Aufzeichnung des Sendeimpulses keine weiteren Echos. Die Schallenergie an der Grenzfläche Kunststoff/Luft wird total reflektiert.

Der Versuch simuliert das klinische Bild einer *normalen lufthaltigen Nebenhöhle.* Bei Spiegel-

bildung im Nebenhöhlenlumen entspricht die Untersuchung der basalen Nebenhöhlenanteile Modellversuch A (Abb. 10a, b) und die Untersuchung der kranialen Nebenhöhlenabschnitte Modellversuch B (bei aufrechter Körperhaltung).

### 4.3 Experiment C (Abb. 12a, b)

*Versuchsanordnung:* In dem wassergefüllten Plexiglasbehälter steht im Bereich des Strahlengangs eine Kunststofflasche mit flüssigem Inhalt (Abb. 12a).

Im Vergleich zu Experiment A (Abb. 10b) zeigt das Bild zwei zusätzliche Zacken, die etwa 27 mm voneinander entfernt sind, entsprechend dem geometrischen Flaschendurchmesser (Abb. 12b). Der vordere Gipfel ist 15 mm von der Behältervorderwand entfernt, der hintere 25 mm von der Plexiglashinterwand, d.h. das Fläschchen steht näher zur Vorder- als zur Behälterrückwand.

Vorder- und Hinterwand des Fläschchens bilden jeweils zwei Grenzflächen: Wasser/Kunststoff und Kunststoff/Flüssigkeit vorne bzw. Flüssigkeit/Kunststoff und Kunststoff/Wasser hinten. Da die Kunststofflasche sehr dünnwandig ist, reicht das axiale Auflösungsvermögen des Schallkopfes nicht aus, die Wanddicke der Flasche als zweigipfeliges Echo darzustellen.

Im Vergleich zu Experiment A (Abb. 10a) ist die Darstellung des Rückwandechos – trotz gleicher geometrischer Tiefe des Plexiglasbehälters – um ca. 3 mm nach vorne verschoben. Diese Verfälschung der Entfernungsmessung ist darauf zurückzuführen, daß die Schallenergie die Kunststoffschicht des Fläschchens viermal und den Inhalt des Fläschchens, der sich von Wasser geringfügig unterscheidet, zweimal durchlaufen muß, um ein Rückwandecho zu ergeben. Ist die Schallgeschwindigkeit im Kunststoff und im Fläschcheninhalt größer als in Wasser, kehrt das Echo von der Rückwand des Kieferhöhlenmodells schneller wieder zum Schallkopf zurück als in Experiment A und täuscht ein Kleinerwerden des Plexiglasmodells vor. Diese Verfälschung der Entfernungsmessung tritt auch in vivo auf. Sie ist jedoch in der klinischen Situation weniger bedeutsam, da der unterschiedliche

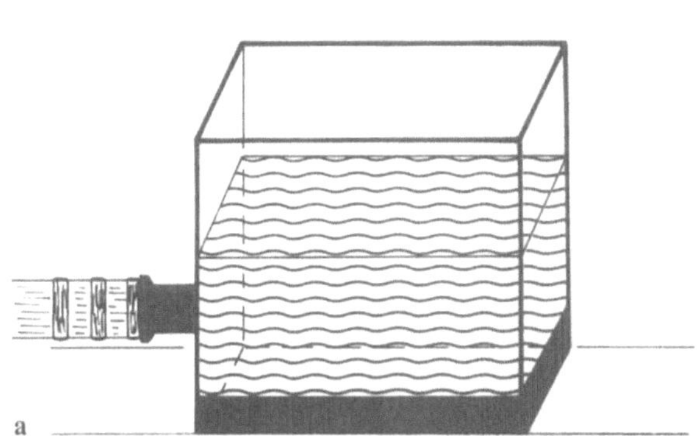
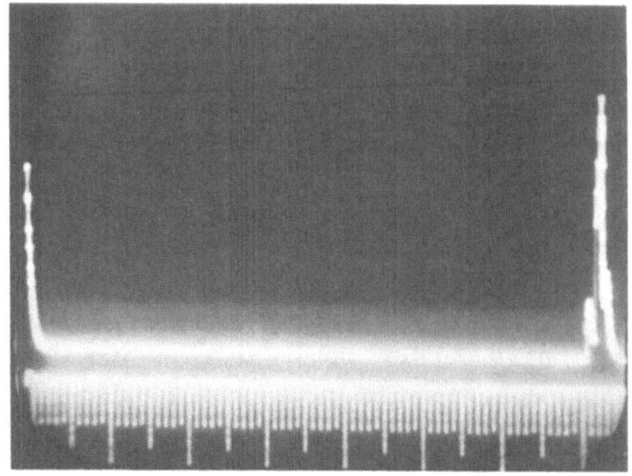

**Abb. 10a, b.** Experiment A. **a** Schematische Darstellung der Versuchsanordnung. **b** Echobild im A-Scan

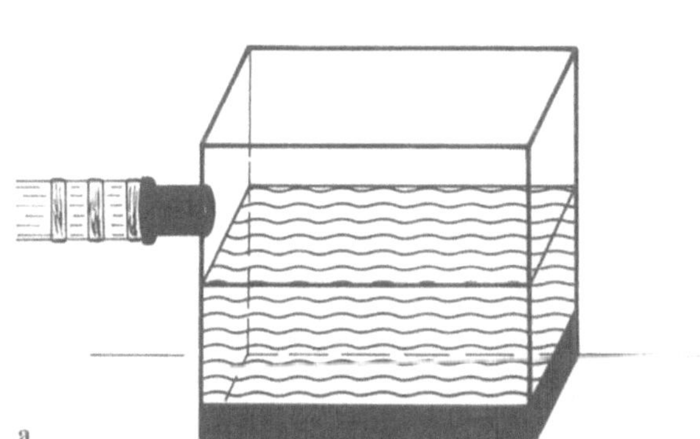
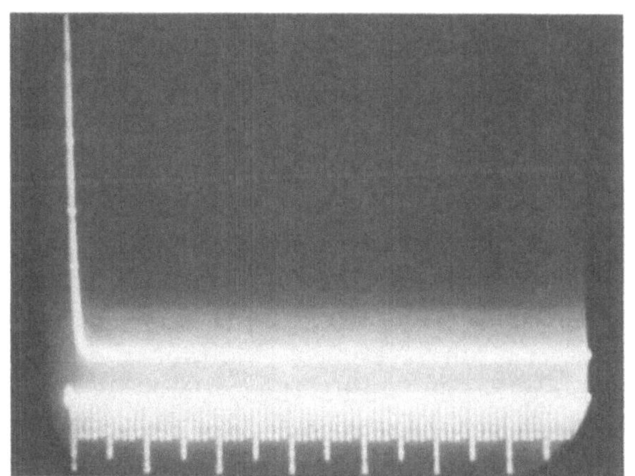

**Abb. 11a, b.** Experiment B. **a** Schematische Darstellung der Versuchsanordnung. **b** Echobild im A-Scan

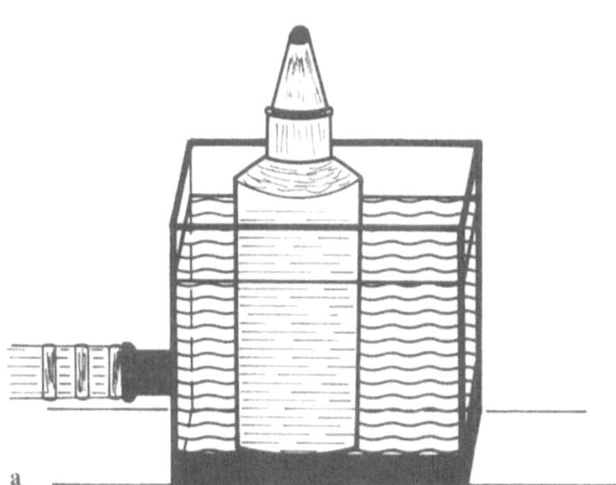
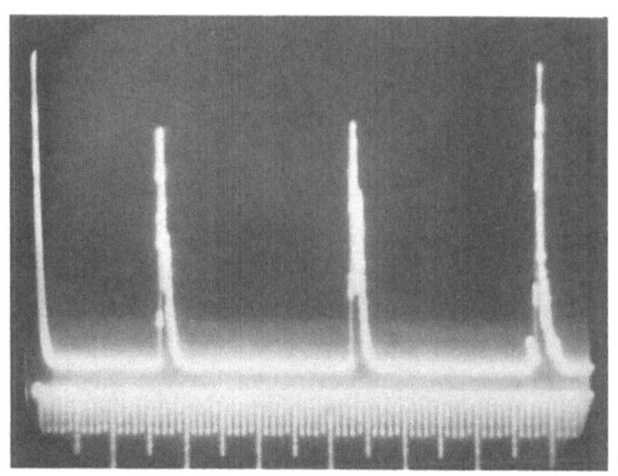

**Abb. 12a, b.** Experiment C. **a** Schematische Darstellung der Versuchsanordnung. **b** Echobild im A-Scan

Nebenhöhleninhalt sich in seiner Schallgeschwindigkeit nur wenig unterscheidet. Eine dicke knöcherne Vorderwand hingegen kann aufgrund der im Knochen höheren Schallgeschwindigkeit einen kürzeren antero-posterioren Durchmesser der Nebenhöhle vortäuschen. Dieser Fehler liegt aber im Millimeterbereich.

Das Ultraschallbild dieses Modellversuchs ist charakteristisch für die *sekretgefüllte Kieferhöhle mit einer Zyste,* welche weder mit der Nebenhöhlenvorderwand noch mit der Hinterwand Kontakt hat.

## 4.4 Experiment D (Abb. 13a, b)

*Versuchsanordnung:* Die Versuchsanordnung entspricht der des Experimentes C. Im Gegensatz zum vorangegangenen Modellversuch sind die Außenwände der im Strahlengang stehenden Kunststoffflasche jedoch stärker gewölbt (Abb. 13a).

In dem dazugehörigen Ultraschallbild (Abb. 13b) kann abgelesen werden, daß der Längsdurchmesser der Flasche 36 mm beträgt. Die Amplitude der beiden Echozacken, die die vordere und hintere Objektwand darstellen, ist niedriger als in Experiment C, obwohl die Verstärkung erhöht wurde (Die Amplitude des Rückwandechos überschreitet den oberen Bildrand). Die Ursache für die eingetretene Echoverkleinerung liegt in der stärkeren *Wandwölbung* der längsstehenden Kunststoffflasche, was zu einer weniger idealen Reflexion führt. Grundsätzlich wird die Höhe der Echozacke von der Echointensität bestimmt, die ihrerseits von der Menge der an der Grenzfläche reflektierten Energie abhängig ist. Eine ideale Reflexion setzt eine ebene Grenzfläche voraus, damit möglichst die gesamte reflektierte Energie den Schallkopf wieder erreicht. Bei einer gewölbten Grenzfläche sind die Bedingungen wesentlich schlechter, da große Anteile des Schallbündelquerschnittes nicht annähernd senkrecht auf die Grenzfläche auftreffen.

Auf die Klinik übertragen, lassen sich gewölbte Grenzflächen z.B. bei *kleinen Zysten* und *Schleimhautpolypen* schlecht darstellen. Der Schallkopf muß also während der Untersuchung leicht hin und her gekippt werden, um auch diese gewölbte Grenzfläche zu erfassen. Bei einer Wölbung der Kieferhöhlenhinterwand bzw. vielen kleinen Polypen mit stark konvexer Oberfläche sprechen viele Untersucher in diesem Fall von einem „schwer reproduzierbaren Rückwandecho".

## 4.5 Experiment E (Abb. 14a–c)

**A)** (Abb. 14a, b)
*Versuchsanordnung:* Am Boden des wassergefüllten Plexiglasbehälters sprudelt eine Brausetablette und durchsetzt das Wasser mit zahlreichen Luftbläschen, die aus dem vormals homogenen Inhalt (Wasser) ein extrem inhomogenes Medium machen (Abb. 14a).

Das Foto des dazugehörigen Echobildes (Abb. 14b) zeigt bei maximaler Geräteverstärkung eine Kette kurz aufeinanderfolgender Echosignale, die mit zunehmender Distanz vom Schallkopf an Amplitude verlieren. Das charakteristische Rückwandecho fehlt. (Die Anfangsverstärkung des benutzten Ultraschallgerätes ist so justiert, daß alle Echos im Bereich der ersten 5 mm unterdrückt werden.) Dieser progrediente Verlust an Amplitudenhöhe tritt auf, obwohl durch den Tiefenausgleich des Gerätes Schallkopf-ferne Echos mehr verstärkt werden als Schallkopf-nahe. Physikalisch erklären sich die dichten Echos abnehmender Amplitude durch Reflexion der Ultraschallwellen an den vielen kleinen Gasblasen, wobei ein Großteil der Wellen in verschiedene Richtungen wegreflektiert wird. Die Schallausbreitung wird stark behindert und die zum Schallkopf zurückkehrende Schallenergie ist zu gering, um das Rückwandecho noch abzubilden: Der Tiefenausgleich ist wegen zu großer Inhomogenität insuffizient geworden.

Der Modellversuch simuliert das klinische Bild einer *purulenten Sinusitis* mit Gas-/Luftblasen. Multiple feine Echos („Gras") lassen sich auch bei *frischen Blutungen* ins Nebenhöhlenlumen darstellen. Fibrinkoagel führen zu Reflexion und Streuung der Ultraschallwellen, ohne jedoch die Schallenergie derart zu reduzieren, daß sich die Nebenhöhlenrückwand nicht mehr darstellt.

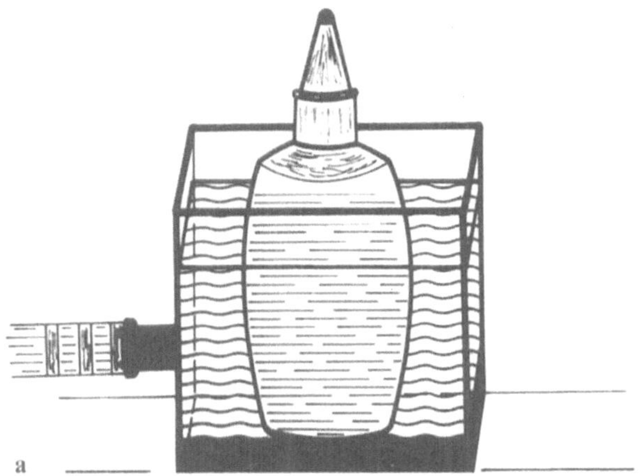

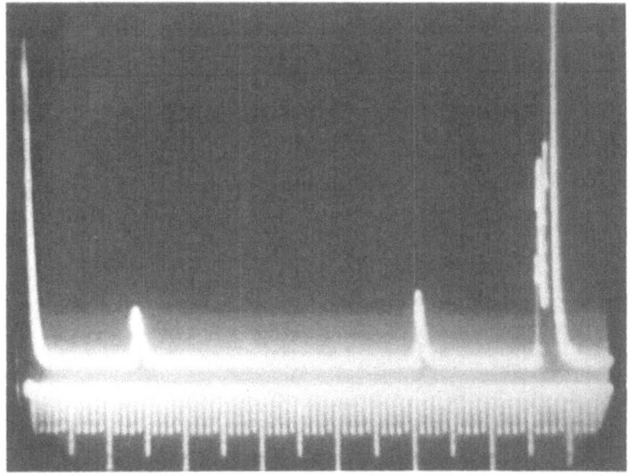

**Abb. 13a, b.** Experiment D. **a** Schematische Darstellung der Versuchsanordnung. **c** Echobild im A-Scan

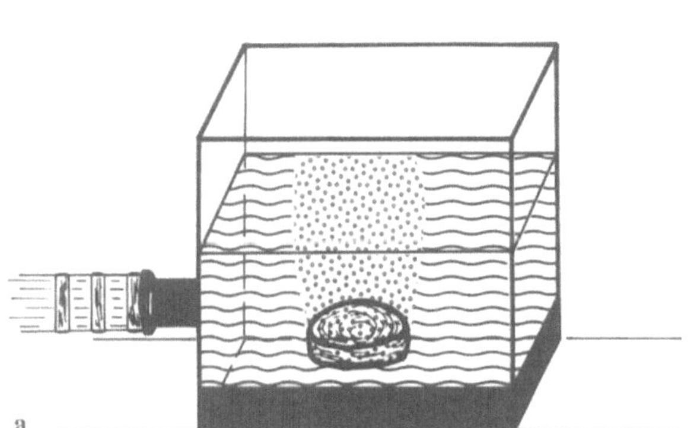

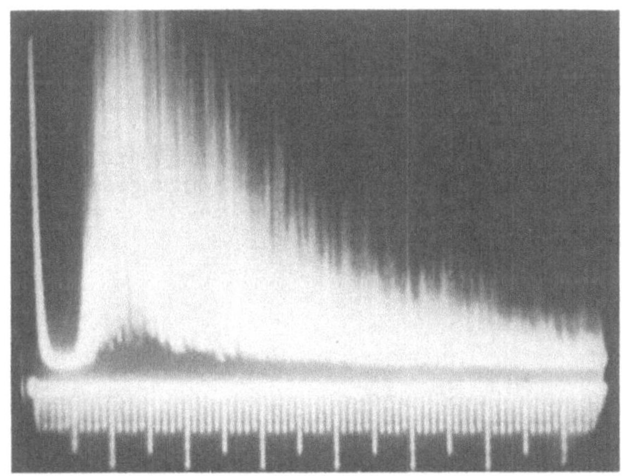

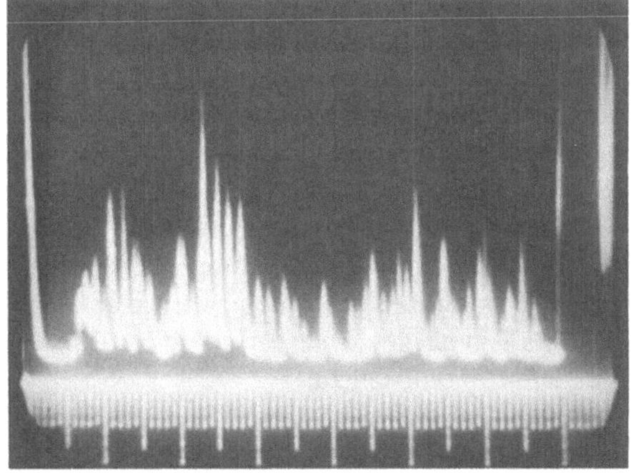

**Abb. 14a–c.** Experiment E. **a** Schematische Darstellung der Versuchsanordnung. **b** A-Bild des inhomogenen Mediums (maximale Echoverstärkung). **c** A-Bild bei homogenerem Medium (maximale Echoverstärkung)

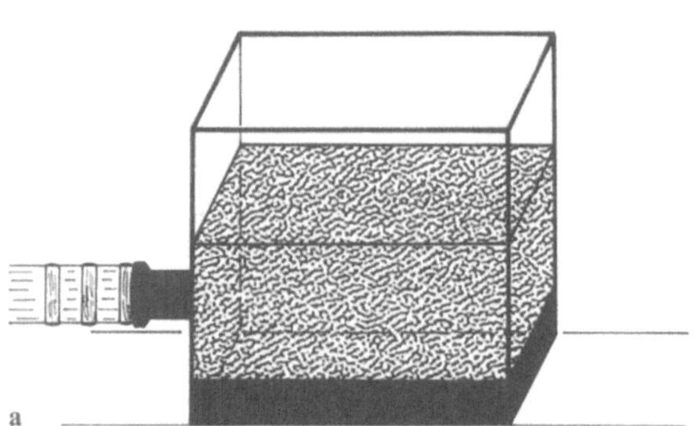

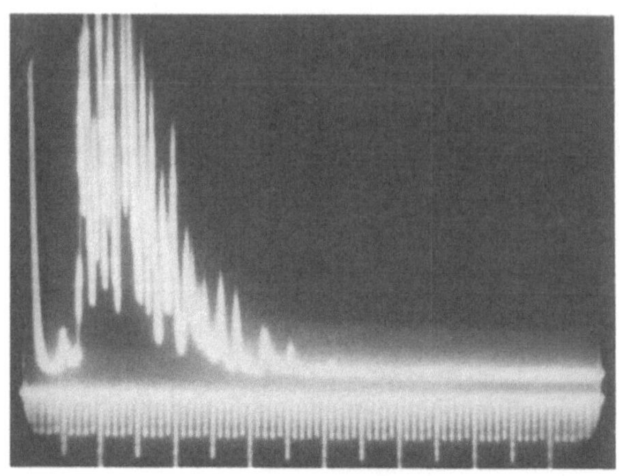

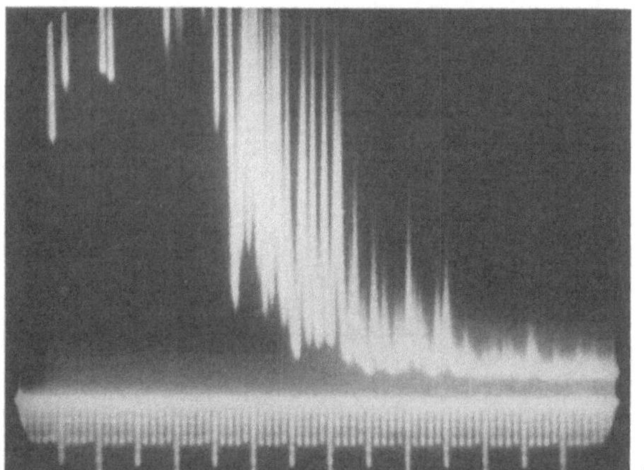

**Abb. 15a–c.** Experiment F. **a** Schematische Darstellung der Versuchsanordnung. **b** A-Bild des inhomogenen Mediums bei *mittlerer Echoverstärkung.* **c** A-Bild des inhomogenen Mediums bei *maximaler Echoverstärkung*

**B) (Abb. 14c)**

Nehmen die Luftblasen im Wasser nach Auflösung der Brausetablette ab, so wird die Anzahl der Echos geringer. Die zunehmende Homogenisierung des Mediums führt zur besseren Schallausbreitung und erneuten Darstellung des Rückwandechos. Bleibt die Geräteverstärkung unverändert hoch, so wird das Rückwandecho zunehmend überstrahlt. Ohne die hohe Geräteverstärkung würden jedoch die Zwischenechos verborgen bleiben, so daß bei der klinischen Untersuchung zur Differenzierung des Nebenhöhleninhaltes, eine Überstrahlung der Nebenhöhlenrückwand in Kauf genommen wird. Dies trifft vor allem bei der Untersuchung von *Tumoren* und *Pilzinfektionen* zu.

## 4.6 Experiment F (Abb. 15a–c)

*Versuchsanordnung:* Das Wasser im Plexiglasbehälter ist mit einigen Zellstoffetzen versetzt (Abb. 15a).

Bei mittlerer Verstärkung registriert der Empfänger nur Echosignale, die sich ungefähr in der Mitte des Wasserbades befinden (Abb. 15b). Die Zellstoffanteile im Wasserbad führen zu einer starken Dämpfung der Schallintensität. Bei höherer Verstärkung kommt es jedoch zum Auftreten des Rückwandechos (Abb. 15c).

Klinisch entspricht dieser Modellversuch dem Bild einer *chronischen Sinusitis mit ödematösen Schleimhautpolstern,* die den Schall gut weiterleiten, sowie einem Gemisch *niederviskösen* und *zäh-viskösen Nebenhöhlensekrets,* das die Schallausbreitung weniger gut gewährleistet.

## 4.7 Experiment G (Abb. 16a–c)

*Versuchsanordnung:* Zwischen Schallkopf und einer dünnen glatten Metallwand liegt ein wassergefüllter Gummiballon, der mit einem Seidenfaden verschlossen ist und als Modell einer Kieferhöhlenzyste dient (Abb. 16a). Schallkopfund Metalloberfläche sind einander parallel zu-

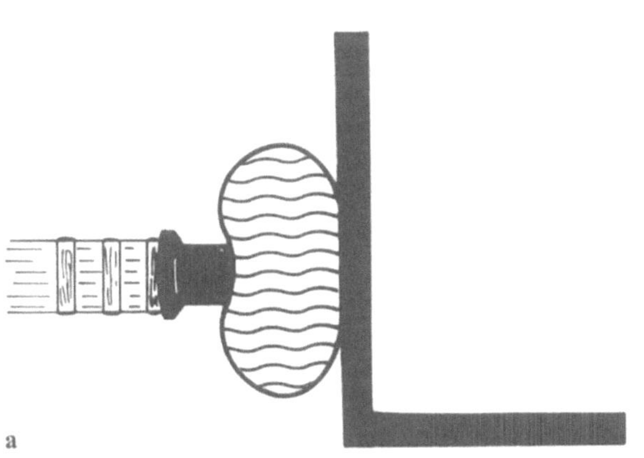

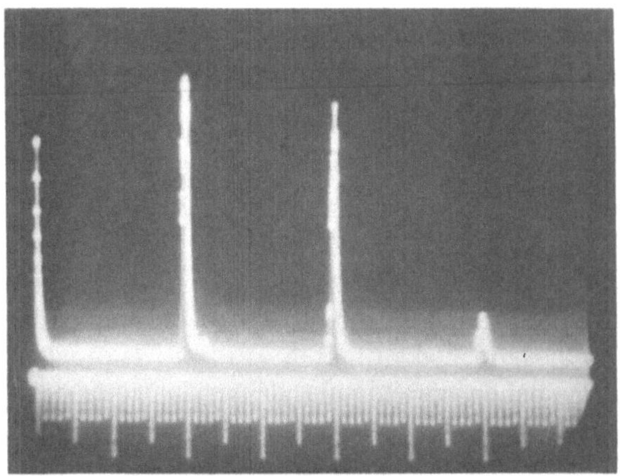

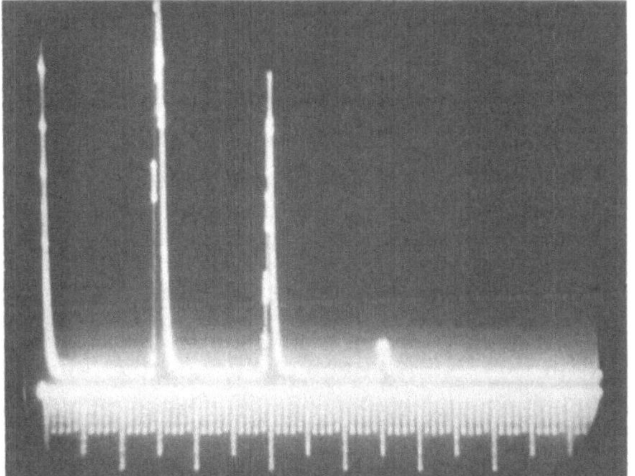

**Abb. 16a–c.** Experiment G. **a** Schematische Darstellung der Versuchsanordnung. **b** A-Bild mit Darstellung des Primärechos (20 mm) und der Wiederholungsechos (40, 60 mm). **c** A-Bild nach Verkürzung der Distanz Schallkopfoberfläche – Metallwand von 2 cm auf 1,5 cm. Darstellung des Primärechos (15 mm) und der Wiederholungsechos (30, 45 mm)

geordnet und stehen 2 cm voneinander entfernt. Am Beispiel dieses Experimentes sollen Ursache und Darstellung der Wiederholungsechos erläutert werden.

**A)** (Abb. 16 b)
Im Ultraschallbild (Abb. 16 b) sind drei Echozacken (bei 20 mm, 40 mm und 60 mm) zu erkennen, die mit zunehmender Laufzeit an Intensität verlieren und gleich weit voneinander entfernt sind. Das erste Echosignal stellt sich, entsprechend der Distanz Schallkopf/Metallwand, in einer Entfernung von 20 mm dar und bedeutet die Zystenhinterwand (Grenzfläche Gummi/Metall). Da sich hinter der Metallwand ein lufthaltiger Raum (= „schalltote Zone") anschließt, können das zweite und dritte Echo des Bildes nicht durch Schallreflexionen aus diesem Bereich entstanden sein, sondern stellen *Wiederholungsechos* dar.

Nach dem Rückweg von der Grenzfläche Gummi/Metall ist der Schall von der Vorderflä-

che der Zyste (Grenzfläche Flüssigkeit/Gummi) wieder nach hinten und von der Rückwand noch einmal nach vorne reflektiert worden, d.h. der Schall hat den Weg viermal statt zweimal zurückgelegt und hat infolgedessen eine doppelt so lange Laufzeit (= „Doppelecho"). Dadurch wird auf dem Bildschirm ein Echo in zweifacher Entfernung von der eigentlichen Distanz Schallkopf/Metalloberfläche vorgetäuscht (= 40 mm, s. Abb. 16 b). Aufgrund der guten Schallausbreitung im Zysteninhalt entsteht auch noch ein Dreifachecho, das sich, da es dreimal so lang unterwegs war, genau bei 60 mm darstellt (Abb. 16 b).

**B)** (Abb. 16 c)
Der Versuch wird mit verkleinertem Abstand zwischen Schallkopfoberfläche und Metallwand wiederholt (Entfernung = 1,5 cm).

Entsprechend dieser Distanzveränderung treten die Echos im zugehörigen Ultraschallbild (Abb. 16 c) bei 15 mm, 30 mm und 45 mm auf.

Durch Verkürzung der primären Laufstrecke (Abstand: Sender – Grenzfläche) um 0,5 cm kommt das erste Echo um 0,5 cm, das Doppelecho um 1 cm und das Dreifachecho um 1,5 cm früher an als im Modellversuch G A. Bei Annäherung des Schallkopfes an die Grenzfläche verhalten sich *Wiederholungsechos* ähnlich wie Punkte auf einem *Gummiband,* d.h. ihre scheinbare Entfernung ist immer ein ganzes Vielfaches der tatsächlichen primären Laufzeit. Handelte es sich bei der zweiten und dritten Zacke in den Varianten dieses Modellversuchs um „wahre Echos", so würden sie trotz Verkürzung der Strecke Schallkopf – erste Grenzfläche (klinisch z.B. durch Kompression der Wange) ihren Abstand zueinander konstant halten. *„Wahre Echos"* verhalten sich also bei Kompression wie Punkte auf einer *Latte,* die während der Untersuchung hin und her geschoben wird.

Die Ausbildung von Wiederholungsechos setzt eine optimale Schallwellenausbreitung voraus und an der ersten Grenzfläche muß viel Schallenergie reflektiert werden (großer Reflexionsfaktor). Nur so kann das Echo trotz längerer Laufzeit und mehrfacher Reflexionen vom Empfänger noch registriert werden. Würde man unter den gegebenen Versuchsbedingungen den Reflexionsfaktor an der ersten Grenzfläche abschwächen, indem man z.B. zwei hintereinander angeordnete Zystenmodelle zwischen Schallkopf und Metallwand einbaut, so reichte der reflektierte Energieanteil zur Ausbildung von Wiederholungsechos nicht aus: Der größte Teil der Energie würde an der ersten Grenzfläche Wasser/Gummi (=Hinterwand der Zyste) nicht reflektiert, sondern in das dahinter gelegene Medium (=zweite Zyste) weitergeleitet. Die von der ersten Grenzfläche zurückgeworfenen Schallwellen verursachen dann nur Einfachechos.

Klinisch sind Wiederholungsechos typisch für die *gesunde, normal belüftete Kieferhöhle.* Ursache ist der hohe Reflexionsfaktor an der Grenzfläche Schleimhaut/Luft. Die Kenntnis dieser Besonderheit im Echomuster der gesunden Nebenhöhle ist Grundvoraussetzung, um sonogra-

phische Fehlbefunde zu vermeiden. Wiederholungsechos werden vom Anfänger meist als eine Schleimhautschwellung der Nebenhöhlenwand fehlinterpretiert.

## Literatur


1. Hellmann LM, Duffus GM, Donald I, Sunden B (1970) Safety in diagnostic ultrasound in obstetrics. Lancet I:1133
2. Hill CR (1968) The possibility of hazard in medical and industrial applications of ultrasound. Brit J Radiol 41:561
3. Hill CR, Joshi G. Revell S (1972) A search for chromosome damage following exposure of chinese hamster cells to high intensity, pulsed ultrasound. Brit J Radiol 45:333
4. Holländer H-J (1975) Die Ultraschalldiagnostik in der Schwangerschaft. München-Berlin-Wien. Urban & Schwarzenberg
5. Johannigmann J, Zahn V, Klose BJ (1971) Beeinflußt Ultraschall die Gravide und die Frucht? Med Wschr 25:512
6. Kratochwil A (1968) Die Ultraschalldiagnostik in Geburtshilfe und Gynäkologie. Stuttgart. Thieme
7. Kresse H (1968) Grundlagen der Deutung des Ultraschall-Echobildes in der medizinischen Diagnose. Elektromedizin 13:169
8. Loch EG (1973) Genetische Gefährdung durch Ultraschalldiagnostik? Fortschr Med 91:59
9. Lorenz WJ, van Kaick G, Lorenz A, Doll J, Geissler M, Bader R (1975) Computer analysis of the A-scan for the detection of generalized diseases of the liver. In: Katzner E, de Vlieger M, Müller H, McCready VR (Hrsg) Proceedings of the 2nd European Congress on Ultrasonics in Medicine. New York. Elsevier
10. Ludwig GD (1950) Acoustic velocity and impedance of tissues. J acoust Soc Amer 22:862
11. Lutz H, Meudt R (1981) Ultraschallfibel. Berlin-Heidelberg-New York. Springer
12. Lyon M, Simpson G (1974) An investigation into the possible hazards of ultrasound. Brit J Radiol 47:712
13. Macintosh J, Davey D (1972) Relationship between intensity of ultrasound and induction of chromosome aberrations. Brit J Radiol 45:320
14. Otto P (1973) Die Ultraschalldiagnostik bei Erkrankungen des Abdominal- und Retroperitonealraumes. Bern. Huber
15. Pond J, Dyson M (1967) A device for the study of the effects of ultrasound in tissue growth in rabbits' ears. J scient Instrum 44:165
16. Rott H-D (1973) The effect of ultrasound on human chromosomes in vitro. Humangenetik 20:103
17. White DN (1976) Ultrasound in Medical Diagnosis. Kingston Ontario. Ultramedison

# Ultraschalldiagnostik der Nasennebenhöhlen

W. J. MANN

In der HNO-ärztlichen Literatur finden sich Hinweise auf die Anwendung von Ultraschall für die Strumadiagnostik [3, 4, 6, 18], die Tumordiagnostik im Kopf-Hals-Bereich [15, 17] und zur Diagnose von Verschiebungen der lateralen Pharynxwand [13]. KITAMURA et al. [15] und HERTZ et al. [9] propagieren Ultraschall zur Aufzeichnung von Stimmbandbewegungen. ABRAMSON et al. [1] berichten über die Diagnose von Pauken-Mittelohrergüssen mittels A-Scan.

Die Anwendung von Ultraschall in der Nasennebenhöhlendiagnostik (= NNH-Diagnostik) geht auf *Keidel* [12] zurück. Weitere grundlegende Arbeiten folgten von KITAMURA und KANEKO [14], KITAMURA et al. [15], GILBRICHT und HEIDELBACH [7], HEIDELBACH und GILBRICHT [8], SPRANGER [28], MANN [19–24], LIVSHINA et al. [16], EDELL und ISAACSON [5], REVONTA [26] und JANNERT [11]. In der Praxis hat zunächst das Ultraschall-A-Scan-Verfahren auf dem Gebiet der NNH-Diagnostik erhebliche Verbreitung erfahren. In den letzten Jahren konnte durch die Weiterentwicklung des Schnittbildes vom langsamen B-Bild (Compound-Scan) zur Technik des schnellen B-Bildes (Real-Time) auch diese Methode zunehmend Eingang in den HNO-Fachbereich finden.

## 1 A-Bild

### 1.1 Gerät und Einstellungstechnik

Das Gerät besteht aus einem Impuls-Echo-Gerät, das nach dem Zeit-Amplituden-Verfahren arbeitet und für sich allein funktionstüchtig ist.

Die Schallintensität des Gerätes ist auf 0,004 W/cm$^2$ fixiert. Die Zeitablenkung der Kathodenstrahlröhre wird durch variable Schallgeschwindigkeit geeicht (normalerweise auf 1.540 m/sec.). Der Schwellenwertregler unterdrückt störende kleine Echos, ein Hochfrequenzfilter glättet die in den Echozacken auftretenden Reste der Hochfrequenzschwingungen, ein eingebauter „Tiefenausgleich" erlaubt die Verstärkung von Reflexionsflächen, unabhängig von ihrer Entfernung zum Empfänger. Der elektronische Maßstab kann je nach Tiefe der untersuchten Struktur variiert werden.

Durch einen eingebauten Speicher kann das Bild auf dem Oszilloskopen gespeichert (= eingefroren) werden. Neben der Darstellung des Echobildes auf einem Bildschirm besteht die Möglichkeit der Darstellung über Lichtdioden oder Gasentladung („gas discharge"). Diese beiden Methoden sind jedoch für die breite klinische Anwendung zu ungenau [10].

Zur Anwendung kommen Nahfeld-fokussierte *Schallköpfe* mit einer Frequenz von 3,5–5 MHz. Zur Verbesserung der Längs- und Tiefenauflösung eignen sich für die NNH-Diagnostik fokussierte Schallköpfe mit schmalen Schallkeulen (3–4 mm breit). Der Schallkopfdurchmesser sollte nicht größer als 10 mm sein, um bei kleinen Nebenhöhlen (z.B. bei Kindern) das zu untersuchende Areal nicht zu überschreiten. Bei Verwendung eines Schallkopfes von 4 MHz und schmaler Schallkeule können Krankheitsherde bzw. Reflexionsflächen im Abstand 0,5–<1 mm differenziert werden (axiale Auflösung <0,5 mm, laterale Auflösung <1 mm). Eine genauere Gewebedifferenzierung kann durch den wechselnden Einsatz von Schallköpfen unterschiedlicher Frequenz erzielt werden.

Für das A-Bild-Gerät hat sich eine standardisierte *Geräteeinstellung* bewährt. Die Geräte werden so justiert, daß vergleichbare Strukturen in unterschiedlicher Entfernung vom Schallkopf als gleiche Echokomplexe abgebildet werden. Die Schallschwächung entlang dem Schallweg wird durch Änderung der Verstärkung ausgeglichen. Um vergleichbare Echogramme zu erhalten, müssen Schallgeschwindigkeit, Siebung, Schwellenwert und Tiefenausgleich für jede Untersuchung konstant gehalten werden. Einzige Variable bildet die Verstärkung. Das Maß der Verstärkung muß dabei jeweils den individuellen Untersuchungsgegebenheiten angepaßt werden. Die notwendige Verstärkung ist abhängig von der Wangenweichteildicke, der Dicke der Knochenvorderwand, von Kiefer- und Stirnhöhle, dem Nebenhöhleninhalt und dem sagittalen Nebenhöhlendurchmesser. Dabei sollte das A-Bild-Gerät die Möglichkeit bieten, nach Erhalt eines „Rückwandechos" die Verstärkung um 20–30 dB bis zur Maximalverstärkung erhöhen zu können.

Der *Meßbereich* des Gerätes muß je nach Tiefe der untersuchten Nebenhöhle bei Stirnhöhlen auf ca. 3 cm, bei Kieferhöhlen und vorderen Siebbeinzellen jeweils auf 5 cm eingestellt werden. Wegen dieser verschiedenen Tiefenmeßbereiche muß bei allen sonographischen Untersuchungen immer ein elektronischer Maßstab eingeblendet sein, der die Änderung des Meßbereiches in Zentimeterangaben anzeigt.

## 1.2 Untersuchungstechniken

Bei der eindimensionalen Untersuchung mittels A-Scan wird je nach gewünschter Untersuchungsrichtung der Schallkopf in horizontaler und vertikaler Richtung geneigt. Da der Schallkopf sowohl als Sender als auch als Empfänger fungiert, ist nur bei ebenen Strukturoberflächen, die senkrecht zum Strahlenbündel liegen, eine gute Schallwellenreflexion gewährleistet. Die Darstellung schräger Grenzflächen ist wesentlich schwieriger, die Echointensität ist geringer und entspricht nicht dem eigentlichen Schallwellenwiderstand des Objektes.

Bei der *topographischen Echographie* wird das zu untersuchende Gebiet aus verschiedenen Richtungen beschallt und die dabei laufend auftretenden Veränderungen auf dem Bildschirm beurteilt.

Mit diesem Verfahren läßt sich herausfinden, ob ein Krankheitsherd punktförmig, speziell räumlich ausgedehnt, generalisiert oder regional begrenzt ist.

Die Bewegung der Echogramme bzw. das Auftreten oder Verschwinden von Signalen je nach Kippung und Bewegung des Schallkopfes liefert für die Diagnostik und Differentialdiagnostik der Krankheitsherde wertvolle Hinweise. Diese Methode wird als *indirekte kinetische Echographie* bezeichnet, da man den Schallstrahl mit Hilfe einer entsprechenden Bewegung des Schallkopfes durch die zu untersuchenden Strukturen wandern läßt. Das Verfahren liefert beim eindimensionalen A-Scan analog zur Schnittbilduntersuchung dem geübten Untersucher eine ausreichende Vorstellung von Größe, Form, Begrenzung und Lage eines Krankheitsherdes bzw. von der Ausdehnung, Krümmung und Richtung der Oberfläche einer Grenzschicht. Diese Untersuchungstechnik wird von der Schnittbildanlage keinesfalls an Genauigkeit übertroffen, vermittelt jedoch keine räumliche Vorstellung. Als *direkte kinetische Echographie* der Nebenhöhlen bezeichnet man das Verfahren, bei dem der Schallkopf über einem bestimmten Nebenhöhlenareal vom Untersucher fixiert und der Kopf des Patienten während der Untersuchung bewegt wird. Im einzelnen geht man folgendermaßen vor: Im Falle eines pathologischen Reflexionsmusters der Nebenhöhle, meist bei einem Hinterwandecho, schließt sich die direkt kinetische Untersuchung bei unveränderter Geräteeinstellung an. Bei konstant gehaltener Schallkopfplazierung wird der Kopf des Patienten vom Untersucher langsam ante-, retro- oder lateroflexiert und simultan auf dem Oszilloskopen die unter Bewegung einsetzende Echogrammveränderung beurteilt.

Bei der *quantitativen Echographie* beurteilt man den Reflexionsgrad eines Krankheitsherdes durch den Vergleich der Stärke der von ihm registrierten Echos mit der Echostärke eines Standardbefundes. Dieser Vergleich läßt sich auf zwei Arten durchführen:

Man kann zum Aufzeichnen der Echogramme des Krankheitsherdes und des Standardbefundes dieselbe definierte Geräteempfindlichkeit wählen und das dabei auftretende

Muster der Echogramme vergleichen. Umgekehrt können über die Verstärkerregelung verkleinerte Echos in gleichhohe Echosignale umgewandelt werden. Vergleicht man das Maß der notwendigen Verstärkerregelung mit dem Standard, so gibt diese Größe eine quantitative Aussage über die vermehrte Absorption des Schalls im untersuchten Gebiet.

## 1.3 Untersuchungsablauf (Abb. 17)

Die NNH-Ultrasonographie erfordert keine größere Vorbereitung des Patienten. Vor der Untersuchung wird der Schallkopf großzügig mit einem Koppler-Gel (z.B. Aquasonic) bestrichen. Da die Schallkopfoberfläche nicht keimfrei ist, können z.B. bei offenen Verletzungen, Fisteln oder frischen Operationswunden die Untersuchungen durch eine dünne Klebefolie hindurch vorgenommen werden, ohne daß die Darstellung des Reflexionsmusters beeinträchtigt wird.

Da die meisten Erkrankungen der Nasennebenhöhlen mit der Bildung von Sekret im Sinuslumen einhergehen, müssen grundsätzlich sämtliche Untersuchungen am *sitzenden Patienten* durchgeführt werden, um auch das nach den Gesetzen der Gravitation am Boden angesammelte Sekret nachweisen zu können.

Bei der Untersuchung der *Kieferhöhle* mittels A-Scan wird der Schallkopf auf die Wange etwas unterhalb des Austrittspunktes des N. infraorbitalis angekoppelt und die Nebenhöhle in ihrem sagittalen Durchmesser durchschallt (Abb. 18). Nach Inspektion des Oberkiefers und seiner Konfiguration erfolgt die Durchschallung der Nebenhöhle in sektorähnlicher Form, wobei der Recessus alveolaris entsprechend dem Verlauf des Oberkiefers zuletzt und gesondert beurteilt wird. Hierbei wird der Schallkopf nach lateral geführt und der Recessus alveolaris bei medialem Strahlengang in Richtung Meatus nasi inferior untersucht. Mit dieser Technik können selbst kleinere Zysten am Kieferhöhlenboden, bei sonst lufthaltiger Nebenhöhle entdeckt werden.

Zur Untersuchung der *kindlichen Kieferhöhle* wird der Schallkopf über dem Austrittspunkt des N. infraorbitalis aufgesetzt. Bei der Unter-

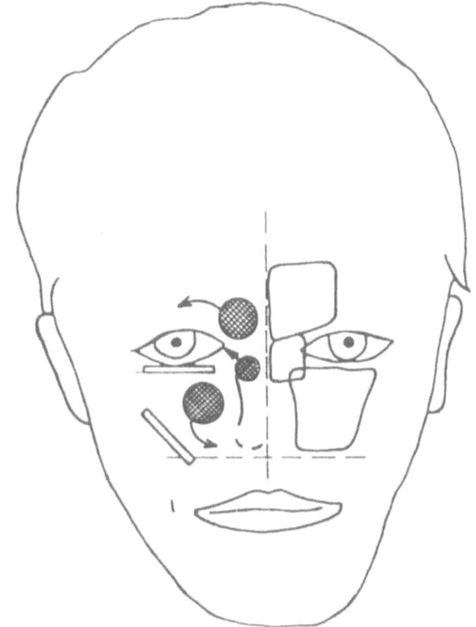

**Abb. 17.** Initiale Schallkopfplazierung und Fortführung der Untersuchung bei Beschallung der Kieferhöhle, Stirnhöhle und des vorderen Siebbeins

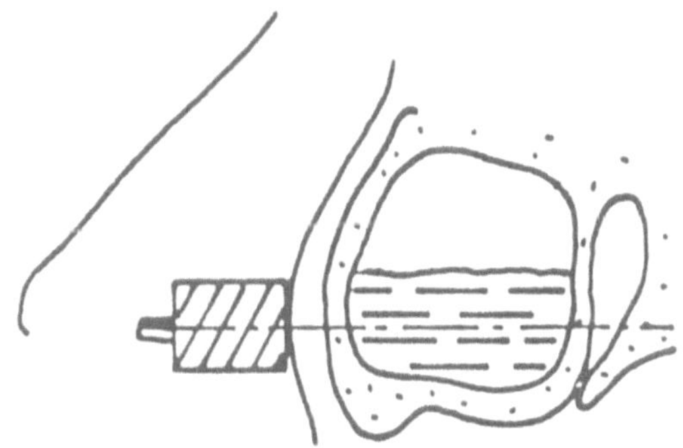

**Abb. 18.** Schallkopfplazierung zur sagittalen Beschallung der Kieferhöhle

suchung des Recessus alveolaris muß die geringe Kaudalentwicklung der kindlichen Kieferhöhle und der Keimhochstand der noch nicht durchgebrochenen Dentes permanentes berücksichtigt werden.

Die Beurteilung der *vorderen Siebbeinzellen* (Abb. 19) erfolgt im medialen Augenwinkel, wobei hier genau wie bei der Untersuchung der Kieferhöhle der Seitenvergleich wichtig ist. Das Schallbündel wird leicht medial und kaudal gerichtet. Für diese Untersuchung sollte nur ein Kontakt-Gel ohne Formalin verwendet werden, um lästiges Augenbrennen zu vermeiden.

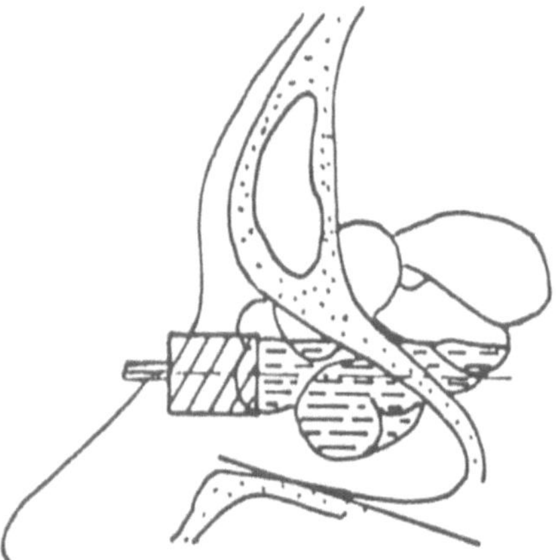

Abb. 19. Schallkopfplazierung zur Untersuchung der vorderen Siebbeinzellen

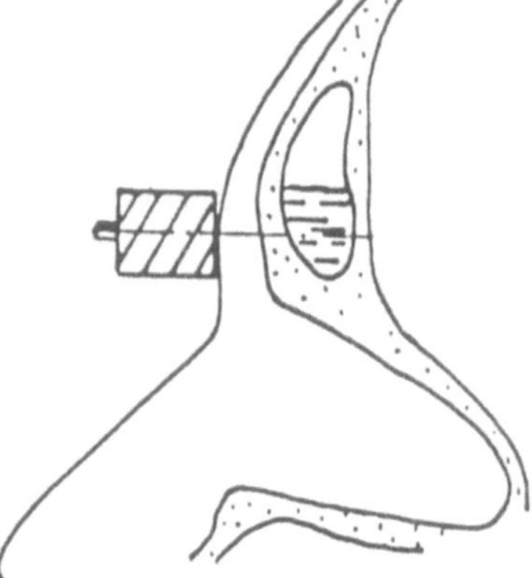

Abb. 20. Schallkopfplazierung zur Untersuchung der Stirnhöhle

Zur sonographischen Darstellung der *Stirnhöhle* (Abb. 20) wird der Schallkopf zwischen Glabella und medialer Augenbraue plaziert und liegt dem Vestibulum zum Ductus naso-frontalis, dem Sammelbecken für retiniertes Stirnhöhlensekret, auf. Der Schallstrahl verläuft in Richtung Occiput. Der geringe a.p.-Durchmesser des Sinus frontalis erfordert eine Spreizung der Meßskala auf 2–3 cm, um die einzelnen Echos exakt differenzieren zu können. Ein Rückwandecho der Stirnhöhle ist oft schon bei geringer Kippung des Schallkopfes nicht mehr nachzuweisen. Die Hand mit dem Schallkopf muß deswegen ruhig im Augenbrauenbereich fixiert sein und die Nebenhöhle mehrfach sorgfältig sektorförmig untersucht werden. Ist das Rückwandecho einmal dargestellt, wird der Schallkopf vorsichtig nach oben und unten gekippt, um den Winkel, aus dem sich das rückwärtige Echo darstellen läßt, zu bestimmen.

Die maximale Höhe der Echozacke, d.h. das Aufzeichnen maximaler Echosignale, wird durch geringfügiges Verschieben und Schwenken des Schallkopfes gegenüber der zu untersuchenden Struktur unter gleichzeitiger Beobachtung des Bildschirmes festgestellt. Dieses sogenannte *Einschwenken des Schallstrahles,* d.h. das Zentrieren der Reflexionsfläche im Schallstrahl und zugleich der Versuch eines senkrechten Beschallens dieser Grenzfläche, muß für den Untersucher zu einer automatischen Handlung werden.

Die eigentliche Untersuchungstechnik im A-Scan gliedert sich einmal in eine *seitenvergleichende Untersuchung* und in *spezielle Untersuchungsmethoden:*

Der Vergleich beider Nebenhöhlen bzw. ihre symmetrische Beschallung ist für den Nachweis oder den Ausschluß eines Krankheitsherdes jedoch nicht notwendig, aber immer vorteilhaft. So kann z.B. bei der Untersuchung der Kieferhöhle durch das Beschallen der lateralen bzw. postero-lateralen Kieferhöhlenwand, ebenso wie durch ein Beschallen des Alveolarkamms oder der bukkalen Weichteilgewebe, ein atypisches Echo vorgetäuscht werden. Dies wird jedoch bei seitenvergleichenden Messungen, vor allem unter Beobachtung des Oberkieferverlaufs, vermieden (Abb. 21a, b).

In der Reihenfolge der speziellen Untersuchungen wird in der Nebenhöhlendiagnostik zuerst die *topographische Echographie* durchgeführt. Dabei ist die zu untersuchende Nebenhöhle aus wenigstens drei verschiedenen Richtungen zu beschallen. Die laufend auftretenden Veränderungen müssen hinsichtlich Höhe und Dichte der Echosignale auf dem Bildschirm beurteilt werden.

Eine räumlich begrenzte Veränderung gibt nur in einer oder zwei Untersuchungsrichtungen einzelne, evtl. aufgesplitterte Echosignale. Ausgedehnte Herde rufen bei jeder Untersuchungsrichtung eine Kette dicht aufeinanderfolgender oder voneinander deutlich getrennter Signale

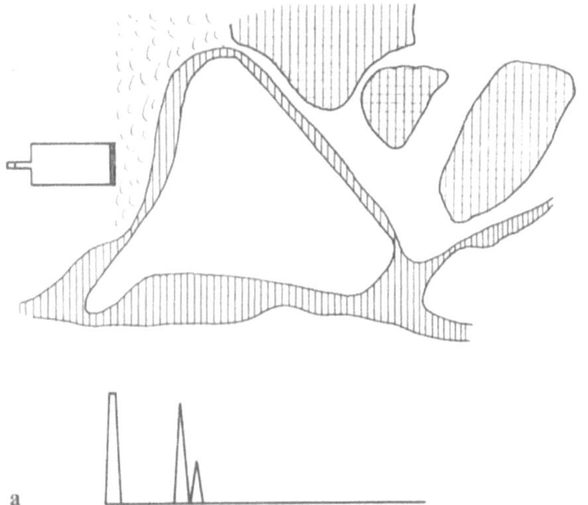

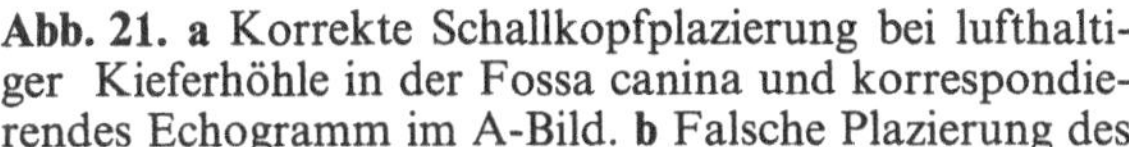

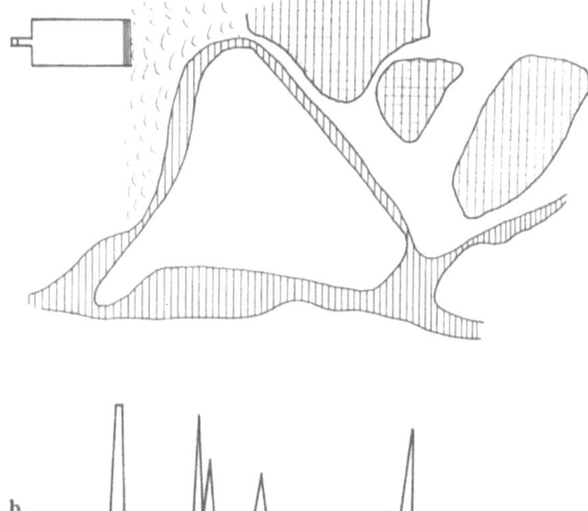

**Abb. 21. a** Korrekte Schallkopfplazierung bei lufthaltiger Kieferhöhle in der Fossa canina und korrespondierendes Echogramm im A-Bild. **b** Falsche Plazierung des Schallkopfes zu weit lateral verursacht auch bei lufthaltiger Kieferhöhle ein pathologisches Echomuster

hervor. Ist der räumlich ausgedehnte Herd umschrieben oder annähernd scharf begrenzt, so treten von seiner Oberfläche herrührende besonders hohe Abschlußsignale auf, wenn der Schallstrahl diese Oberfläche nahezu senkrecht erreicht. Verläuft der Schallstrahl hingegen entlang einer bestimmten Veränderung und trifft er diese schräg, so entsteht eine Kette dicht aufeinanderfolgender, jedoch niedriger Echozakken.

Im Rahmen der *indirekten* und *direkten* kinetischen Echographie, bei der man den Schallstrahl mit Hilfe einer entsprechenden Bewegung des Schallkopfes durch die zu untersuchenden Strukturen wandern läßt, können Befundungen der Nebenhöhle nach Körperbewegungen weitere diagnostische Hinweise geben. Dieses Verfahren eignet sich besonders zur Differentialdiagnose von Zysten und Flüssigkeitsansammlungen.

Die größte differentialdiagnostische Bedeutung von den speziellen Untersuchungsmethoden hat die sogenannte *quantitative Echographie*. Dabei eignet sich das Verfahren der vergleichenden Gegenüberstellung aufgezeichneter Echogramme des Krankheitsherdes mit dem Standardbefund für räumlich ausgedehnte, die Schallwellen zerstreuende Prozesse, wie bestimmte unregelmäßig wachsende Tumoren.

Man kann für einen quantitativen Vergleich aber auch die Echos einer mit Flüssigkeit gefüllten Nebenhöhle ohne bedeutende Schleimhautschwellung betrachten, von diesem Befund gleichhohe Echosignale aufzeichnen und die dazu jeweils notwendige Verstärkerregelung in dB registrieren. Vergleicht man mit diesem Standard die zum Erhalt gleich großer Echos im Tumorgewebe notwendige Verstärkung, so ergibt diese Größe einen Aufschluß über die vermehrte Absorption des Schalls im fraglich tumorösen Gewebe. Dies ist vor allem von Bedeutung bei relativ homogenen Tumoren, bei denen es zum Auftreten nur weniger Grenzflächen kommt.

Zur Differenzierung spezieller homogener Tumoren bedient man sich auch der Tatsache, daß die Schallabsorption verschiedener Medien frequenzabhängig ist.

Die Verwendung von Schallköpfen unterschiedlicher Frequenzen gestattet eine sehr gute Differenzierung zwischen solidem und flüssigem Nebenhöhleninhalt. Dabei haben niedrige Frequenzen ein besseres Penetrationsvermögen als höhere. So penetrieren niedrige Frequenzen von 3 und 4 MHz auch solide Tumoren gut, während Schallwellen einer Frequenz von 6–8 MHz durch den soliden Prozeß stärker absorbiert werden können, so daß die Rückwand des Tumors nicht mehr dargestellt wird.

Eine weitere Möglichkeit zur Differenzierung soliden, flüssigen und zystischen Nebenhöhleninhalts bietet sich durch *Änderung der Empfängersensibilität* (Abb. 22).

Das Prinzip dieser Untersuchung ist, daß bei geringer Verstärkung sowohl flüssiger, als auch solider Nebenhöhleninhalt nur ein deutliches Anfangs- und Rückwandecho aufweist. Bei stärkerer Empfängersensibilität (Verstärkung in dB) registriert man jedoch, abgesehen von diesem Anfangs- und Rückwandecho, das Auftreten von multiplen Echos in der vorher stummen Zwischenzone im Falle eines Nebenhöhleninhaltes mit Grenzschichten, während bei großen Zysten oder Flüssigkeitsgehalt der homogene Inhalt der Nebenhöhle selbst bei hoher Verstärkung keine Echos hervorruft (Abb. 23).

Dieses Untersuchungsverfahren läßt sich auch im mehrdimensionalen Bild anwenden und hat seine besondere Bedeutung für die Differentialdiagnose solider und zystischer Tumoren.

## 1.4 Dokumentation

Zur Dokumentation der Untersuchungsergebnisse eignet sich beim A-Bild eine Kurvenregistrierung mittels X-Y- oder Thermoschreiber bzw. eine fotografische Dokumentation über Polaroid- oder Negativfilme. Aus Kostengründen haben sich die beiden erstgenannten Dokumentationsformen in der Praxis am stärksten durchgesetzt.

Da bei der dynamischen Sonographie der Nebenhöhlen die Diagnose im wesentlichen während der Untersuchung aus dem Verhalten der Echogramme auf dem Oszilloskopen gestellt

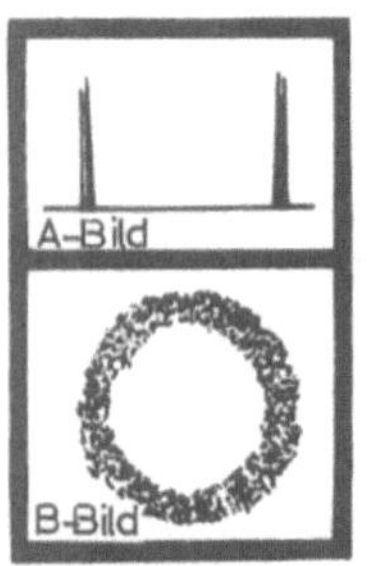
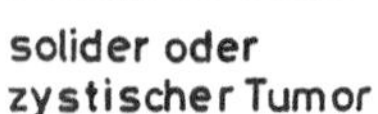
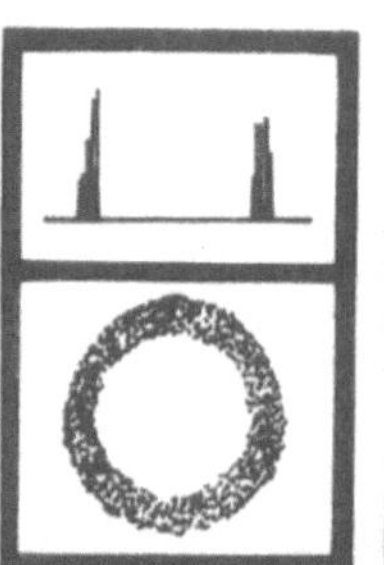
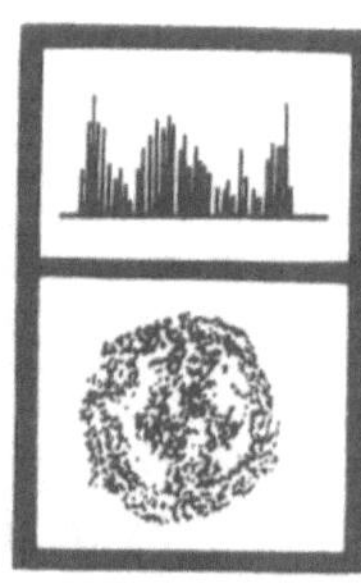


**Abb. 22.** Differenzierung des Nebenhöhleninhaltes durch Änderung der Verstärkung

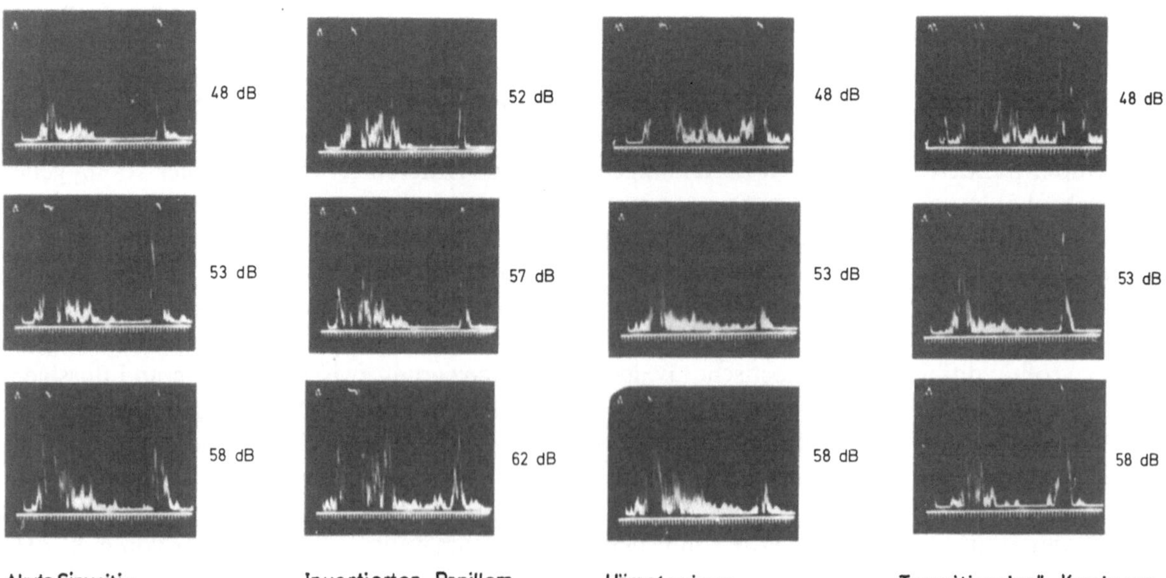


**Abb. 23.** Differentialdiagnose verschiedener Kieferhöhlenbefunde durch Änderung der Verstärkungscharakteristik während der Untersuchung

wird (verschiedene Schallkopfpositionen bzw. -bewegungen), ist die nachträgliche Befundung von Fotografien zur Diagnose wenig geeignet. Das Bildmaterial kann nur zur Dokumentation besonders charakteristischer Befunde dienen. Bei gleichzeitiger Dokumentation seitenvergleichender Befunde im A-Bild erfolgt die Abbildung des rechtsseitigen Untersuchungsbefundes stets in der oberen Hälfte des Bildschirmes, die Abbildung der linken Gesichtsseite in der unteren Bildhälfte.

## 1.5 Allgemeine sonographische NNH-Befunde

Grundsätzlich unterscheidet man zwei Grundtypen von Echogrammen, je nachdem, ob die Nebenhöhle lufthaltig oder luftleer ist.

Handelt es sich um *normale luftgefüllte Nebenhöhlen,* so wird nach Aufsetzen des Schallkopfes nur ein Echogramm der vor der Nebenhöhle liegenden Weichteile des Knochens und der Schleimhaut registriert. Im A-Bild treten nach dem Echo des Sende-Impulses und einer toten Zone die Echos der Weichteile, des Knochens und der Grenzschicht zum Luftinhalt der Nebenhöhle auf (Abb. 24a). Das eigentliche Nebenhöhlenlumen stellt sich bei der gesunden Nebenhöhle nicht dar. Auch das sogenannte „Rückwandecho" läßt sich nicht registrieren. Aufgrund des großen Unterschiedes der Schallwellenwiderstände von Gewebe und Luft kommt es im Bereich der Schleimhaut der Nebenhöhlenvorderwand zur Totalreflexion der Ultraschallwellen. Erst die teilweise oder totale Obliteration des Nebenhöhlenlumens durch Schleimhautverdickung, Sekret oder Tumor erlaubt nach Darstellung eines scharfen Grenzflächenechos die Schallübertragung durch das Nebenhöhlenlumen und führt zur Darstellung eines Rückwandechos. Je nach Nebenhöheninhalt kommt es zum Auftreten oder zum Fehlen zusätzlicher Echos im Bereich zwischen Echozacke der vorderen Grenzschicht und dem Rückwandecho. Aus diesem Grund lassen sich auch nur diejenigen Nebenhöhlen des menschlichen Gesichtes mittels Ultraschall untersuchen, die durch direkte Ankoppelung des Schallkopfes an die darüberliegende Hautoberfläche beurteilt werden können:

D.h. die Kieferhöhlen, die Stirnhöhlen und die vorderen Siebbeinzellen. Erkrankungen der mittleren und hinteren Siebbeinzellen und der Keilbeinhöhle lassen sich aufgrund des Luftgehaltes der vorgelagerten Zellen nicht beurteilen. Sie befinden sich in einer sogenannten Schattenzone für den Schall.

Demnach lassen sich prinzipiell verschiedene Nebenhöhlenbefunde erheben (Abb. 25):

1. luftgefüllte Nebenhöhlen
2. Nebenhöhlen mit Schleimhautschwellung, jedoch Restluftgehalt
3. Nebenhöhlen mit Lumenobliterationen durch
   a) Sekret, b) Schleimhautschwellung und Sekret, c) Zysten, d) Blut, e) Tumor oder Pilzkonkrement
4. Aufhebung der Kontinuität der Nebenhöhlenwände durch
   a) Mukozelen, b) Ausdehnung von Tumor über die natürlichen Grenzen der Nebenhöhle hinaus.

Bei *Sekretretention* im Nebenhöhlenlumen (Abb. 24b) wird der Schall zwischen Vorder- und Hinterwand fortgeleitet und es kommt zur Darstellung des Rückwandechos. Bei homogenem Nebenhöhleninhalt bleibt die Lumenstrecke zwischen Vorderwandecho und Hinterwandecho ohne Reflexion ( = echoleer).

*Zysten* im Nebenhöhlenlumen (Abb. 24c) können einzeln oder multipel auftreten und auch das Nebenhöhlenlumen komplett obliterieren. Die Schallausbreitung über den Zysteninhalt ist exzellent, da der homogene Flüssigkeitsgehalt kaum zur Schallabsorption führt. Die Hinterwand stellt sich bereits bei geringer Empfängerverstärkung dar. An der Zystenhinterwand kann typischerweise, vor allem in der Kieferhöhle, eine zweigipfelige Reflexionszacke auftreten.

*Inhomogener Nebenhöhleninhalt* (Abb. 24d), wie Pilzkonkrement oder unregelmäßig aufgebaute Tumoren mit multiplen Grenzschichten, gestattet zwar die Schallausbreitung durch das Nebenhöhlenlumen und führt auch zur Darstellung eines Rückwandechos, der Schall wird aber dabei stärker absorbiert und an den Grenzschichten gestreut. Multiple Zwischenechos als

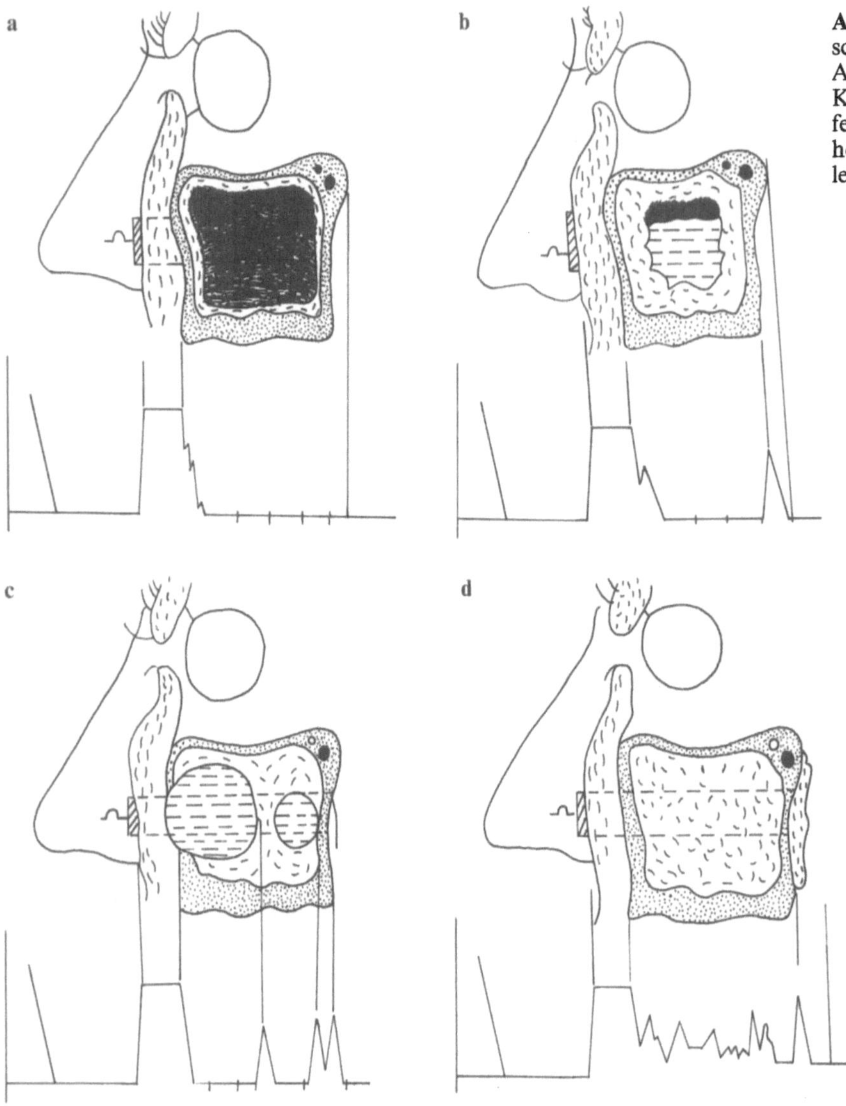

**Abb. 24a–d.** Verschiedene Ultraschallbefunde der Kieferhöhle im A-Bild. **a** normale lufthaltige Kieferhöhle. **b** sekrethaltige Kieferhöhle. **c** zystenhaltige Kieferhöhle. **d** inhomogener Kieferhöhleninhalt

Ausdruck dieser Grenzflächen werden als sog. „malignes" Echomuster bezeichnet, wobei jedoch nur eine Aussage über die Inhomogenität des Nebenhöhleninhaltes möglich ist und nicht eine Differenzierung z.B. zwischen der benignen Pilzerkrankung oder einem malignen Nebenhöhlentumor.

Kommt es nach Frakturen zur *Blutung* ins Nebenhöhlenlumen, sieht man ultrasonographisch meist zunächst eine Verschiebung des Vorderwandechos nach rechts. Dies ist Ausdruck der Weichteilschwellung. Im Nebenhöhlenlumen kommt es durch Fibrinkoagel zum Auftreten zahlreicher Grenzschichten, die sich mit geringer Zackenamplitude als sog. „Gras"

zwischen Nebenhöhlenvorder- und -rückwand darstellen (s. Abb. 25).

Bedingt durch den unterschiedlichen Gewebeturgor der Haut und Absorptions- und Streuungsphänomene des Nebenhöhleninhaltes kann es bei gleicher Empfängerverstärkung zur Darstellung eines Rückwandechos gleicher Höhe kommen, ohne daß im Nebenhöhlenlumen vorhandene Grenzschichten sichtbar werden. Erst bei schrittweiser Verstärkung der Empfängerleistung, z.B. in 5-dB-Schritten stellen sich diese Grenzschichten zwischen Nebenhöhlenvorder- und -rückwand dar und gestatten eine differenziertere Diagnose (s. Abb. 23). Hierbei ist auch die Ausgangsleistung, bei der

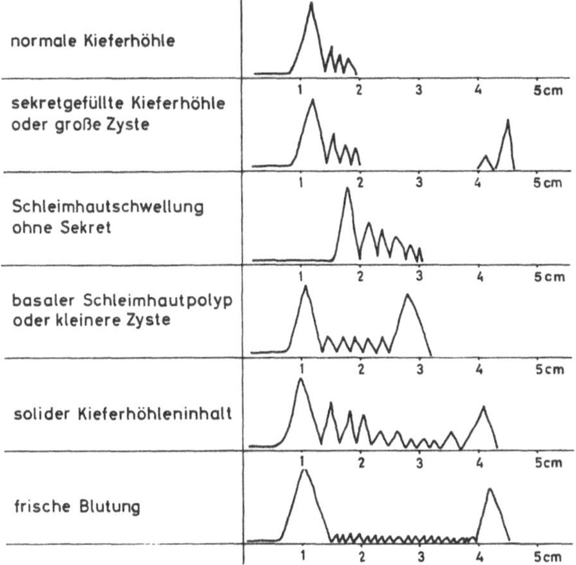



**Abb. 25.** Typische Echobefunde bei verschiedenen Kieferhöhlenerkrankungen

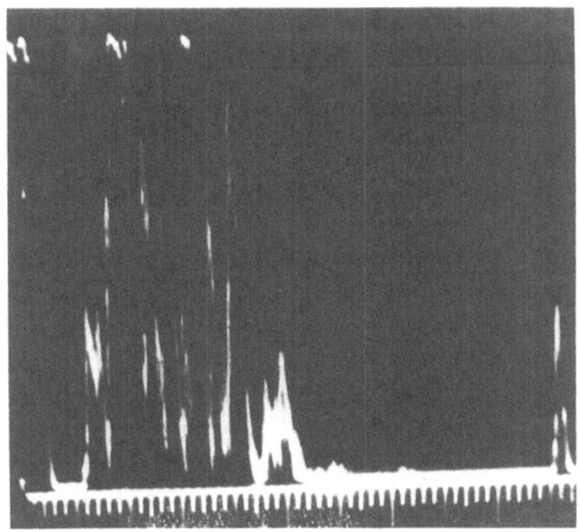

**Abb. 26.** Kieferhöhle mit Schleimhautschwellung im Bereich der Vorderwand und zähem Nebenhöhlensekret

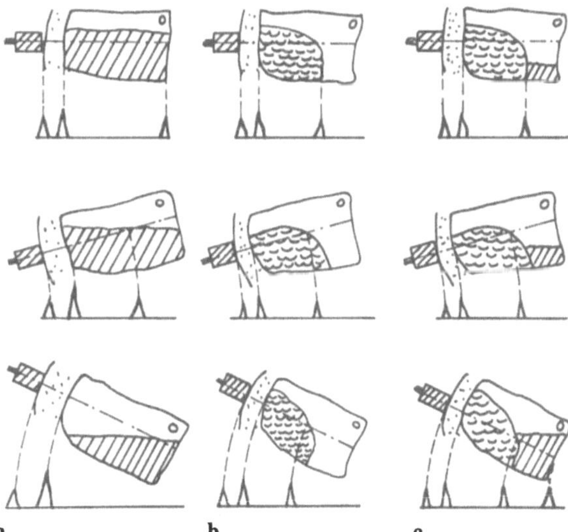



**Abb. 27a–c.** Verschiebung des Hinterwandechos in Abhängigkeit von der Kopfhaltung. Differentialdiagnose zwischen **a** flüssigem Nebenhöhleninhalt. **b** großem Schleimhautpolyp im Bereich der Vorderwand. **c** Schleimhautpolyp mit zusätzlicher Sekretretention im Kieferhöhlenlumen

das Rückwandecho erstmalig dargestellt wird, von Bedeutung und erlaubt Rückschlüsse auf den Nebenhöhleninhalt. Wie bereits erwähnt, gewährleisten große Zysten eine gute Schallausbreitung und führen zu hohen Rückwandechos bei geringer Verstärkung. Eine *akute purulente Sinusitis* dagegen absorbiert den Schall stärker. Restluftgehalt der Nebenhöhle oder Gasbildung kann zu *schaumigem Sekret* führen und selbst bei hoher Verstärkung nur die Darstellung eines Rückwandechos geringer Amplitude erlauben. Eine Schleimhautschwellung mit Retention *zähen Sekrets* im Nebenhöhlenlumen stellt sich ultrasonographisch als Polster der Vorderwand mit multiplen Zacken und einer nachfolgenden echoarmen Zone bis zum Rückwandecho dar (Abb. 26). Die Darstellung der Hinterwand der Nebenhöhle erfordert auch bei diesem Krankheitsbild eine höhere Empfängerverstärkung.

Bei *dünnflüssigem Sekret* und *Restluftgehalt* der Nebenhöhle stellt sich bei nach vorne geneigtem Kopf (=direkte kinetische Echographie) ein veränderlicher Sekretspiegel in der Nebenhöhle je nach Kopfbeugung ein. Dieser Sekretspiegel bildet eine Grenzschicht zum Restluftgehalt der Nebenhöhle. Das Rückwandecho kann also bei Beugen des Kopfes nach vorne ebenfalls nach vorne wandern (Abb. 27). Wird

anschließend der Kopf nach hinten geneigt, fließt das Sekret von der Nebenhöhlenvorderwand weg und die der Vorderwand anliegende Luftblase führt zur totalen Reflexion der Ultraschallwellen. Diese differentialdiagnostische Methode setzt aber eine geringe Viskosität und rasche Verschieblichkeit der Nebenhöhlenflüssigkeit voraus.

## 1.6 Spezielle pathologische NNH-Befunde

### 1.6.1 Kieferhöhle

*Normale, lufthaltige Kieferhöhlen* reflektieren Ultraschallwellen an der Grenze: Schleimhaut der vorderen Nebenhöhlenwand – Luftgehalt des Nebenhöhlenlumens (Abb. 28). Bei Erwachsenen und Kindern beträgt die Strecke zwischen angekoppelter Schallkopfoberfläche und Nebenhöhlenlumen ca. 8–11 mm je nach Wangen- und Knochendicke. Die Distanz ist durch wechselnden Anpreßdruck und damit Kompression der Wangenweichteile veränderlich. Kommt es zu einer Retention von Sekret im Nebenhöhlenlumen, so wird der Schall zwischen Vorderwand und Hinterwand fortgeleitet und ein *Rückwandecho* stellt sich bei kindlichen Nebenhöhlen in einer Entfernung von 35–38 mm und bei Erwachsenen in einer Entfernung von 38–45 mm von der Schallkopfoberfläche dar.

#### 1.6.1.1 Sekretretention

Geringe Sekretansammlungen am Kieferhöhlenboden sind ultrasonographisch schwer zu erfassen. Das Reflexionsmuster ist bei manchen Patienten nicht von der Darstellung isolierter Schleimhautpolypen am Kieferhöhlenboden bzw. im Recessus alveolaris zu differenzieren. Bei beiden Befunden kommt es zum Auftreten eines Rückwandechos bei 2, 5, 3 oder 3,5 cm, einer Distanz also, die nicht dem Sagittaldurchmesser der erwachsenen Kieferhöhle entspricht (Abb. 29 a, b).

Während polypöse Schleimhautveränderungen bei Kopfbewegungen ihr Echomuster nicht verändern, läßt sich auch bei zäher Sekretansammlung am Kieferhöhlenboden nach kürzerer Retroflexion des Kopfes das rückwärtige Echo nicht mehr nachweisen und erlaubt so die Differentialdiagnose zwischen beiden Erkrankungen (s. Abb. 27).

Auch *Kieferhöhlenzysten* können ab einer bestimmten Größe zum Drainagehindernis werden und eine Sekretretention im Nebenhöhlenlumen hervorrufen [25]. Dabei handelt es sich meist um kleinere Sekretmengen von 0,5–1 ccm, die nur bei Beschallung des Kieferhöhlenbodens auffallen.

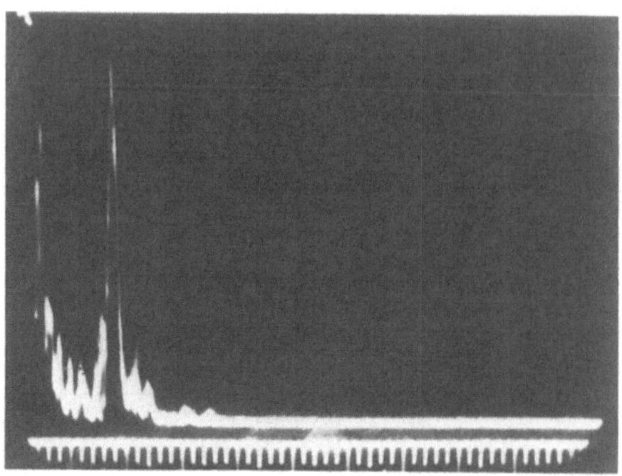

**Abb. 28.** A-Bild einer normalen lufthaltigen Kieferhöhle

Während sich bei normaler Kopfhaltung und Aufsetzen des Schallkopfes unterhalb des Austrittspunktes des N. infraorbitalis nur das Endecho der Zystenwand darstellt und dieser Befund sich auch bei anteflektiertem Kopf nicht ändert, kann bei Retroflektion des Kopfes das Echo der Kieferhöhlenhinterwand hinter dem Zystenendecho auftauchen (s. Abb. 27). Dies beweist die Retention einer kleinen Sekretmenge neben dem Zystengehalt des Kieferhöhlenlumens.

#### 1.6.1.2 Schleimhautschwellung

Polypöse Schleimhautschwellungen der Kieferhöhlenwände persistieren bei subakuten Entzündungen oder Allergikern häufig über Monate. Ist das Ostium ausgespart, zeigt die Nebenhöhle einen Restluftgehalt, obwohl die Schleimhautveränderungen abhängig vom Schwellungszustand und von den Ziliendefekten zu einer gestörten Drainage des Nebenhöhlensekrets führen. Wird der Ultraschallstrahl über das Schleimhautpolster des Kieferhöhlenbodens oder der Kieferhöhlenseitenwände bis zur Rückwand fortgeleitet, unterscheidet sich das Echomuster nicht vom Befund einer Sekretansammlung im Nebenhöhlenlumen (Abb. 30). Erst die Befunderhebung paranasal oder mehr lateral am Dach der Nebenhöhle zeigt den Restluftgehalt an. So ist die vollständige und exakte Befunderhebung erst bei Beschallung der Kieferhöhle aus verschiedenen Schallkopfpositionen möglich.

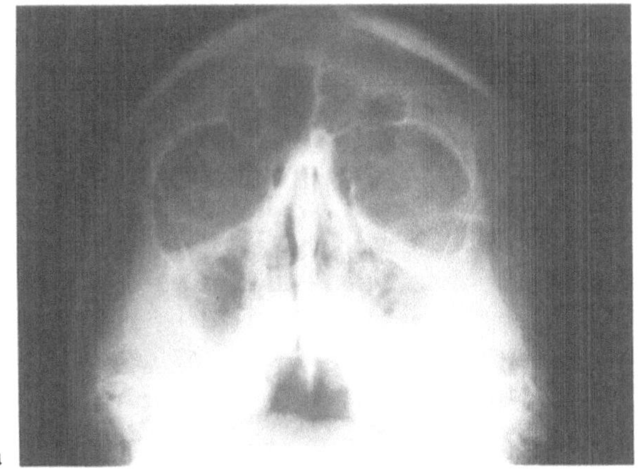

a

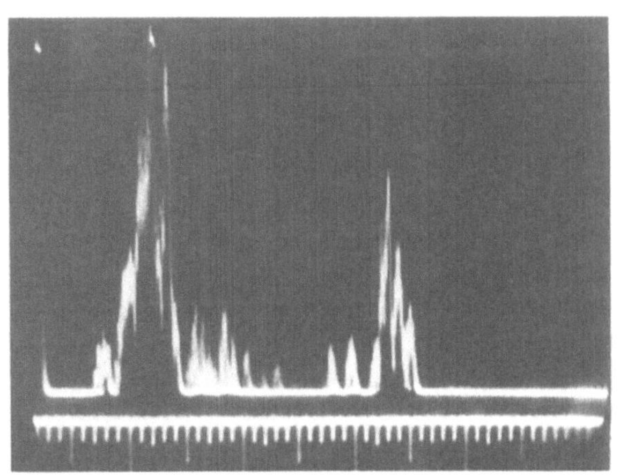

b

**Abb. 29a, b.** Isolierter Schleimhautpolyp im Recessus alveolaris. **a** Unauffälliger Befund in der NNH-Übersichtsaufnahme. **b** Darstellung des Schleimhautpolypen zwischen 1,0 und 3,2 cm im A-Bild

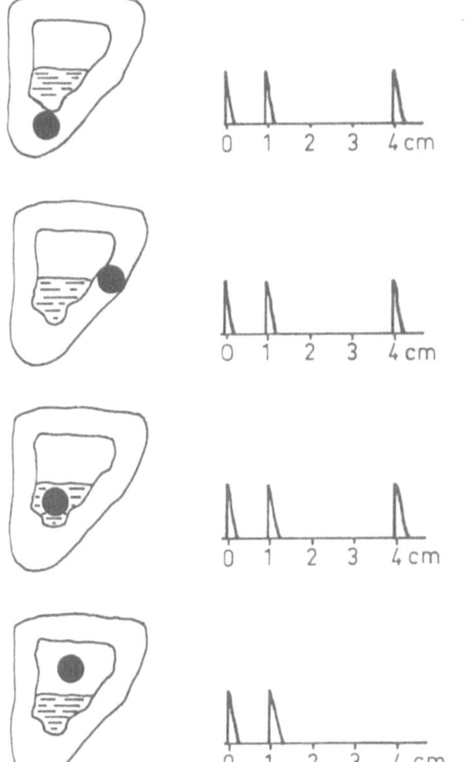

**Abb. 30.** Ultraschallbefunde bei polypöser Schleimhautverdickung der Kieferhöhle und Sekretretention. Die Echogramme ändern sich in Abhängigkeit von der Schallkopfplazierung (●, Aufsetzpunkt des Schallkopfes)

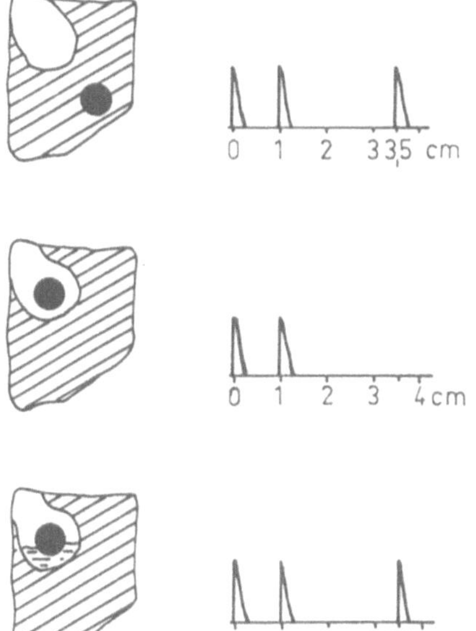

**Abb. 31.** Verschiedene Schallkopfplazierungen bei kindlicher Sinusitis mit polypöser Schleimhautschwellung ohne bzw. mit Sekretretention (●, Aufsetzpunkt des Schallkopfes)

Dies ist besonders für die Erhebung des *kindlichen Kieferhöhlenbefundes* wichtig, da die Schleimhautschwellung der kindlichen Nebenhöhle meist nicht Ausdruck einer Sinusitis sui generis ist, sondern flüchtig im Rahmen von Infekten der oberen Luftwege auftreten kann. Zur Erhärtung dieses Befundes genügt es meist, den Schallkopf über dem Austrittspunkt des N. infraorbitalis aufzusetzen, die Kieferhöhle sagittal zu durchschallen, anschließend den Schallstrahl medial in Richtung Nasenrachenraum zu lenken und danach den Kopf ante- oder retrozuflektieren (Abb. 31). So läßt sich leicht eine stärkere Schleimhautschwellung von einer Schleimhautschwellung mit zusätzlicher Sekretretention differenzieren, die bei Kindern beide im Röntgenbild als totale Verschattung imponieren können (Abb. 32a, b).

Eine Schleimhautschwellung unter 2 mm Dicke kann ultrasonographisch nicht identifiziert werden. Schwierigkeiten in der Diagnosestellung „Mukosaschwellung" können auch auf einer Überlagerung der Schleimhautechos durch Wiederholungsechos der Kieferhöhlenvorderwand beruhen. Deshalb sollte bei fraglichen Befunden der Ankopplungsdruck des Schallkopfes auf die Wangenweichteile variiert werden, um so Wiederholungsechos eindeutig zu diagnostizieren.

### 1.6.1.3 Zysten (Abb. 33)

Entscheidend für die Identifizierung der Kieferhöhlenzyste ist das Auftreten eines doppelten Zystenhinterwandechos sowie ein echoleeres (= reflexionsfreies) Zystenlumen. Bei kleineren Zysten liegt das doppelte Hinterwandecho meist vor dem Rückwandecho der Kieferhöhle in einer Entfernung von 3–3,5 cm von der Schallkopfoberfläche.

### 1.6.1.4 Tumoren

Bei Tumoren der Kieferhöhle läßt sich eine relativ zuverlässige Aussage über eine mögliche Destruktion der Kieferhöhlenhinterwand mit Ausbreitung des Tumors in den retromaxillären Raum treffen. Ein Rückwandecho mit nachfolgenden unregelmäßigen Echokomplexen kann dann bei 5,5–6 cm nachgewiesen werden (Abb. 34). Die exakte Befunderhebung ist jedoch dem B-Bild vorbehalten.

Isolierte Tumoren der Kieferhöhlenhinterwand ohne gleichzeitige Sekretretention entziehen sich im frühen Stadium der ultrasonographischen Erfassung durch die vorgelagerte Luftschicht. Dieser Befund ist klinisch jedoch selten. Da der Sekretdrainagestrom über die Kieferhöhlenhinterwand, -seitenwand und das Kieferhöhlendach verläuft, kommt es bereits im frühen Stadium zu einer Beeinträchtigung der Drainage und zur Sekretretention. Diese persistierende Sekretretention ist ultrasonographisch erfaßbar und veranlaßt weitere diagnostische Maßnahmen.

### 1.6.1.5 Hämatosinus

Wie bereits erwähnt, besteht bei frischem Trauma in der Regel eine gleichzeitige Schwellung der Wangenweichteile, die das Kieferhöhlenvorderwandecho nach rechts verschiebt. Mit dem Vorderwandecho wandert auch der Echokomplex des Nebenhöhlenlumens nach rechts, so daß der Meßbereich während der Untersuchung auf 6–7 cm erweitert werden muß. Zwischen Vorder- und Rückwand sieht man die typische „Grasbildung" (Abb. 35).

### 1.6.1.6 Mukozele

Mukozelen der Kieferhöhle treten vor allem nach vorausgegangener Kieferhöhlenradikaloperation auf. Bevorzugte Lokalisation ist die laterale Kieferhöhlenbucht. Ultrasonographisch läßt sich medial meist eine normal belüftete Kieferhöhle feststellen. Durch die teilweise fehlende knöcherne Kieferhöhlenwand nach Caldwell-Luc-Operation erscheint das Echo zur Grenzschicht des Nebenhöhlenluftgehaltes zart mit einem in der Regel folgenden gleich hohen Wiederholungsecho. Bei Plazierung des Schallkopfes lateral findet man eine echoarme Zone ohne Binnenechos sowie ein Rückwandecho bei 3–3,5 cm. Dieses Echomuster entspricht der abgeschotteten, nicht infizierten Mukozele der lateralen Kieferhöhlenbucht (Abb. 36a, b).

### 1.6.1.7 Fibröse Dysplasie

Werden die Ultraschallwellen über ausgedehnte knöcherne Strukturen bei einer fibrösen Dysplasie fortgeleitet, so findet man dicht gedrängte Echokomplexe durchweg hoher Amplitude, die in ihrer Unregelmäßigkeit einem sog. „malignen" Echo und in ihrer Dichte der sog. „Grasbildung" beim Hämatosinus ähneln. Die Knochenechos unterscheiden sich jedoch von beiden pathologischen Prozessen durch ihre regelmäßig hohen Amplituden (Abb. 37a, b).

### 1.6.1.8 Validität und Fehlbefunde

Am verläßlichsten ist die Ultraschalluntersuchung für die Diagnose einer *Sekretretention* im Kieferhöhlenlumen bei akuten Entzündungen. Die Validität wird von BAUER et al. [2] und REVONTA [26] mit 94% angegeben und beträgt

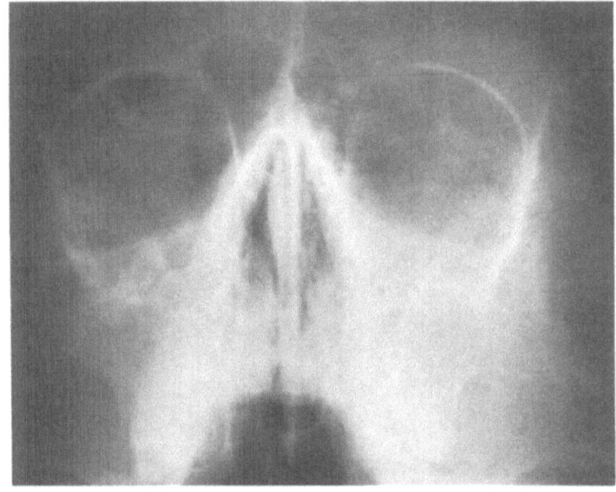
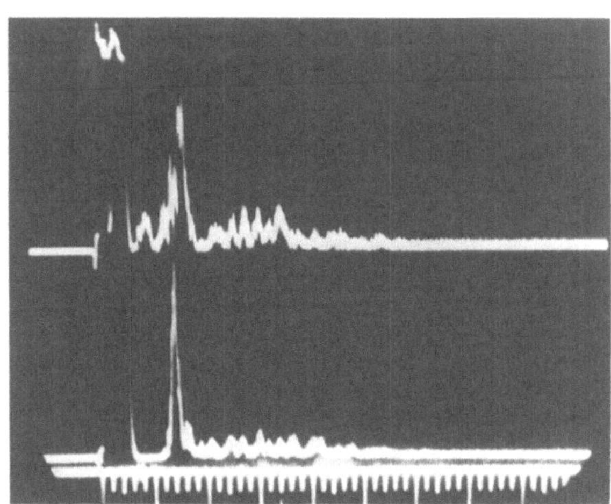

a

b

**Abb. 32. a** Totalverschattung beider Kieferhöhlen bei einem 9-jährigen Kind. **b** Ultrasonographisch jedoch normale lufthaltige Nebenhöhlen

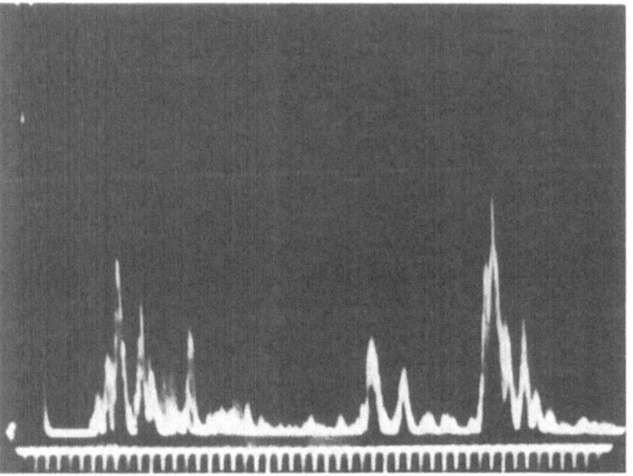
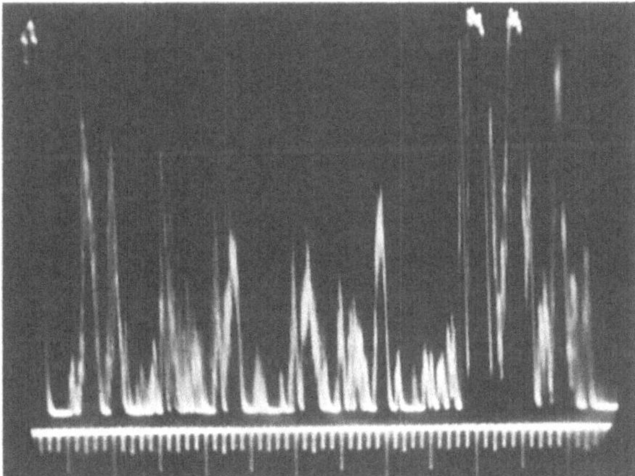

**Abb. 33.** Ultraschallbild einer zystenhaltigen Kieferhöhle mit Doppelechos bei 3,3 und 4,2 cm

**Abb. 34.** Kieferhöhlentumor mit Ausdehnung in den retromaxillären Raum

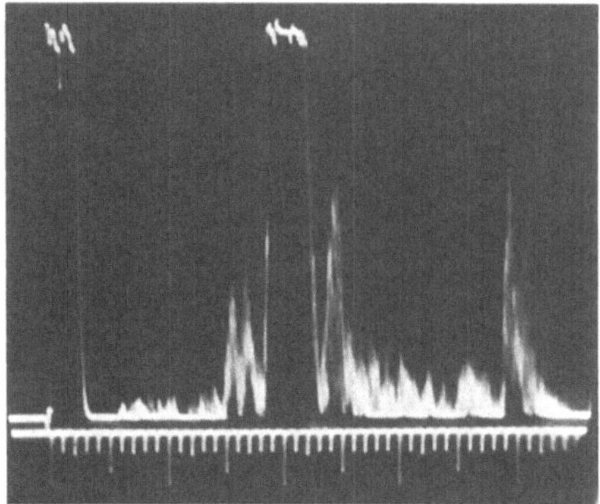

**Abb. 35.** Hämatosinus. Verschiebung der Vorderwandechos durch Wangenweichteilschwellung und „Gras" im Nebenhöhlenlumen

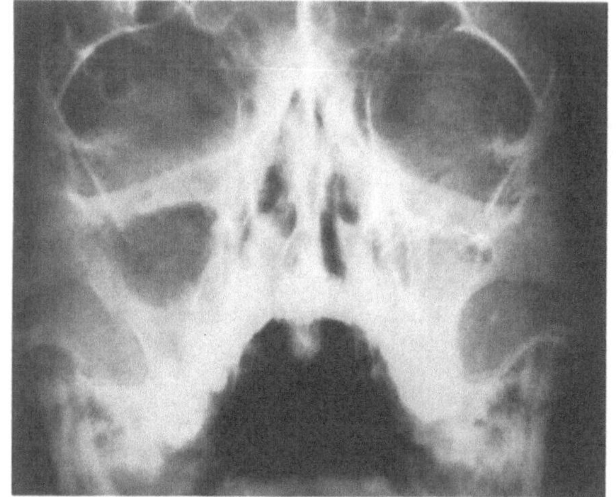

**Abb. 36a**

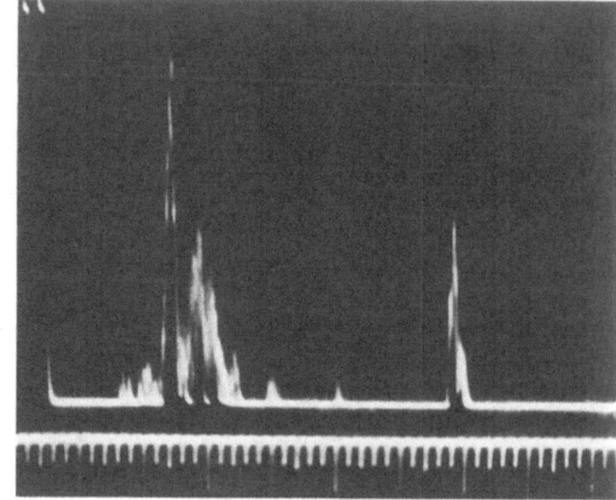

**Abb. 36b**

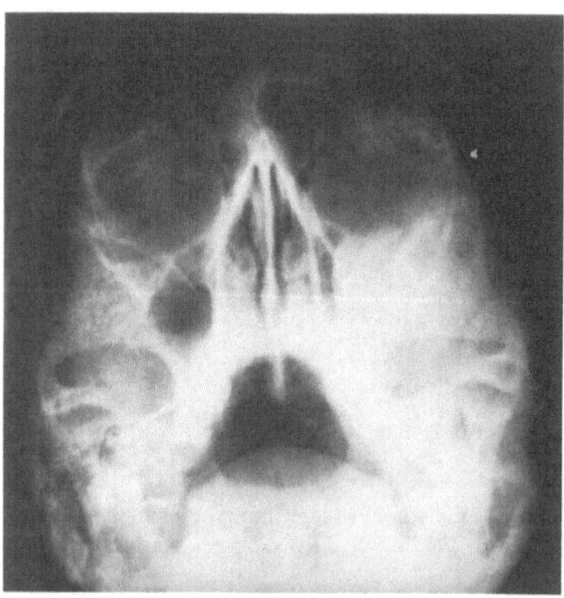

**Abb. 37a**

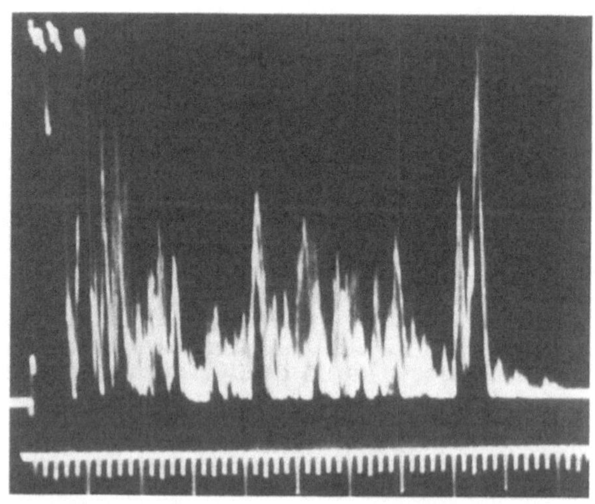

**Abb. 37b**

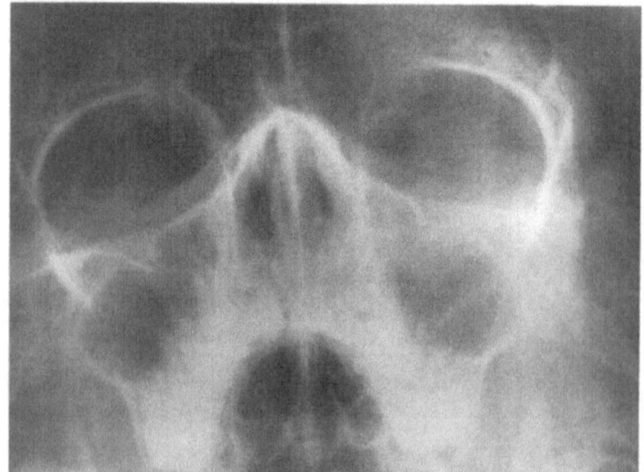

**Abb. 38a**

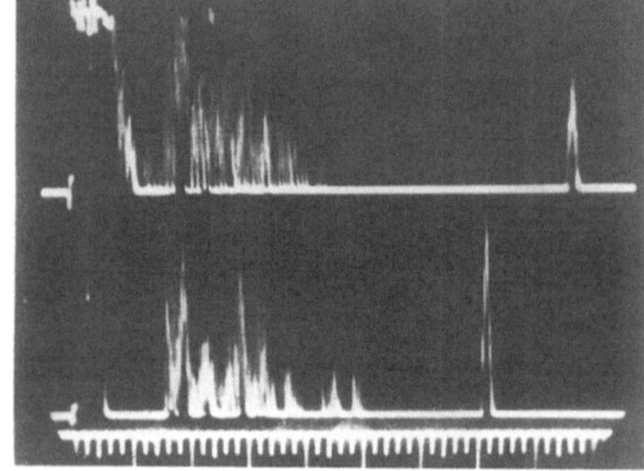

**Abb. 38b**

nach eigenen Untersuchungen 90,7%. *Falsch-negative Befunde* werden bei ca. 8,1% der Fälle erhoben, die in der Regel auf folgende Faktoren zurückzuführen sind:

1. Sekretmengen unter 1 ml, die sich am Boden der Kieferhöhle oder im Recessus alveolaris ansammeln;
2. Zähes Sekret, das bei im übrigen normaler Belüftung einer vom Schallkopf abgewendeten Nebenhöhlenwand anhaftet;
3. Purulentes, schaumiges Sekret kann sich selbst bei Mengen über 1 ml ultrasonographisch nicht darstellen. Der Luft-Gasgehalt des schaumigen Sekrets kann zur Schattenbildung oder starken Absorption der Ultraschallwellen führen (s.S. 4, 5), so daß die Geräteleistung nicht ausreicht, ein Rückwandecho darzustellen;
4. Wird eine herausnehmbare Oberkieferprothese aus Kunststoff während der Untersuchung nicht ausgezogen, kann sich ein kleines Luftpolster zwischen Oberkiefer und Prothese bilden und die Schallausbreitung verhindern. Die Prothese kann auch den Schall zu stark absorbieren, so daß die Darstellung des Hinterwandechos unterbleibt.

Der Prozentsatz *falsch-positiver Befunde* beträgt ca. 1,2%. Fehlbeurteilungen dieser Art entstehen bei Plazierung des Schallkopfes zu weit lateral vom Recessus alveolaris und bei Fortleitung des Ultraschallstrahls über die knöchernen Strukturen des Recessus alveolaris, des Jochbeins oder die Wangenweichteile. Zur Vermeidung dieser Fehler muß unbedingt während der Untersuchung die Oberkieferkonfiguration von intraoral kontrolliert werden, sobald der Schallkopf zur Untersuchung der basalen Kieferhöhlenanteile nach kaudal geführt wird. Außerdem sollte die Richtung des Schallbündels aus der sagittalen Ebene nach medial in Richtung Nasenrachenraum gekippt werden (s. Abb. 17).

Eine *Schleimhautschwellung* der Kieferhöhle kann ca. in 81,5% der Fälle korrekt identifiziert werden. Falsch-negative Befunde beruhen entweder auf der Tatsache, daß die Schleimhaut der Nebenhöhlenvorderwand nicht betroffen ist, oder auf einem zu geringem Ausmaß der Schleimhautveränderung.

Die Genauigkeit für den ultrasonographischen Befund „*Zyste*" beträgt ca. 83,3%. Im Falle von Fehlbeurteilungen werden Zysten entweder als akute Sekretretention im Nebenhöhlenlumen fehlgedeutet oder übersehen. Im erst genannten Fall fehlt das zystentypische doppelte Hinterwandecho. Wird eine Zyste übersehen, so liegt sie entweder der Kieferhöhlenvorder- oder -seitenwand nicht an und bleibt hinter dem Schatten einer Luftschicht verborgen.

Für die Diagnose von *Kieferhöhlenpolypen* wird die Ultrasonographie in ihrer Validität von der Röntgendiagnostik übertroffen. Die diagnostische Sicherheit der Ultrasonographie beträgt nur ca. 64,5%. Ähnlich wie bei kleinen Zysten können Kieferhöhlenpolypen vom Kieferhöhlendach, von der Kieferhöhlenhinter- und -seitenwand ihren Ursprung nehmen und sich hinter einer Luftschicht der Darstellung im Ultraschall entziehen.

88,8% der *Kieferhöhlentumoren* sind nach eigenen Untersuchungen wegen ihres inhomogenen Nebenhöhleninhaltes an dem sog. „malignen Echo" zu diagnostizieren. Dabei ist es unerheblich, ob die Tumorausbildung mit oder ohne Knochendestruktion einhergeht. Differentialdiagnostisch ist ein positiver Ultraschallbefund vor allem von einer Pilzinfektion abzugrenzen. Falsch-negative Befunde treten bei tu-

---

**Abb. 36a, b.** Mukozele der lateralen Kieferhöhlenbucht. **a** Totalverschattung der linken Kieferhöhle nach vorausgegangener Radikaloperation. **b** Korrespondierender ultrasonographischer Befund. Echofreier Mukozeleninhalt und Mukozelenhinterwand bei 3,4 cm

**Abb. 37a, b.** Fibröse Dysplasie der linken Kieferhöhle. **a** Totalverschattung der linken Kieferhöhle mit geringem medialen Restlumen. **b** Ultrasonographischer Befund mit dicht aufeinanderfolgenden Zwischenechos hoher Amplitude und deutlichem Rückwandecho. Wegen der

doppelt so hohen Schallausbreitungsgeschwindigkeit im Knochen beträgt der a.p.-Durchmesser des dysplastischen Knochenherdes 7 cm (=2×Distanz Vorder-/Hinterwand)

**Abb. 38a, b.** Kindliche Sinusitis. **a** Röntgenologische Schleimhautschwellung beider Nebenhöhlen mit Restluftgehalt. **b** Ultrasonographische Schleimhautschwellung und Sekretretention in zwei unterschiedlich tiefen Kieferhöhlen

morösen Prozessen auf, die das Kieferhöhlenlumen nicht betreffen und allein z.B. auf den maxillo-ethmoidalen Winkel begrenzt sind. In diesen Fällen ist sonographisch meistens nur eine Sekretretention und Schleimhautschwellung nachzuweisen. Bei Tumoren mit hoher Homogenität kann die Ausbildung von Binnenechos und einer rückwärtigen Schallabschwächung fehlen.

Ein *Hämatosinus* wird in ca. 85,7% ultrasonographisch identifiziert. Kleine alte Koagel können Ursache falsch-negativer Befunde sein.

Die ultrasonographische Diagnosesicherheit bei *Mukozelen* der Kieferhöhle ist sehr hoch und mit ca. 93% anzusetzen.

Die Validität der ultrasonographischen Diagnose beträgt bei *kindlichen Sinusitiden* 94% [27].

Dabei ist bei Kindern die Aussagekraft der sonographischen Befunde der der röntgenologischen Untersuchung deutlich überlegen [22].

Bei 59 Kindern (6–8 Jahren) ohne klinische Symptome einer Sinusitis oder eines Infektes der oberen Luftwege fanden sich bei 32% röntgenologisch und bei 22% ultrasonographisch positive Kieferhöhlenbefunde. Bei fehlender Korrelation zwischen beiden Untersuchungsmethoden zeigte sich röntgenologisch die Tendenz zu eher falsch-positiven Befunden. Bei Korrelation beider Befunde waren von 118 Nebenhöhlen nur 6% behandlungsbedürftig (Abb. 38a, b).

### 1.6.2 Stirnhöhle

#### 1.6.2.1 Sekretretention

Eine akute Sinusitis frontalis geht mit einem Verschluß des Ductus nasofrontalis und einer Sekretretention im Stirnhöhlenlumen einher. Dabei kommt es zum Anschwellen des besonders im Vestibulum zum Ductus nasofrontalis ausgebildeten Schleimhautpolsters. Im Falle einer Sekretretention ohne wesentliche Schleimhautschwellung treten zwischen der Echozacke der Stirnhöhlenvorderwand bei ca. 0,5 cm und derjenigen der Stirnhöhlenhinterwand bei 1,5–2,5 cm keine Binnenechos auf (Abb. 39).

#### 1.6.2.2 Schleimhautschwellung

Eine Schleimhautschwellung der Stirnhöhle ist als Folgezustand einer akuten Sinusitis frontalis oder als subakute Form der Entzündung bei Allergikern häufig zu beobachten. Ultrasonographisch läßt sich meist nur bei strenger sagittaler Untersuchungsrichtung, wenn der Schallkopf über dem Vestibulum zum Ductus nasofrontalis aufgesetzt wird, ein Rückwandecho bei 1–2 cm nachweisen (Abb. 40). Bei weiter kranialer oder lateraler Schallkopfplazierung erscheint das Bild einer normalen lufthaltigen Stirnhöhle mit einem Vorderwandecho bei 0,4–0,5 cm, jedoch ohne Rückwandecho.

#### 1.6.2.3 Tumoren

Wie bei der Kieferhöhle können Stirnhöhlentumoren an ihren sog. „malignen" Zwischenechos diagnostiziert werden. Ultrasonographisch läßt sich auch eine Auflösung oder Verdrängung der Stirnhöhlenvorderwand oder -rückwand nachweisen. Zwischenechos sind weniger deutlich als in der Kieferhöhle und können bei homogenen Tumoren ganz fehlen, was bei einem Liposarkom sowohl röntgenologisch als auch ultrasonographisch zur Fehldiagnose „Mukozele" führt (Abb. 41a, b).

#### 1.6.2.4 Hämatosinus

Nach Stirnhöhlenvorderwandfrakturen mit Blutung in das Nebenhöhlenlumen zeigt sich auch bei der Stirnhöhle im A-Bild „Grasbildung" im Nebenhöhlenlumen. Dabei kann durch die Schwellung der bedeckenden Weichteile das Vorderwandecho verschoben sein, bzw. bei Infrakturierung der knöchernen Wand total fehlen. Gelegentlich lassen sich bei Hinterwandfrakturen doppelte Endechos nachweisen, die der eigentlichen Hinterwand und der Dura entsprechen (Abb. 42a, b).

#### 1.6.2.5 Mukozele

Ultrasonographisch sind Mukozelen der Stirnhöhle sicher zu diagnostizieren und imponieren echoleer zwischen klaren und leicht einstellbaren Vorder- und Rückwandechos (Abb. 43a, b). Die Intensität zur Darstellung des Rückwandechos ist meist gering. Selbst bei stärkerer Kippung des Schallkopfes verschwindet das Rückwandecho nicht. Charakteristisch für die nicht infizierte Mukozele ist, daß selbst bei hoher Verstärkung der Bereich zwischen Vorder- und

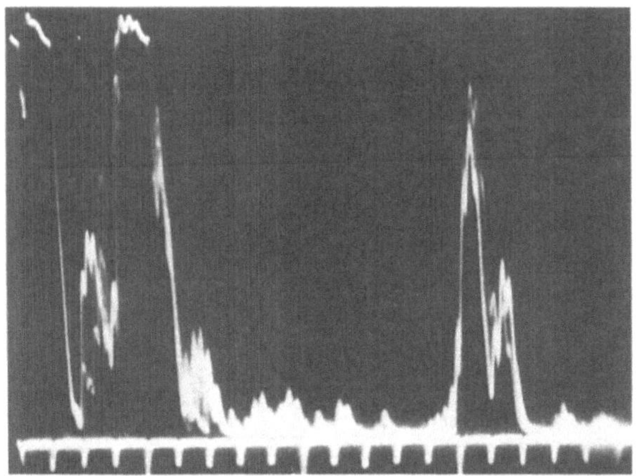



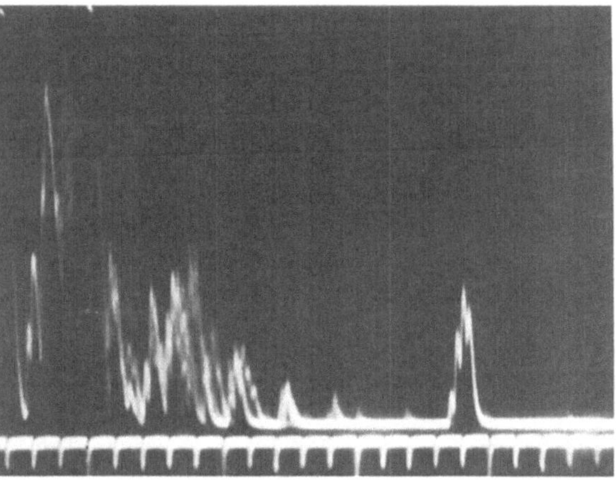



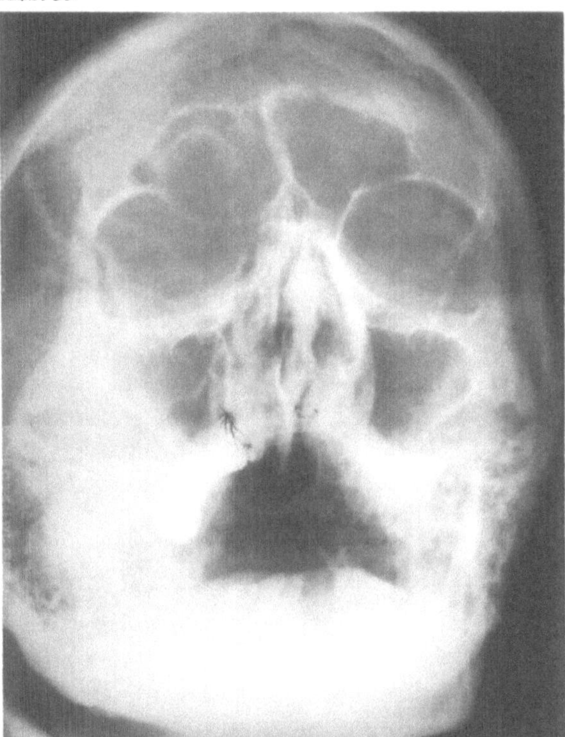



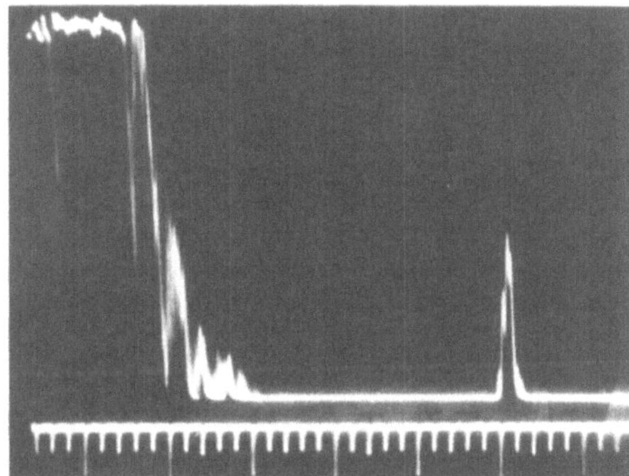



**Abb. 39.** Akute Sinusitis frontalis im A-Bild. Rückwandecho bei 1,5 cm

**Abb. 40.** Schleimhautschwellung des Sinus frontalis. Schwer reproduzierbares Rückwandecho, geringe Amplitude bei 1,9 cm

**Abb. 41 a, b.** Liposarkom der rechten Stirnhöhle. **a** NNH-Übersichtsaufnahme. **b** Ultrasonographisch echofreie Binnenstruktur zwischen Vorder- und Rückwand

**Abb. 42. a** Hämatosinus mit Blutspiegel in der linken Stirnhöhle. **b** der korrespondierende Ultraschallbefund zeigt Fraktur der Stirnhöhlenhinterwand mit einem Duraecho bei 3,0 cm

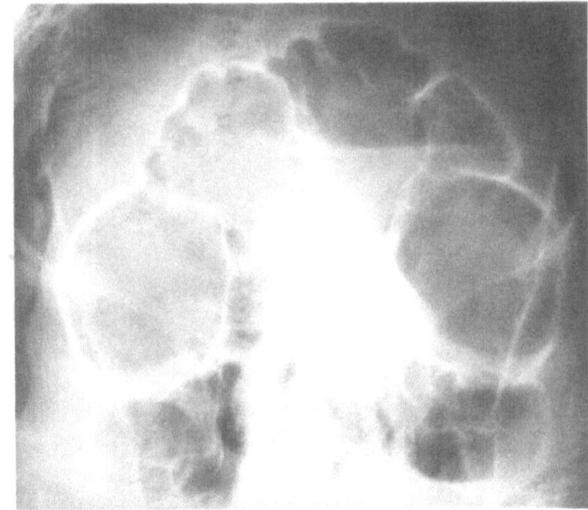



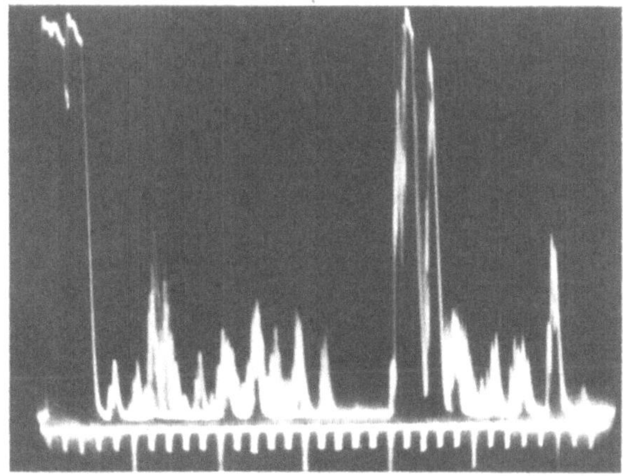

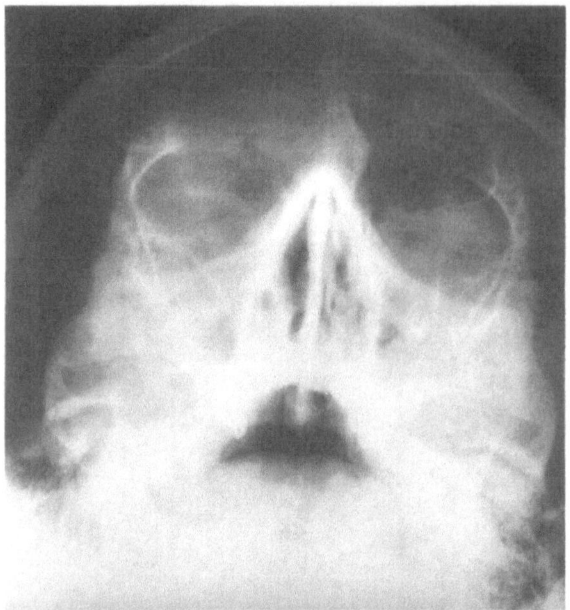

a

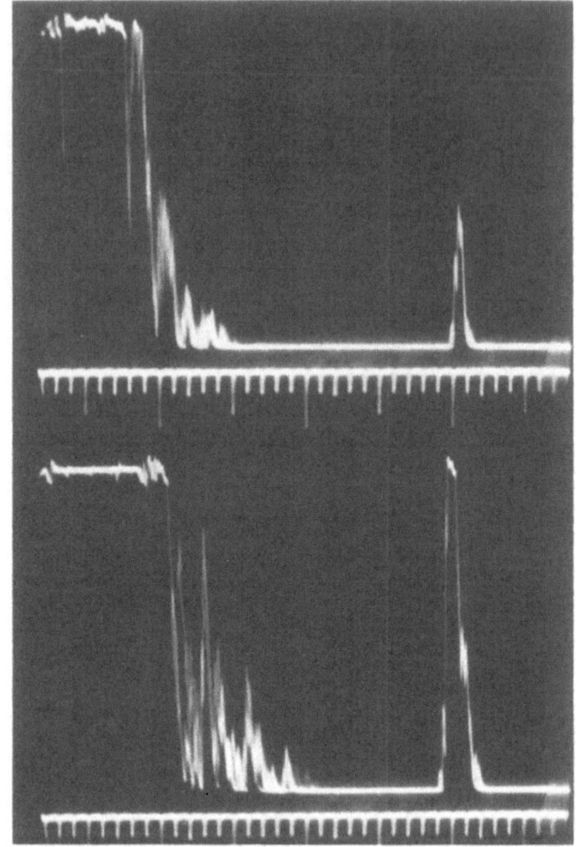

b

△ **Abb. 43a, b.** Mukozele der rechten Stirnhöhle. **a** NNH·
Übersichtsaufnahme. **b** Ultraschallbefund bei niedrigei
Verstärkung (obere Bildhälfte) und bei höherer Empfän·
gerverstärkung (untere Bildhälfte). Das Stirnhöhlenlu·
men bleibt echofrei

▽ **Abb. 44a, b.** Aplasie der rechten Stirnhöhle. **a** NNH·
Übersichtsaufnahme. **b** Ultrasonographisch dicht auf·
einanderfolgende Echos abnehmender Amplitude

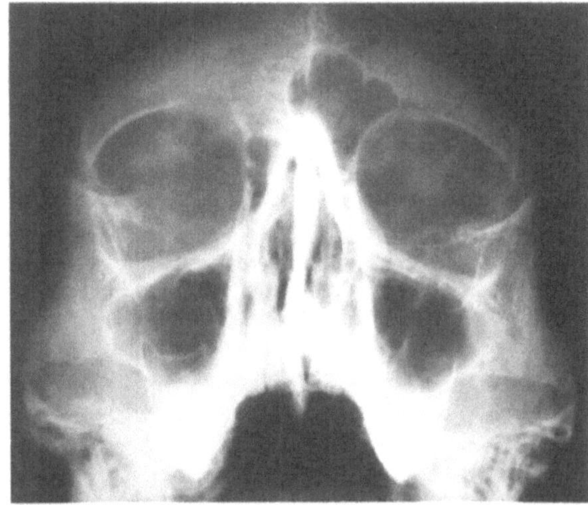

a

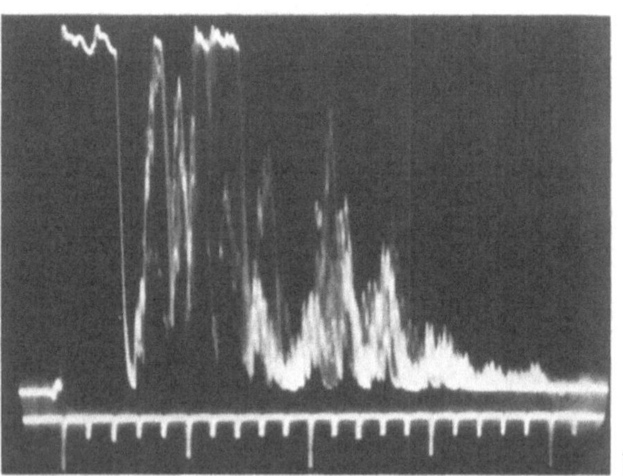

b

Rückwandecho echoarm bleibt. Im Falle von
sekundären Entzündungen treten Binnenechos
auf.

1.6.2.6 Aplasie

Das ultrasonographische Bild einer aplastischen
Stirnhöhle gleicht dem Bild eines normalen lufthaltigen Sinus frontalis mit zahlreichen Wiederholungsechos. Im Gegensatz zur normalen
Stirnhöhle folgen jedoch einem hohen Anfangs-
echo zahlreiche dichte, unregelmäßige Echos,
die in ihrer Amplitude ständig abnehmen
(Abb. 44a, b).

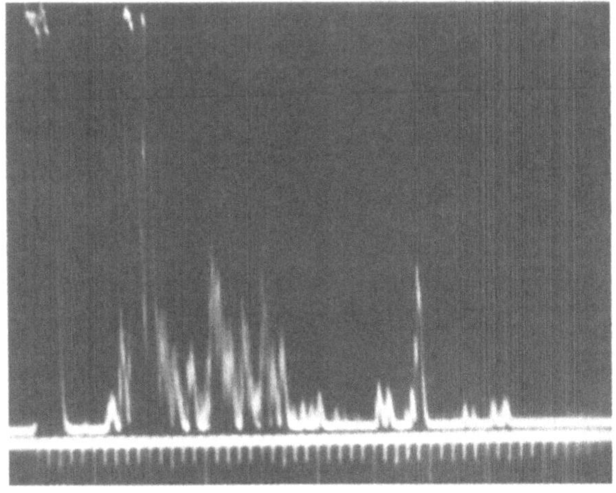

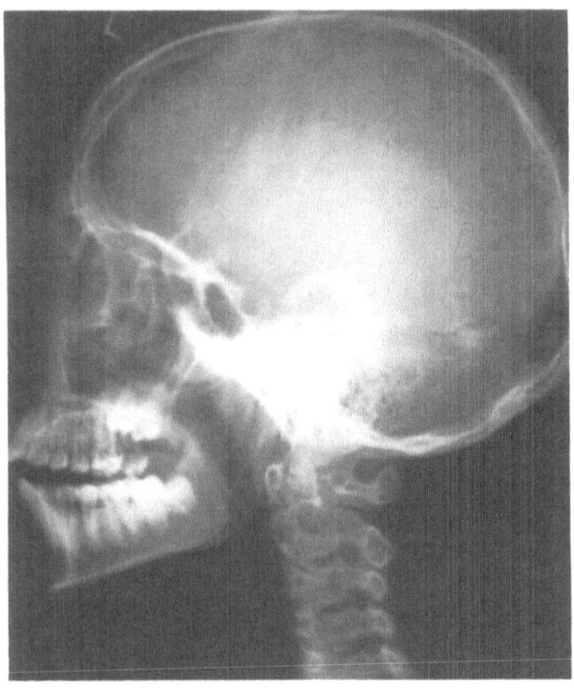

a

Abb. 45. Sinusitis ethmoidalis. Vorderwandecho bei 0,7 cm, Rückwandecho bei 3,3 cm

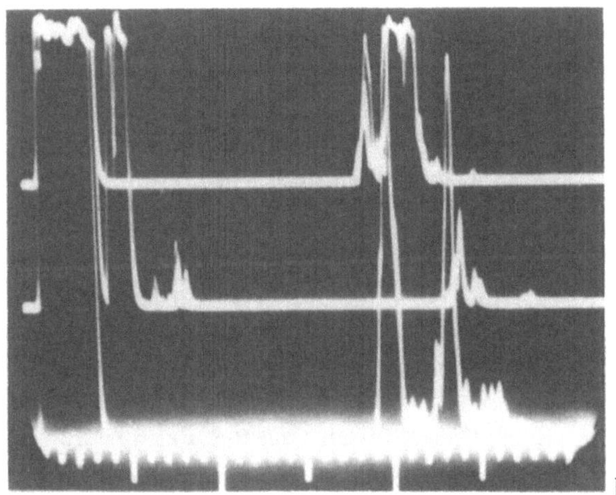

b

Abb. 46a, b. Mukozele des vorderen Siebbeins. a laterale Projektion der Nasennebenhöhlen. b Beschallung der Mukozele aus verschiedenen Richtungen vom medialen Augenwinkel her

### 1.6.2.7 Osteom

Stirnhöhlenosteome lassen sich, trennt sie eine noch so minimale Luftschicht von der Stirnhöhlenvorderwand, nicht darstellen. Bei kontinuierlichem Übergang von knöcherner Vorderwand auf die Struktur des Stirnhöhlenosteoms imponiert ultrasonographisch das Bild multipler dichter Knochenechos.

### 1.6.2.8 Validität und Fehlbefunde

Übereinstimmend wird von verschiedenen Untersuchern der Ultraschalldiagnostik der Stirnhöhlen eine hohe Validität zugesprochen

[11, 26, 29]. Nach eigenen Untersuchungen beträgt die Genauigkeit der sonographischen Befunderhebung für die *akute Sinusitis frontalis* 92,1%. Der Prozentsatz für die Diagnose „Schleimhautschwellung" ist dagegen mit 83,3% geringer. Bei diesem Krankheitsbild sind falsch-positive Fehlbefunde häufiger als falsch-negative Irrtümer. Hauptursache ist die Fehlinterpretation von Wiederholungsechos als Rückwandechos.

*Fehler* bei der ultrasonographischen Stirnhöhlenbefundung beruhen im wesentlichen auf 4 Faktoren:

1. Falsche Schallkopfplazierung: Anstatt paramedian zwischen Glabella und medialer Augenbraue wird der Schallkopf bei sagittaler Messung medial über dem Septum interfrontale plaziert. Die Fortleitung des Schalles erfolgt dann über das knöcherne Septum interfrontale und es stellt sich ein Rückwandecho dar. So wird ein pathologischer Nebenhöhleninhalt vorgetäuscht.
2. Gleiche Folgen hat auch eine Plazierung der Schallsonde unter dem Augenbrauenwulst und eine Durchschallung der Stirnhöhle und des Augenbrauenwulstes in vertikaler Richtung. Die Schallwellen werden über den Knochen und die Weichteile übertragen und täuschen ein Rückwandecho bei ca. 1,5 cm vor.
3. Falsche Wahl des Meßbereiches: Erfolgt die Beurteilung der Stirnhöhle ohne Spreizung des Meßbereiches auf 2–3 cm, können Rückwandechos nicht von Wiederholungsechos differenziert werden.
4. Falsche Geräteeinstellung: Bleibt bei der Untersuchung der Stirnhöhle der Anstiegswinkel und der Tiefenausgleich im Vergleich zur Kieferhöhlenuntersuchung unverändert, so resultieren falsch-negative Fehlurteile.

### 1.6.3 Vordere Siebbeinzellen

#### 1.6.3.1 Sekretretention und Schleimhautschwellung

Für die Ultraschallbefunde der akuten Siebbeinentzündung gelten die gleichen Kriterien wie für die Entzündungen der Stirn- und Kieferhöhle.

Eine Sekretretention der vorderen Siebbeinzellen vor allem im Kindesalter, führt zur Darstellung der Vorderwandechos bei 0,6–0,7 cm und je nach Winklung des Schallstrahles zu einem Rückwandecho bei 2–4 cm, abhängig von der Ausdehnung der betroffenen vorderen Siebbeinzellen (Abb. 45). In den einzelnen Zellkomplexen fehlen Zwischenechos. Da es auch zu isolierten Entzündungen mittlerer und hinterer Siebbeinzellen kommen kann und diese sich durch vorgelagerte lufthaltige Zellen der ultrasonographischen Beurteilung entziehen, ist grundsätzlich bei Erkrankungen des Siebbeins nur der positive Ultraschallbefund bewertbar.

#### 1.6.3.2 Mukozele

Mukozelen des vorderen Siebbeins imponieren klinisch meist als Schwellung im Bereich des medialen Augenwinkels. Ultrasonographisch lassen sie sich durch Aufsetzen des Schallkopfes aus mehreren Richtungen untersuchen und exakt vermessen. Selbst bei hoher Verstärkung bleibt der Mukozeleninhalt echoleer. Eine rückwärtige Schallschwächung ist nicht zu beobachten (Abb. 46a, b).

#### 1.6.3.3 Validität und Fehlbefunde

Die Validität des ultrasonographischen Verfahrens ist für die Beurteilung der Siebbeinzellen eingeschränkt. Positive Fehlurteile können bei versehentlicher Messung über den Orbitainhalt entstehen, wenn der Schallkopf zu stark sagittal gerichtet wird. Negative Fehlurteile bei Erkrankungen der vorderen Siebbeinzellen sind selten.

# 2 B-Bild

## 2.1 Gerät und Einstellungstechnik

Die historischen Anfänge der B-Bild-Untersuchung der Nasennebenhöhlen gehen auf das Jahr 1974 zurück. Damals erfolgte die Untersuchung mittels der Compound-Technik und einer aufwendigen Mechanik in vorgegebenen Schnittebenen, wobei der Schallkopf pinselartig zum langsamen Bildaufbau über das untersuchte Nebenhöhlenareal geführt wurde. Obwohl die Untersuchung zeitaufwendig und umständlich war, führte die Verwendung der auch noch heute für die A-Bild-Diagnostik üblichen Schallköpfe zur hervorragenden Bildauflösung und genauen Detaildarstellung. Die Einführung des Grauwert-Scan-Konverters erleichterte durch die amplitudenabhängige Grau- bis Schwarzfärbung die Aufzeichnung und Bewertung auch kleiner Echos und bedeutete eine wichtige Weiterentwicklung in der Diagnostik entzündlicher und tumoröser Nebenhöhlenerkrankungen (Abb. 47, 48).

Die Compound-Technik zur Untersuchung der Nasennebenhöhlen konnte sich aber zu jenem Zeitpunkt nicht in der klinischen Routine etablieren. Dies beruhte auf dem hohen Unter-

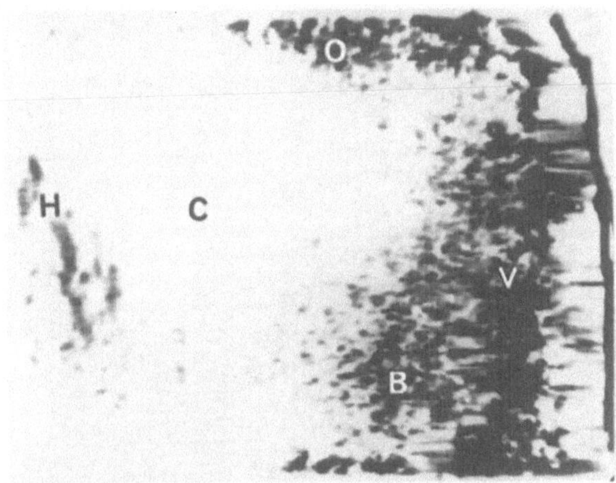

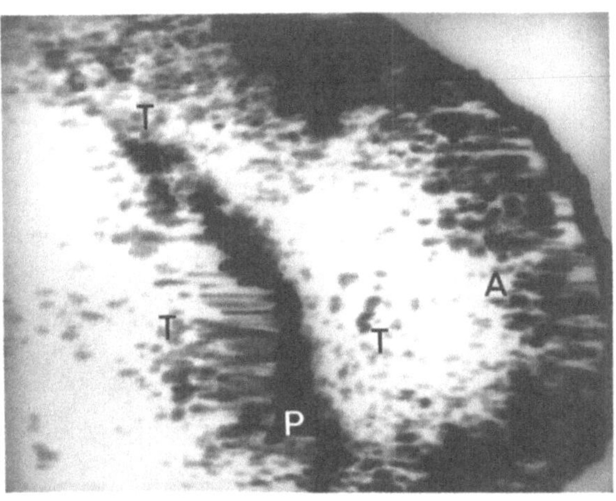

**Abb. 47.** Sagittalschnitt einer großen Kieferhöhlenzyste im B-Bild (Compound-Technik). *V*, Vorderwand; *B*, Kieferhöhlenboden; *O*, Orbita; *H*, Hinterwand; *C*, Zystenlumen

**Abb. 48.** Metastase eines Hypernephroms in die Stirnhöhle (B-Bild, Compound-Technik). Der Tumor füllt das Nebenhöhlenlumen aus, penetriert die Hinterwand und verdrängt die Dura. *A*, Osteolyse im Bereich der Vorderwand; *P*, Hinterwand; *T*, Tumor

suchungszeitaufwand, der unhandlichen Mechanik und nicht zuletzt auf den hohen Gerätekosten. Zeitlich weniger aufwendig war die Untersuchung der Nasennebenhöhlen mittels des Real-time-Verfahrens, obwohl die zunächst vorhandenen Linear-Schallköpfe mit einer Frequenz bis zu 3,5 MHz zu groß dimensioniert waren, um für die Untersuchung der Nebenhöhlen geeignet zu sein. Es waren im wesentlichen zwei Entwicklungen der letzten Jahre, die eine gute Befunderhebung der Nasennebenhöhlenerkrankungen auch im B-Bild erlaubten:

1. Die Entwicklung Nahfeld-fokussierter, hochauflösender linearer Schallköpfe mit Wasservorlaufstrecken, die relativ klein dimensioniert waren und

2. die Einführung Nahfeld-fokussierter hochauflösender Sektor-Schallköpfe mit einem Untersuchungswinkel von 90°–100°.

Die größere Handlichkeit der Schallköpfe und die im Gegensatz zum Compound-Scan fehlende Mechanik haben dazu geführt, Nasennebenhöhlenbefunde auch im B-Bild rasch erheben zu können und dabei variabel gewinkelte Schnittebenen anzulegen. Dadurch wird zwar im Einzelfall die diagnostische Sicherheit nicht erhöht, die zweidimensionale Darstellung erlaubt aber eine bessere ànatomische Orientierung.

Der Vorteil der schnellen B-Bild-Technik liegt neben der kürzeren Untersuchungszeit in der einfachen Gerätebedienung und der dadurch exakteren Reproduzierbarkeit des Verfahrens. Zeitaufwendige Neujustierungen der Apparatur entfallen, da die Untersuchungen mit einer einmal gefundenen *Standardeinstellung* durchgeführt werden. Bei der Einstellung der Geräte wird zunächst die Bildschirmhelligkeit der Raumhelligkeit angepaßt und die Anfangsverstärkung so reguliert, daß die Echos der Schallkopf-nahen Oberfläche erkennbar werden. Die Einstellung des Tiefenausgleichs erfolgt im Sagittalschnitt, so daß in der zu untersuchenden Nebenhöhle gleiche Strukturen gleiche Echoreflexe ergeben.

Die Nebenhöhlenhinterwand erscheint als echodichte helle Struktur und bildet mit ihrer typischen anatomischen Konfiguration einen leicht zu identifizierenden Bildabschluß.

## 2.2 Untersuchungsablauf

Im Schnittbildverfahren erreicht man eine topographisch anatomische Zuordnung der Nebenhöhlenstrukturen entweder durch *Horizontal-* (Abb. 49a) oder durch *Sagittalschnitte*. Dabei sollte die Befunderhebung grundsätzlich in zwei senkrecht aufeinander stehenden Schnittebenen

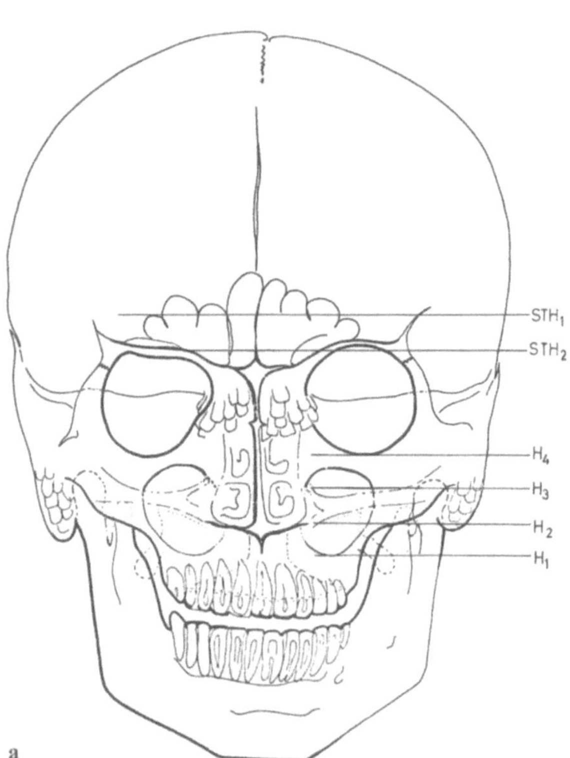
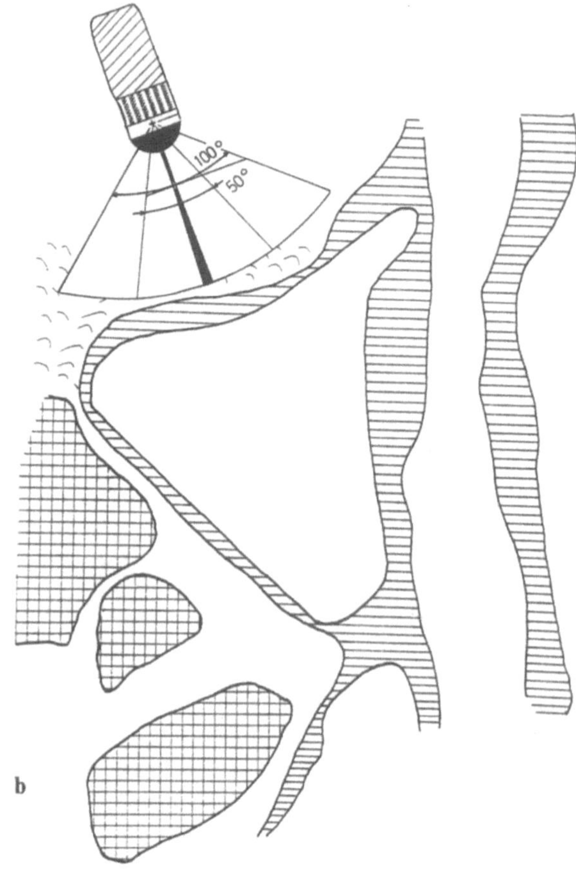



**Abb. 49. a** Horizontale Schnittebenen zur Untersuchung der Kiefer- und Stirnhöhle. **b** Untersuchung der Kieferhöhle mittels eines mechanischen Sektor-Scanners

erfolgen. Die schallkopfspezifische Breite der Schallkeule definiert dabei die jeweilige Schnittdicke. Üblich sind Schnitte mit 2–4 mm Abstand.

Für die Untersuchung der *Stirnhöhlen* haben sich vor allem Horizontalschnitte bewährt, dabei kann der Schallkopf entweder auf der rechten oder linken Stirnhöhle aufgesetzt werden oder auch auf beiden Stirnhöhlen gleichzeitig. Da beim Compound-Scan die Schallköpfe wie bei der A-Bild-Untersuchung verwandt werden, hängt die getrennte oder gleichzeitige Untersuchung beider Stirnhöhlen von der gewählten Vergrößerung auf dem Bildschirm ab. Lineare Schallköpfe eignen sich nur bei kleinen Schallkopfdimensionen und Wasservorlaufstrecken, die die Wölbung des Gesichtes ausgleichen, zur Untersuchung der Nebenhöhlen; Sektor-Scanner müssen einen Untersuchungswinkel von 90°–100° aufweisen (Abb. 49b).

Die Untersuchung der *Kieferhöhle* erfolgt grundsätzlich nacheinander im Horizontal- und Sagittalschnitt. Nur so läßt sich vor allem bei Tumoren ein vollständiger Befund erheben.

Die Untersuchung der *vorderen Siebbeinzellen* erfolgt bei geschlossenem Auge, wobei der Orbitainhalt im Horizontalschnitt mit dargestellt wird. Dies erleichtert die anatomisch-topographische Orientierung.

Die Untersuchungen werden wie beim A-Bild am sitzenden Patienten und im abgedunkelten Raum durchgeführt.

### 2.3 Dokumentation

Bei der Schnittbilduntersuchung ist die Dokumentation heute – je nach elektronischer Ausstattung der Geräte – über Polaroid- oder Negativfilme, Disketten oder Videobänder erlaubt.

Da die Ultraschalluntersuchung im B-Bild vom Arzt selbst durchgeführt werden muß, sollten die Befunde direkt anschließend schriftlich aufgezeichnet werden. In Hinblick auf Wiederholungsuntersuchungen ist die bei der Untersuchung eingestellte Schnittebene mit festzuhalten. Leider hat sich bis heute keine Standardisierung der schriftlichen Ultraschallbefunde durchgesetzt. Im Horizontal- und Sagittalschnitt ist der obere Bildabschnitt dem anterioren Bereich der Untersuchungsebene zugeordnet, der untere Bildabschnitt dem posterioren Areal. Beim Sagittalschnitt entspricht die rechte Bildseite dem kaudalen Bereich, die linke dem kranialen Bereich der untersuchten Nebenhöhle.

Wie beim A-Bild kann die Diagnose im Schnittbild nicht nachträglich anhand einzelner Fotografien gestellt werden.

## 2.4 Interpretation des B-Bildes

Für die Interpretation des B-Bildes gelten dieselben physikalischen Gesetze wie für das A-Bild. Die Echodarstellung erfolgt jedoch als Lichtpunkt; die Echointensität wird durch Helligkeitsmodulation in unterschiedlichen Grauwerten erfaßt.

Die Abbildung echogebender Strukturen, die parallel zur Ausbreitungsrichtung der Schallwellen liegen, werden im Vergleich zu anderen Techniken im B-Scan ungünstiger abgebildet. Über Strukturen, die hinter undurchschallbaren Arealen liegen (z.B. Luft), ist in der gleichen Schnittebene keine Information möglich. Die zu untersuchende Region kann jedoch stufenlos in verschiedenen Ebenen abgefahren werden. Der pathologische Befund kann so abgegrenzt und abgemessen werden.

Durch Entwicklung spezieller Rechenprogramme sind auch in der Nebenhöhlendiagnostik im B-Bild durch Quantifizierung objektive Aussagen über die Ausdehnung und das akustische Verhalten bestimmter Gewebestrukturen möglich. Durch dieses Verfahren kann die Aussage „echoleer", wie bei Sekret, „echoarm", wie bei Schleimhautschwellungen, oder „echoreich", wie bei inhomogenen Strukturen, präzisiert werden. Das zu untersuchende Areal wird umfahren, seine Fläche berechnet und auf Wunsch ein Histogramm des Flächeninhaltes

bestimmt. Das ausgedruckte Histogramm vermittelt jedoch keine Absolutwerte, sondern erlaubt bei gleichbleibender Geräteeinstellung nur den Vergleich verschiedener Gewebestrukturen auf dem jeweiligen Bild. Der Histogrammbefund kann jedoch zusammen mit der Einstellung des Tiefenausgleichs auf einer Diskette gespeichert werden. Beide Daten werden so für Kontrolluntersuchungen abrufbar und ermöglichen bei gleicher Einstellung des Tiefenausgleichs eine objektivere Beurteilung des Therapieverlaufs. Damit ergeben sich neue diagnostische Möglichkeiten vor allem in der Tumorverlaufskontrolle (Abb. 50a–e).

## 2.5 Spezielle pathologische NNH-Befunde

### 2.5.1 Kieferhöhle

#### 2.5.1.1 Sinusitis maxillaris

Bei der Diagnosestellung einer akuten Entzündung der Kieferhöhle, wird der Sinus zunächst horizontal durchschallt (Abb. 51a). Hinter dem Echokomplex der Kieferhöhlenvorderwand folgt bei einem homogenen Sekret die echoleere Zone des Nebenhöhleninhaltes, sowie posterior die echodichte intensive Knochenstruktur der Nebenhöhlenhinterwand. Je nach Nebenhöhlenkonfiguration ist die hintere Begrenzung der Kieferhöhle stärker oder weniger stark gebuchtet und geht in die schräge postero-laterale Kieferhöhlenwand über. Die Jochbeinbucht ist mehr oder weniger deutlich ausgeprägt. Die knöcherne Begrenzung zur Nase ist im posterioren Anteil bei manchen Befunden nicht deutlich darstellbar und geht fließend in den Schallschatten des Nasenlumens über. Dies tritt dann auf, wenn ein Restluftgehalt der Kieferhöhle im Ostien-nahen Bereich zu finden ist. Bei vertikaler Schnittebene (Abb. 51b) wird die Orbita, d.h. der Bulbus, das retrobulbäre Fettgewebe, der Orbitaboden, die sich nach kaudal verjüngende Kieferhöhlenvorder- und -hinterwand sowie der Recessus alveolaris dargestellt. Im Einzelnen vermittelt sich ein exaktes Bild der individuellen knöchernen Konfiguration der Nebenhöhlenwände.

Häufig läßt sich auch hinter der Kieferhöhlenhinterwand die Lamina perpendicularis des

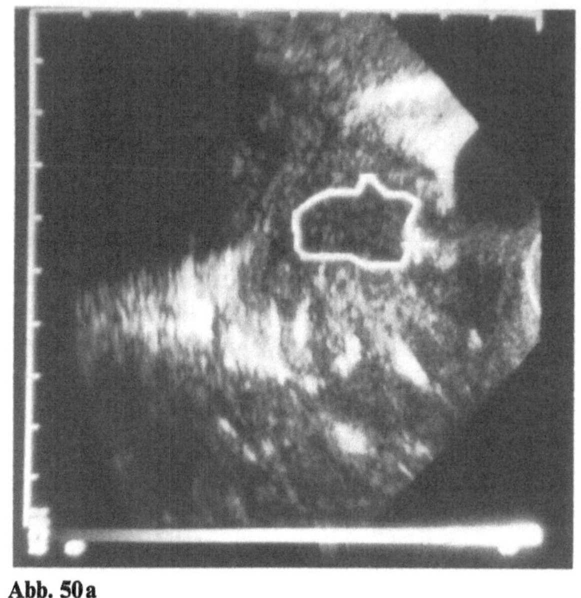

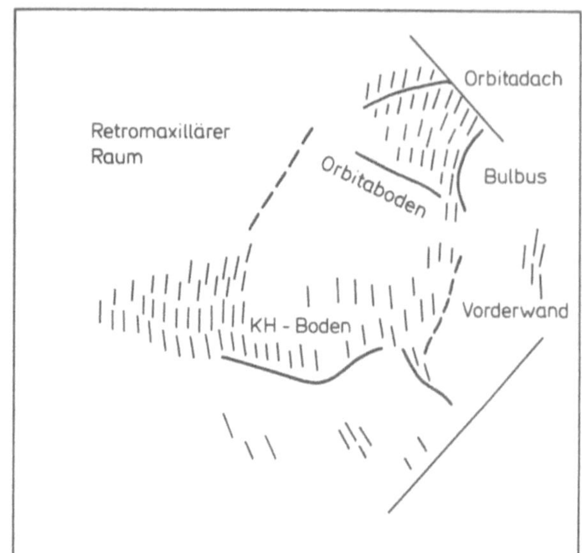


**Abb. 50a**

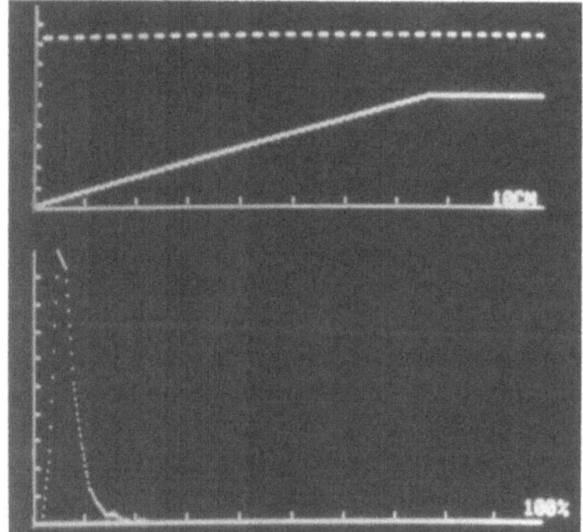

**Abb. 50b**

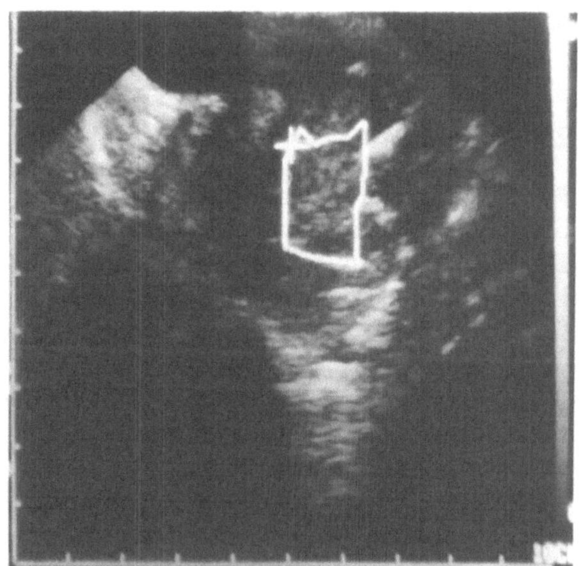

**Abb. 50c**

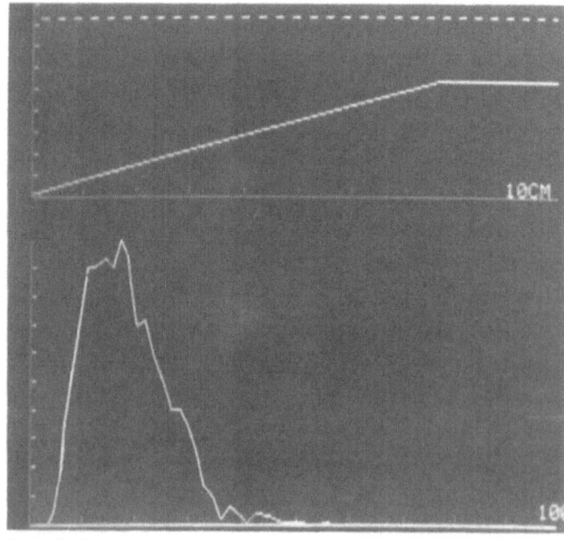

**Abb. 50d**

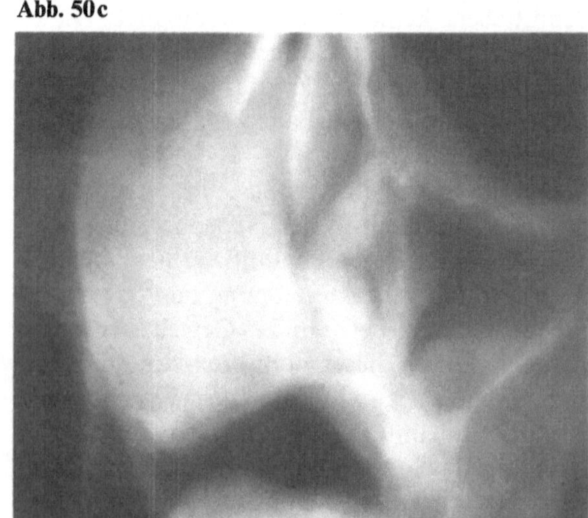

**Abb. 50e**

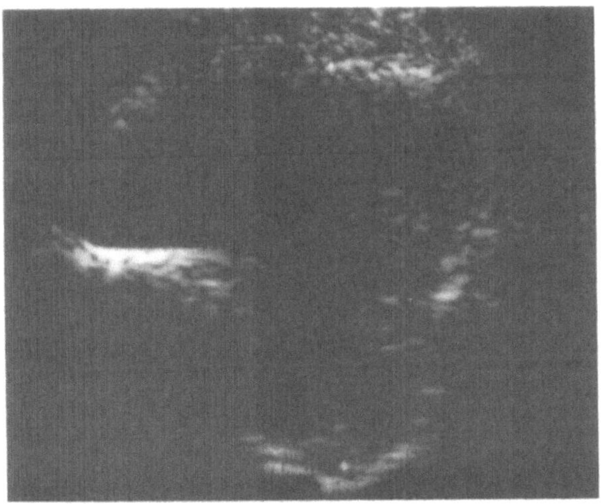

Abb. 51a

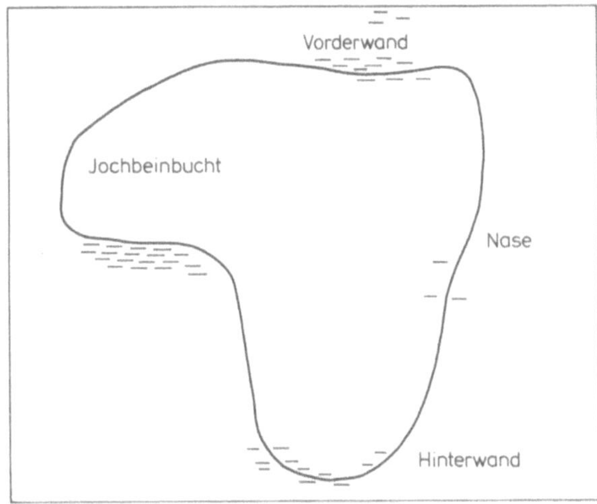



**Abb. 51a, b.** Akute purulente Sinusitis maxillaris (B-Bild, Sektor-Scan). **a** Horizontalschnitt, **b** Sagittalschnitt. Im Horizontalschnitt Ausbildung einer typischen Jochbeinbucht und einer ausgebuchteten Hinterwand

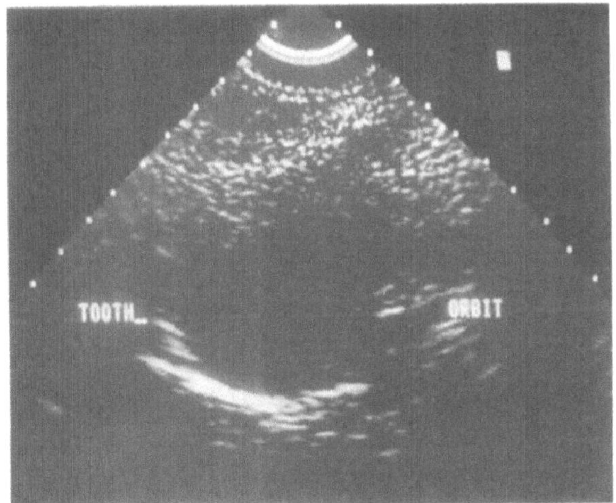



Abb. 51b

**Abb. 52.** Polypöse Sinusitis maxillaris mit Siebbeinbeteiligung (Sektor-Scan, Horizontalschnitt). Lange, schmale Kieferhöhle mit Darstellung der Lamina perpendicularis des Keilbeins

▽

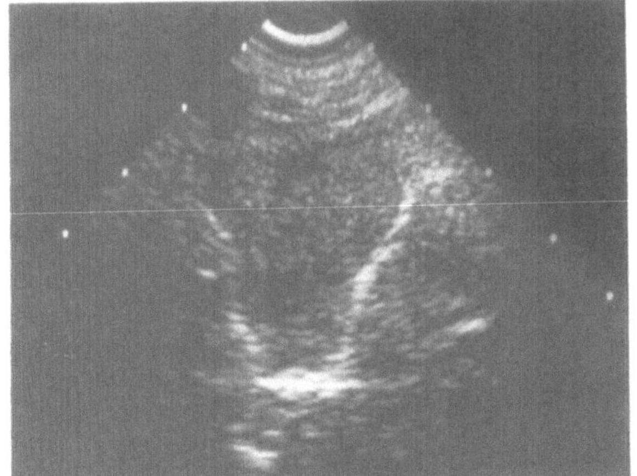

Abb. 52

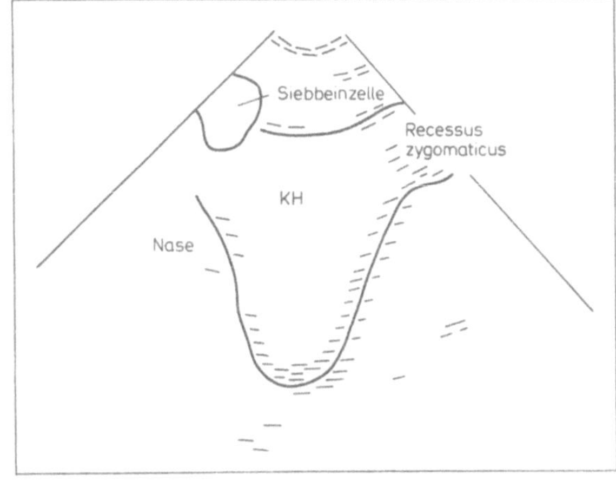



◁ **Abb. 50a–e.** Tumor der rechten Kieferhöhle (B-Bild, Sektor-Scan). **a** Schleimhautschwellung mit Sekret (Sagittalschnitt). **b** Histogramm des in **a** umfahrenen Areals (= weiße Begrenzung). Das Histogramm zeigt ein echoarmes Reflexionsmuster entsprechend einem flüssigen Nebenhöhleninhalt. **c** Tumor im Bereich des Kieferhöhlenbodens. **d** Histogramm des umfahrenen Areals in *c*. Es zeigt ein echoreiches, komplexes Reflexionsmuster entsprechend einem soliden Gewebe. Histologische Diagnose: Plattenepithelkarzinom. **e** Korrespondierendes konventionelles Röntgentomogramm zu **c** und **d**

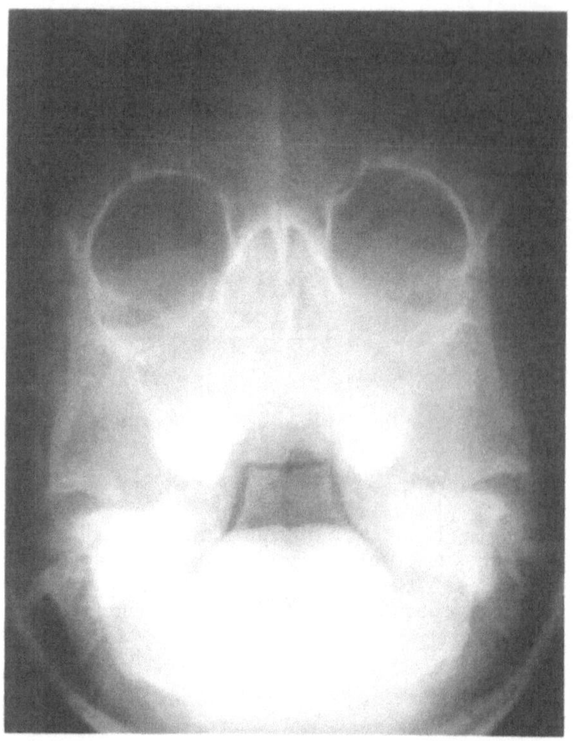

**Abb. 53a**

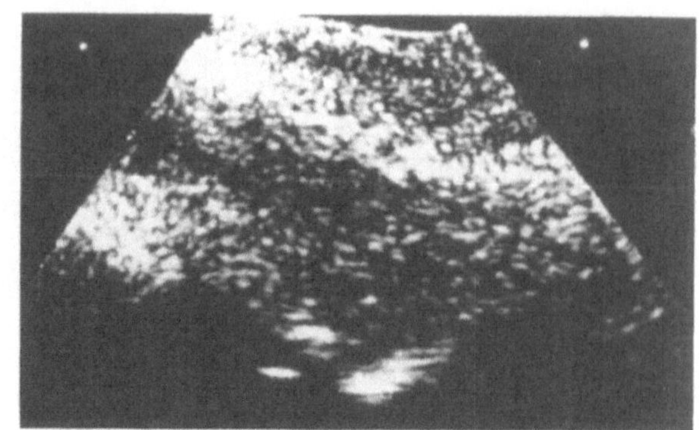

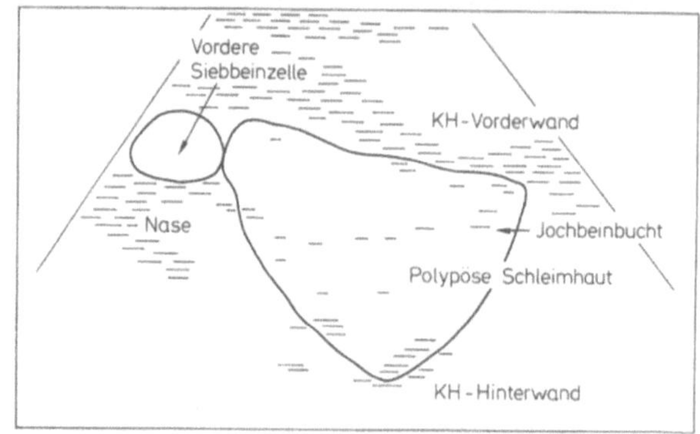


**Abb. 53b**

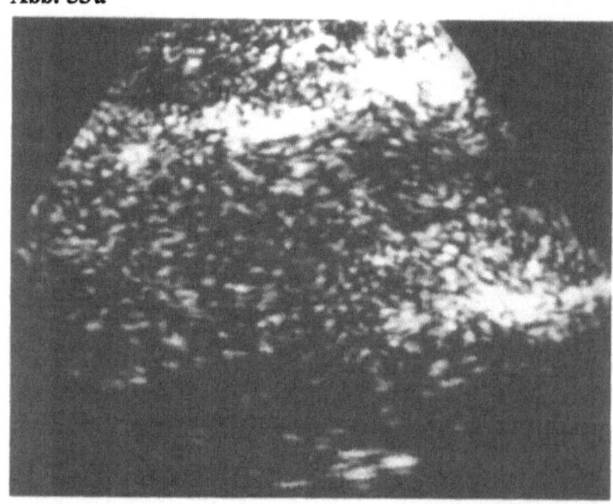

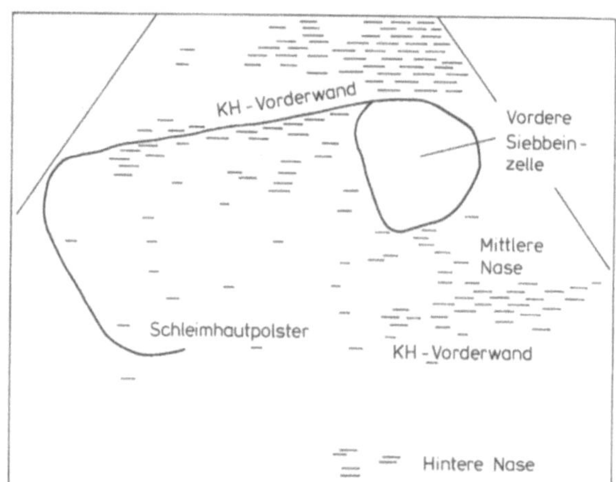


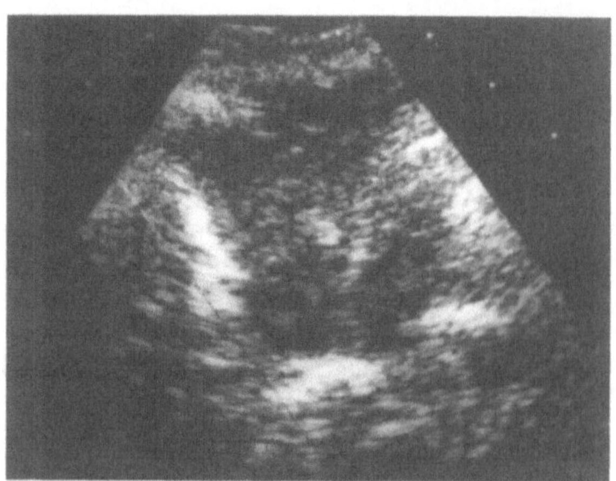

**Abb. 55**

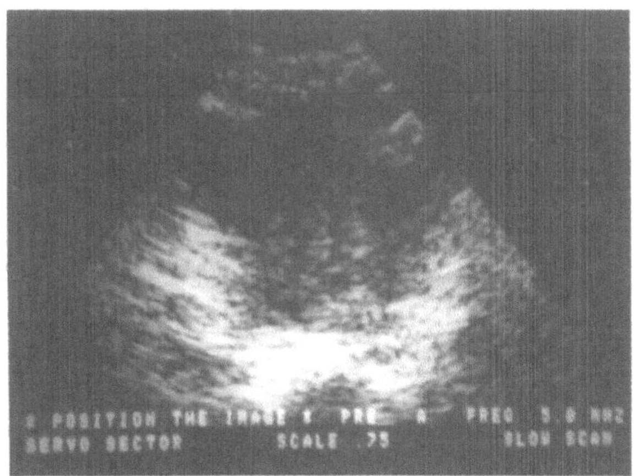

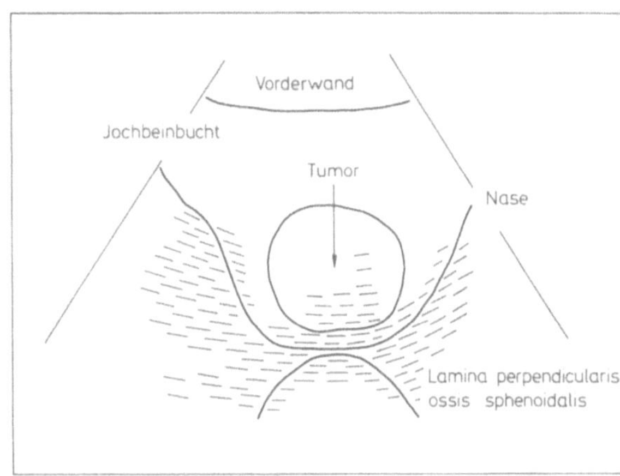



**Abb. 56.** Plattenepithelkarzinom im Bereich der Kieferhöhlenhinterwand (Sektor-Scan, Horizontalschnitt). Sekretretention in der Restkieferhöhle

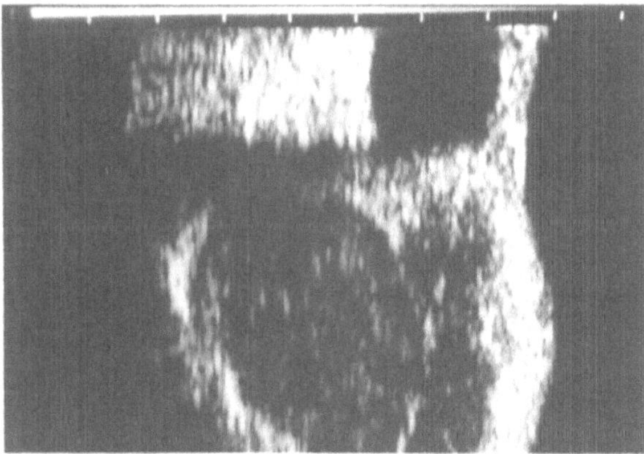

**Abb. 57 a**

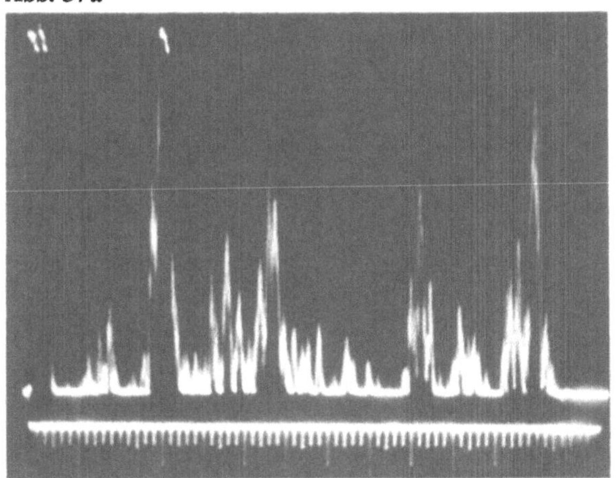



**Abb. 57 b**

**Abb. 57. a** Sagittalschnitt durch die rechte Kieferhöhle bei einem Kieferhöhlenplattenepithelkarzinom mit Destruktion der Vorderwand, Infiltration in die Wangenweichteile und Orbita (Linear-Scan). **b** Korrespondierender Befund im A-Bild

◁─────────────────────────────────────────

**Abb. 53a, b.** Mukoviszidose bei einem 10jährigen Kind. **a** mit Pansinusitis und Polyposis nasi. **b** Horizontalschnitt durch die Kieferhöhle (Sektor-Scan). Kieferhöhle mit multiplen Binnenechos, entsprechend polypösem Gewebe, und Schallausbreitung in den Siebbeinzellen

**Abb. 54.** Isolierte Schleimhautschwellung der Kieferhöhlenvorderwand und Sinusitis ethmoidalis (Sektor-Scan, Horizontalschnitt)

**Abb. 55.** Sarkom der Kieferhöhle. (Sektor-Scan, Horizontalschnitt). Der Tumor setzt sich in die Nase fort

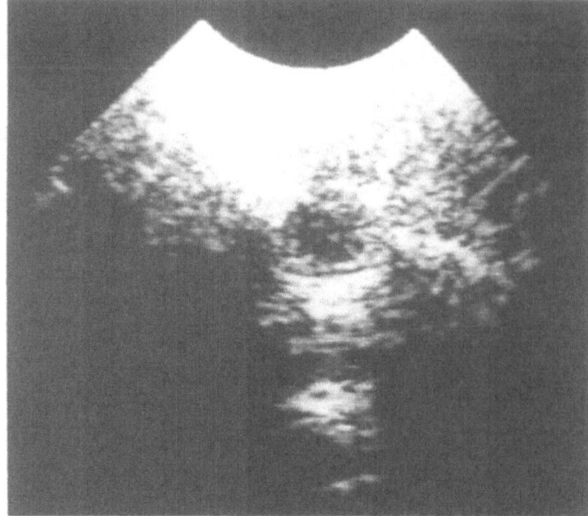

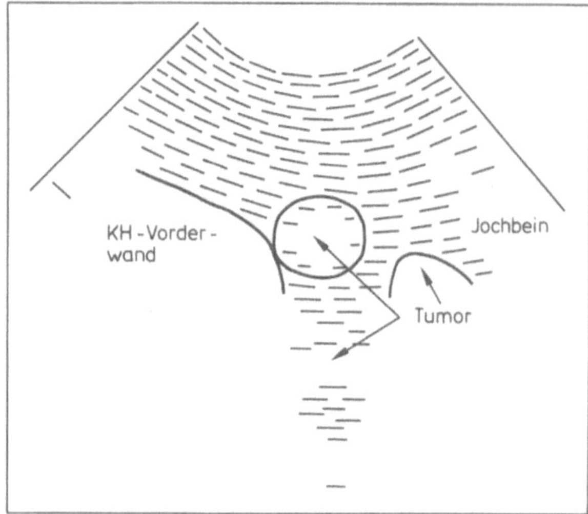


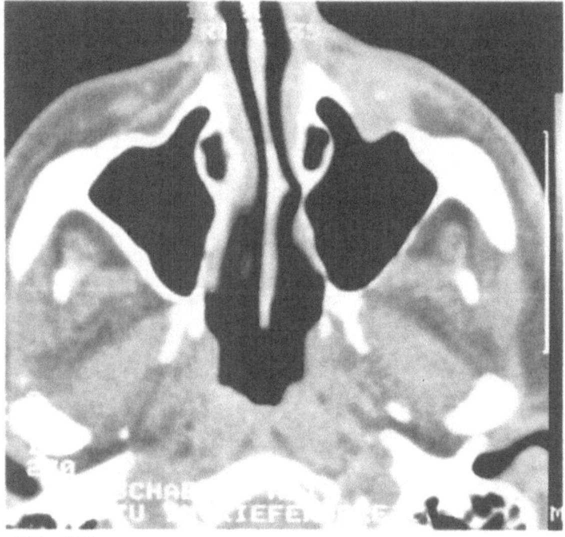

**Abb. 58b**

**Abb. 58a, b.** Neurinom des N. infraorbitalis. **a** Horizontalschnitt im Bereich der Kieferhöhlenvorderwand (Sektor-Scan). Der Tumor zeigt knotenförmige Verdichtungen und eine Auftreibung des N. infraorbitalis. **b** Korrespondierendes Computertomogramm

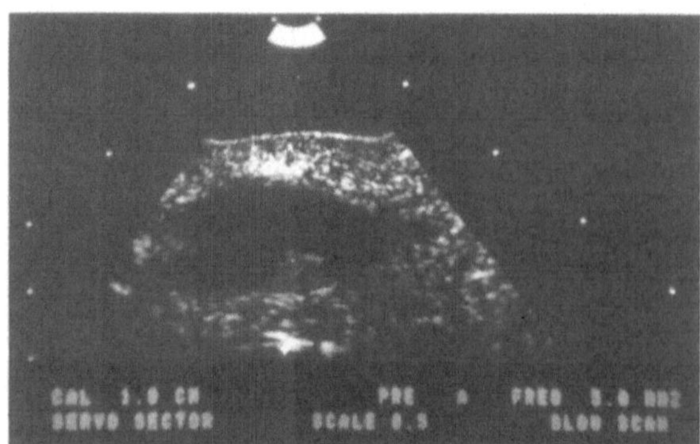

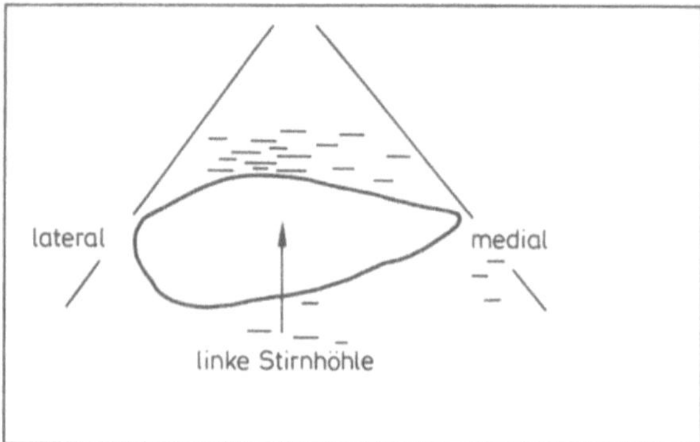


**Abb. 59.** Einseitige akuté Sinusitis frontalis (Sektor-Scan, Horizontalschnitt)

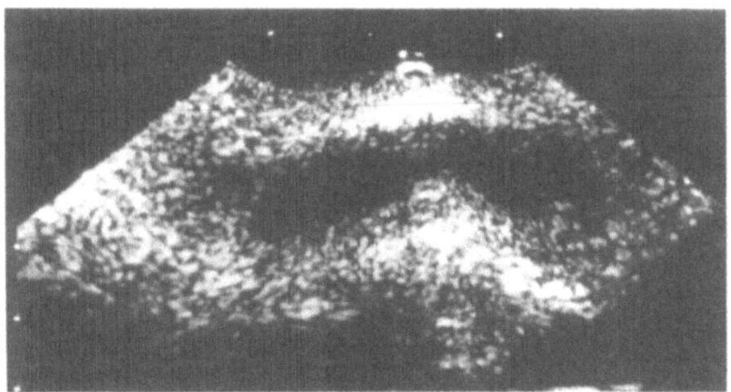

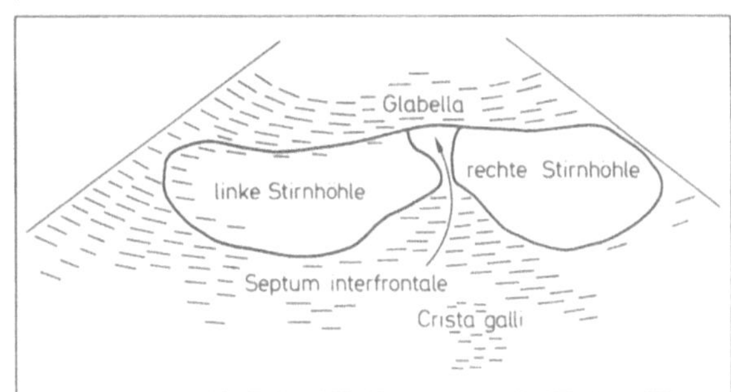



**Abb. 60.** Akute Sinusitis frontalis beidseits. Schallkopfplazierung auf der Glabella (Sektor-Scan, Horizontalschnitt)

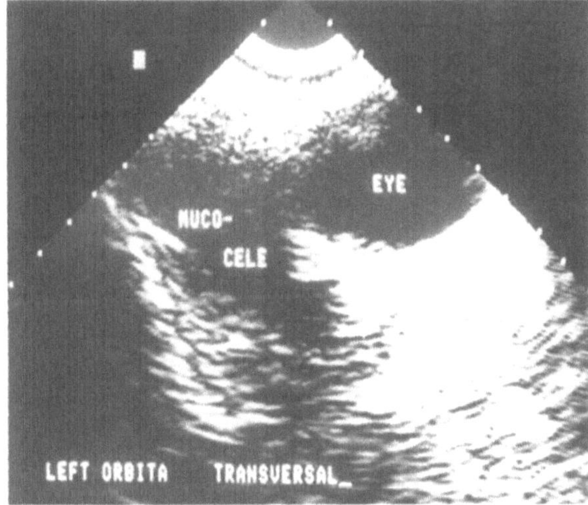



a

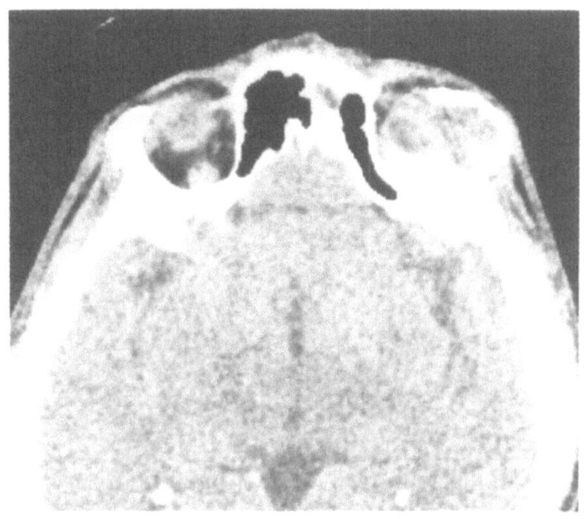

b

**Abb. 61a, b.** Mukozele der linken Orbita. **a** Ultraschallbild. Die Mukozele verdrängt den Bulbus nach mediokaudal und geht von der lateralen Stirnhöhlenbucht aus (Sektor-Scan, Horizontalschnitt). **b** Korrespondierendes Computertomogramm.

Keilbeins, vorausgesetzt die Schallübertragung ist durch einen pathologischen Nebenhöhleninhalt gewährleistet, darstellen (Abb. 52).

### 2.5.1.2 Kindliche Sinusitis maxillaris

Entsprechend der geringeren Sagittalentwicklung des kindlichen Gesichtsschädels stellt sich die Rückwand der Kieferhöhle bereits bei einer Distanz unter 4 cm vom Schallkopf entfernt dar (Abb. 53a, b). Die Rückwandbucht ist weniger deutlich angelegt, die postero-laterale Wand verläuft schräger und die Ausbildung der Jochbeinbucht fehlt völlig. Im Nebenhöhlenlumen kommt es neben echoarmen Zonen, die retiniertes Sekret darstellen, zu einzelnen Binnenchos, die eine gleichzeitige Mukosaschwellung repräsentieren. Da oft gleichzeitig eine Sinusitis eth

moidalis bestehen kann, läßt sich bei hohen horizontalen Schnittebenen auch eine Sekretretention im vorderen Siebbeinzellsystem nachweisen. Bei alleiniger Schwellung der Kieferhöhlenmukosa ohne Sekretretention läßt sich die polsterartige Schleimhautverdickung im Anschluß an das Vorderwandecho gut demonstrieren, ohne daß es zur Darstellung des Hinterwandechos kommt (Abb. 54).

### 2.5.1.3 Tumor

Eine wesentliche Verbesserung der diagnostischen Möglichkeit hat die B-Bild-Ultrasonographie für die Diagnose von Kieferhöhlenmalignomen erbracht.

Ultrasonographisch lassen sich im Gegensatz zur homogenen Verschattung einer Tumor

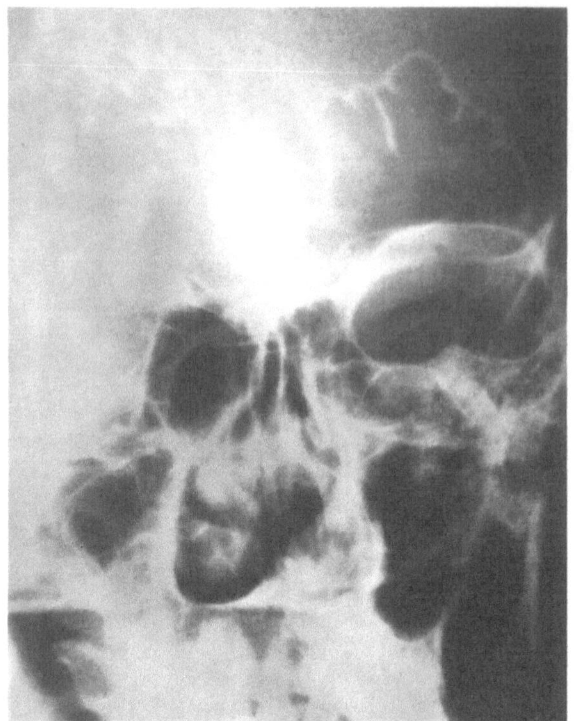

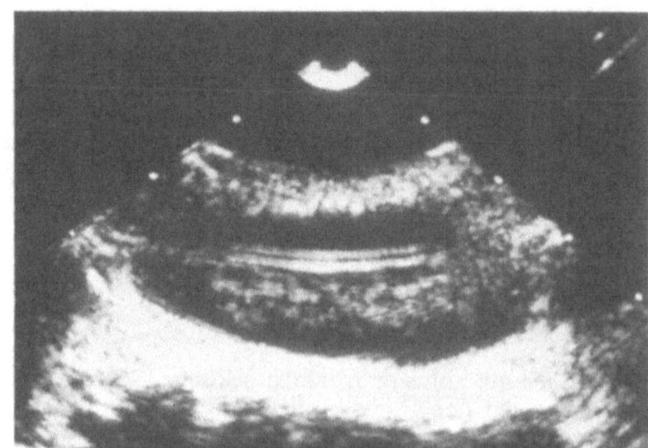

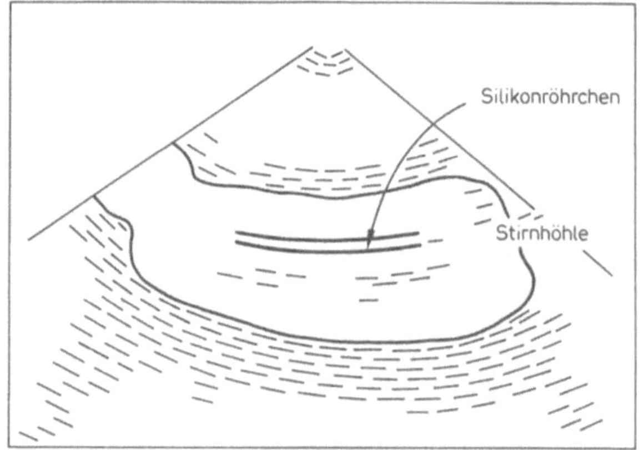


**Abb. 62a, b.** Zustand nach Beck'scher Bohrung. **a** Im Lumen der Stirnhöhle verlorenes Silikonröhrchen. **b** Korrespondierender Befund im Ultraschallbild (Sektor-Scan, Horizontalschnitt)

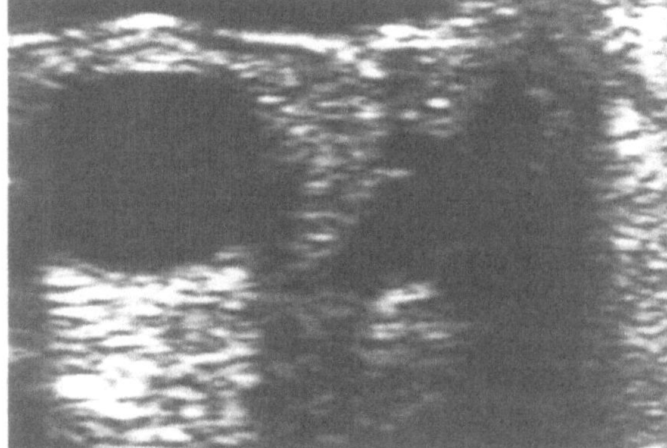

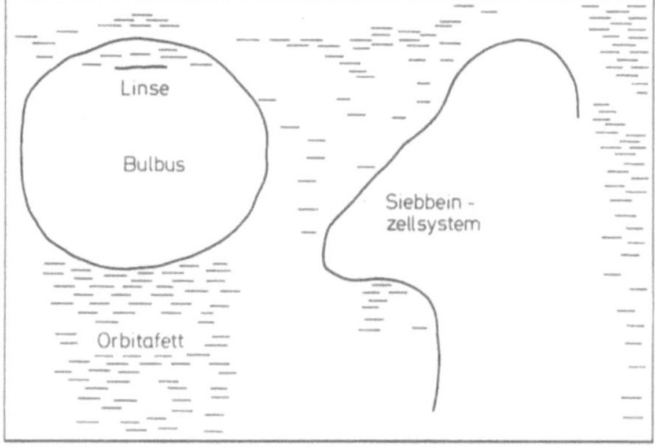


**Abb. 63.** Normal belüftetes vorderes Siebbeinzellsystem (Linear-Scan, Horizontalschnitt)

erkrankten Kieferhöhle im Röntgenbild, echoarme Bezirke durch Sekretretention oder eine ödematöse Mukosaschwellung von umschriebenen Bezirken tumorösen Wachstums unterscheiden (Abb. 55, 56, 57a, b). Das Tumorwachstum kann die Kieferhöhlenhinterwand penetrieren oder auch die hinteren Siebbeinzellen betreffen. Beeindruckend ist auch die Darstellungsmöglichkeit von Destruktionen der knöchernen Nebenhöhlenwände und des Orbitabodens. Auch isolierte Tumoren der Kieferhöhlenvorderwand bei ansonst normal belüfteten Nebenhöhlen lassen sich gut darstellen (Abb. 58a, b).

### 2.5.2 Stirnhöhle

#### 2.5.2.1 Sinusitis frontalis

Je nach Untersuchungswinkel lassen sich bei Erkrankungen der Stirnhöhle entweder eine (Abb. 59) oder beide Stirnhöhlen (Abb. 60) auf dem Bildschirm abbilden. Im Falle einer Entzündung ist vor allem der Seitenvergleich bedeutsam, weshalb der Schallkopf zunächst auf die Glabella aufgesetzt und dann beide Stirnhöhlen gleichzeitig untersucht werden. Im Falle eines pathologischen Stirnhöhleninhaltes lassen sich die knöchernen Begrenzungen beider Stirnhöhlen, das Septum interfrontale und auch die Crista galli darstellen (Abb. 59). Im Falle einer akuten Entzündung stellt sich, wie bei der Kieferhöhle, der Nebenhöhleninhalt als echoarme Zone zwischen Vorder- und Rückwand dar. Eine gleichzeitig bestehende Schleimhautschwellung im Vestibulum des Ductus nasofrontalis führt zur Einstreuung von Zwischenechos.

Bei chronischen Entzündungen läßt sich analog zum A-Bild häufig als einziger Befund im Vestibulum des Ductus nasofrontalis ein persistierendes Schleimhautpolster nachweisen. Die nächsthöhere horizontale Schnittebene ist lufthaltig. Hier stellt sich nur das Vorderwandecho dar. Der dahinterliegende Schallschatten beruht nicht auf der verstärkten Schallabsorption durch den Knochen der Stirnhöhlenvorderwand, sondern auf dem Luftgehalt des restlichen Sinus frontalis.

#### 2.5.2.2 Mukozele

Mukozelen der Stirnhöhle dringen meist in die Orbita vor und verursachen oft Doppelbilder oder eine Protrusio bulbi. Ultrasonographisch sieht man Defekte der knöchernen Stirnhöhlenbegrenzung, sowie bei nicht infizierten Prozessen echoarme Hohlräume, die bei Druck oder Augenbewegungen leicht kompressibel sind und sich von den echoreichen Zonen des orbitalen Fettgewebes gut abgrenzen. Im Falle einer sekundären Infektion wird der Mukozeleninhalt echoreicher. Eine exakte Untersuchung der Orbita ist bei diesem Krankheitsbild von besonderer Bedeutung und wird von uns grundsätzlich in mehreren senkrecht aufeinander stehenden Ebenen bei geschlossenen Augenlidern durchgeführt (Abb. 61a, b).

#### 2.5.2.3 Fremdkörper

Fremdkörper im Stirnhöhlenlumen lassen sich unabhängig von ihrer Fähigkeit Röntgenschatten zu bilden, ultrasonographisch gut darstellen (Abb. 62a, b). Dies trifft sowohl für Kunststoffe als auch für Glassplitter zu. Letzteres ist vor allem nach Traumen zur exakten Fremdkörperlokalisation wichtig.

### 2.5.3 Vordere Siebbeinzellen

Durch die Nähe der anatomisch bekannten Struktur des Bulbus ist eine Orientierung bei der B-Bild-Untersuchung des vorderen Siebbeinzellsystems einfach (Abb. 63). Wie bereits bei den Kieferhöhlenerkrankungen erwähnt, lassen sich im Falle eines pathologischen Kieferhöhleninhalts sowohl vordere als auch mittlere und hintere Siebbeinzellen, sind sie am Erkrankungsprozess beteiligt, beurteilen (Abb. 53, 54). Dabei ist die diagnostische Sicherheit jedoch nur bei positiven Befunden gewährleistet. Lufthaltige vordere Siebbeinzellen imponieren im B-Bild als Schattenzonen neben dem Orbitainhalt, während eine Sekretretention in den vorderen Siebbeinzellen zur Darstellung der knöchernen Zellenwand und des echoarmen Zelleninhaltes führt.

# 3 Allgemeine Fehlerquellen der NNH-Ultrasonographie

Nachdem unter den einzelnen Krankheitsbildern die verschiedenen Fehlermöglichkeiten bei der Beurteilung des Ultraschallbefundes der Nasennebenhöhlen beschrieben wurden, soll an dieser Stelle auf mehr prinzipielle Fehlerquellen hingewiesen werden.

Eine Hauptschwierigkeit der NNH-Sonographie liegt in der täglichen *Geräteeinstellung* und in der *technischen Bedienung* der Apparatur. Dies gilt sowohl für die Untersuchung der Nasennebenhöhlen mittels A- als auch mittels B-Bild. Fehlbefunde entstehen durch die Einstellung eines falschen Meßbereiches, durch die Auswahl der falschen Untersuchungsfrequenz bei Multifrequenzschallköpfen und das falsche Justieren des Tiefenausgleichs. Die Verstärkung darf nicht zu hoch gewählt werden und die Einzelsignale nicht zu stark gefiltert. Schwierigkeiten in der täglichen Gerätestandardisierung erfordern Referenzeinstellungen am Modell oder an bekannten anatomischen Strukturen (s.S. 37).

Eine *inkorrekte Untersuchungstechnik* und *inkorrekte Lagerung* des Patienten sind Fehlerquellen, die vom Untersucher leicht auszuschalten sind. Patientenspezifische Unterschiede in der Gewebedichte spielen gegenüber Strukturveränderungen bei den verschiedenen Krankheitsbildern eine untergeordnete Rolle. Zusammenfassend sind folgende allgemeine und spezielle Anforderungen an den Untersucher bei der Ultraschalldiagnostik der Nasennebenhöhlen zu stellen:

1. Vertrautheit mit dem verwendeten Gerät und Erkennen von technischen Mängeln, die zu Fehlinterpretationen führen können.
2. Genügend Zeit zur Untersuchung, da neben der mangelnden Erfahrung vor allem eine flüchtige Befunderhebung die häufigste Ursache für Fehlinterpretationen bildet.
3. Ausreichende Erfahrung in der topographischen Anatomie der untersuchten Strukturen. Hier helfen klinische und röntgenanatomische Kenntnisse. Der Untersucher muß aber lernen, ähnlich wie bei der Computertomographie, in Schnittebenen zu denken und im eindimensionalen A-Bild sich ein Gesamtbild der Nebenhöhle aus vielen einzelnen Befunden zusammenzusetzen.
4. Erfahrung in der Interpretation von Ultraschallbefunden, die getrennt einmal für die Befundung des A-Bildes als auch für die Befundung des B-Bildes vom Untersucher erarbeitet werden muß.

## 4 Indikation zur NNH-Ultrasonographie

Durch die Ultraschalldiagnostik können alle für die Drainage der Nebenhöhle wichtigen Befunde erfaßt werden. Die Möglichkeit unterschiedliche Untersuchungstechniken anzuwenden, führt zur exakten topographischen Bestim-

mung von Ausbreitungsgebiet und Ausmaß pathologischer Veränderungen.

Das unterschiedliche akustische Verhalten biologischer Strukturen erlaubt zusätzlich die sog. „Gewebedifferenzierung". So ist es möglich mit dieser Methode neben dem Nachweis pathologischer Veränderungen und der Unterscheidung zystisch und solid, auch Histogramme untersuchter Gewebe computermäßig auszuwerten. Ähnlich wie die Computertomographie erlaubt die Sonographie keine histologischen Diagnosen. Gewisse Merkmale der pathologischen Veränderungen wie Inhomogenität, Knochendestruktion und -neubildung lassen sich jedoch auch ultrasonographisch erfassen.

Aufgrund dieser diagnostischen Möglichkeiten bestehen heute folgende Indikationen zur NNH-Ultraschalldiagnostik im *A-Bild*:

1. Bei akutem Krankheitsbild und entsprechender klinischen Symptomatik sichert die Ultrasonographie die Diagnose einer akuten Sinusitis.
2. Bei uncharakteristischen Beschwerden und chronischem Krankheitsverlauf verbessert die Ultraschalldiagnostik die Befunderhebung und erklärt unklare Befunde der Röntgenübersichtsaufnahme der Nebenhöhlen. Dadurch werden zusätzliche Röntgenaufnahmen überflüssig, Probespülungen verhindert und notwendige Endoskopien zur Diagnosesicherung auf ein Mindestmaß reduziert.
3. Die Ultraschalldiagnostik ist die ideale Methode zur Therapieverlaufskontrolle.
4. In der Schwangerschaft stellt die Ultraschalluntersuchung der Nasennebenhöhlen ein sicheres und unschädliches diagnostisches Hilfsmittel dar.
5. Kindliche Sinusitiden können hinsichtlich ihrer Therapiebedürftigkeit besser als im Röntgenbild diagnostiziert werden.
6. Voroperierte und röntgenologisch verschattete Nebenhöhlen lassen sich hinsichtlich des Nebenhöhleninhaltes beurteilen.
7. Ultrasonographisch besteht die Möglichkeit zur Differenzierung des Nebenhöhleninhaltes.

Die Ultraschalldiagnostik im *B-Bild* ermöglicht bei Tumoren der Nasennebenhöhlen eine genaue Bestimmung der Ausdehnung der Erkrankung und der Beteiligung benachbarter Organe. Dies gilt sowohl für Malignome als auch für die Mukozelen der Stirn- und Kieferhöhlen. Bei entzündlichen Erkrankungen der Kieferhöhle, des vorderen Siebbeins und der Stirnhöhle gewährt die B-Bild-Untersuchung keine genauere Information als das A-Bild, sondern erleichtert nur dem Untersucher die topographische Zuordnung der Befunde.

## Literatur


1. Abramson DH, Abramson AL, Coleman DJ (1972) Ultrasonics in otolaryngology. Arch Otolaryngol 96:146
2. Bauer WJ, Bockmeyer M, Mang W (1982) Ultraschalldiagnostik der Nebenhöhlen. HNO-Nachrichten 48:1100
3. Blum M, Weiss B, Hernberg J (1971) Evaluation of thyroid nodules by A-mode echography. Radiology 101:651
4. Damascelli B, Cascinelli N, Livraghi T (1968) Preoperative approach to thyroid tumours by a two-dimensional pulsed echo technique. Ultrasonics 6:242
5. Edell SL, Isaacson S (1978) A-mode ultrasound evaluation of the maxillary sinus. Otolaryngol Clin North Am 11:531
6. Fujimoto Y, Oka A, Omoto R (1967) Ultrasound scanning of the thyroid gland as a new diagnostic approach. Ultrasonics 5:177
7. Gilbricht E, Heidelbach J-G (1968) Ultraschalldiagnostik in der Medizin und ihre Anwendungsmöglichkeiten im HNO-Bereich. Z Laryng Rhinol Otol 47:737
8. Heidelbach J-G, Gilbricht E (1969) Über die Anwendung des Ultraschall-Echolotverfahrens in der Stirnhöhlendiagnostik. Z Laryng Rhinol Otol 48:699
9. Hertz CH, Lindström K, Sonesson B (1970) Ultrasonic recording of vibrating vocal folds: Preliminary report. Acta Otolaryng. 69:223
10. Holmer N-G, Andréasson L, Jannert M (1982) New ultrasonic equipment for diagnostic screening of paranasal sinuses. An experimental study. Acta Otolaryng. (Stockh) Suppl 389
11. Jannert M (1982) Maxillary ostial function tests and diagnostic ultrasonography of paranasal sinuses. Thesis University of Lund, Malmö
12. Keidel WD (1947) Über die Verwendung des Ultraschall in der klinischen Diagnostik. Ärztl Forsch, Z Forschungsergebn ges Med 1:349
13. Kelsey CA, Crummy AB, Schulman EY (1971) Lateral pharyngeal wall displacement as measured by ultrasound and cinofluorography. Ultrasonographia Medica Vol III, Verl d Wien Med Akad S 163
14. Kitamura T, Kaneko T (1965) Le diagnostic des affections du sinus maxillaire par ultrasons impulses. Ann Oto-Laryng (Paris) 82:711
15. Kitamura T, Kaneko T, Asano H, Miura T (1969) Ultrasonic diagnosis in otolaryngology. The Eye, Ear, Nose and Throat Monthly 48:121
16. Livshina M, Tretyakowa B, Bogin Y (1976) Complex use of supersonic bilocation and thermography in the diagnosis of diseases of the maxillary sinuses. Vestn Otorhinolaringol 2:78
17. Macridis CA, Kouloulas A, Koutsimbelas B, Yannoulis G (1975) Zur Diagnose von Speicheldrüsentumoren mit Ultraschall. Electromedica 43:130
18. Männchen E, Meng W (1970) Zur Differentialdiagnostik von Knoten im Halsbereich mit dem Ultraschall-Impuls-Echoverfahren. Z Inn Med 25:1127
19. Mann W (1975) Die Ultraschalldiagnostik der Nasennebenhöhlen und ihre Anwendung in der Freiburger HNO-Klinik. Arch Otorhinolaryngol 211:145
20. Mann W (1976) Die Ultraschalldiagnostik der NNH-Erkrankungen mit A- und B-Scan. Laryngol Rhinol 55:48
21. Mann W (1979) Diagnostic ultrasonography in paranasal sinus disease. A 5-year review. ORL 41:168
22. Mann W, Schumann K, Käfer U (1976) Vergleichende röntgenologische und ultrasonographische Untersuchungen kindlicher Nasennebenhöhlen. Klin Pädiat 188:67
23. Mann W, Beck Chl, Apostolidis T (1977) Liability of ultrasound in maxillary sinus disease. Arch Otorhinolaryngol 215:67
24. Mann W, Schuler-Voith E (1983) Tumors of the paranasal sinuses and the nose. Rhinology 21:183
25. Messerklinger W (1966) Über die Drainage der menschlichen Nasennebenhöhlen unter normalen und pathologischen Bedingungen. Mschr Ohr hk 100:56
26. Revonta M (1980) Ultrasound in the diagnosis of maxillary and frontal sinusitis. Acta Otolaryngol (Stockh) Suppl 370
27. Revonta M, Suonpää J, Meurmann OH (1980) Die Verlaufskontrolle des Heilungsprozesses der kindlichen Kieferhöhlenentzündung mit der Ultraschalldiagnostik. HNO 28:91
28. Spranger H (1970) Ultraschall-Impuls-Echo-Diagnostik. Möglichkeiten und Grenzen der Anwendung für die Zahn-, Mund- und Kieferheilkunde. Med Habil-Schr Berlin
29. Uttenweiler V, Fernholz HJ, Stange G (1980) Die Anwendung von Ultraschall in der Nasennebenhöhlendiagnostik. Laryngol Rhinol Otol 59:773

# Nasennebenhöhlen-Ultraschalldiagnostik in der HNO-ärztlichen Praxis

H. SCHMIDT

Die Ultraschalldiagnostik der Nasennebenhöhlen wird seit 1975 in den HNO-ärztlichen Praxen des Südwestdeutschen Raumes durchgeführt. Heute wenden ca. 55% der niedergelassenen Fachärzte dieser Region die Methode routinemäßig an, wobei bis jetzt die Untersuchungen fast ausschließlich mit dem eindimensionalen A-Bild-Verfahren vorgenommen werden.

Die Ultraschalluntersuchung ist kein Ersatz für die Röntgendiagnostik der Nebenhöhlen, sondern stellt ein ergänzendes Untersuchungsverfahren dar, das vor allem bei der asymmetrischen und voroperierten Nebenhöhle zusätzliche Informationen gewährt. Nach einer Umfrage bei 15 niedergelassenen HNO-Ärzten bildet die Hauptindikation zur Ultrasonographie die Therapieverlaufskontrolle bei Nebenhöhlenerkrankungen. Dadurch wird in der Praxis die Anzahl der Kieferhöhlenspülungen und der Umfang medikamentöser und physikalischer Behandlungen deutlich reduziert. Ein weiterer Schwerpunkt ist die sonographische Untersuchung von Schwangeren und kindlichen Nebenhöhlen.

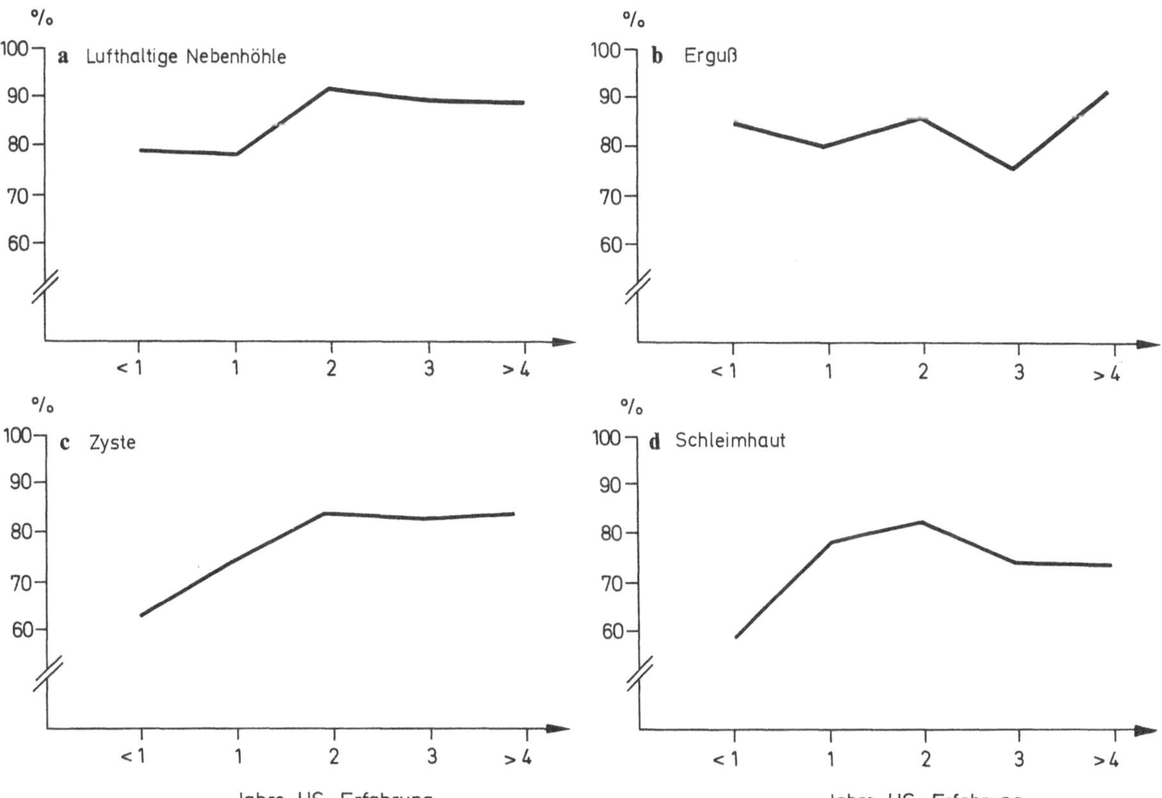



**Abb. 64a–d.** Genauigkeit der Ultraschallbefunde in Abhängigkeit zum Nebenhöhlenbefund nach einer Umfrage bei 15 niedergelassenen HNO-Ärzten. **a** lufthaltige Nebenhöhle, **b** Erguß, **c** Zyste, **d** Schleimhautschwellung

Die Indikationsstellung und die Sicherheit in der Interpretation der Ultraschallbilder werden von der Erfahrung des Untersuchers in der Anwendung der Methode bestimmt. Grundsätzlich ist jedoch die Aussagekraft des Ultraschallverfahrens nicht für alle Nebenhöhlenbefunde gleich groß. Sie ist für die Diagnose der lufthaltigen und sekretgefüllten Nebenhöhle (83,9%) besser als für die Nebenhöhlenzyste (75,4%) und am ungenauesten für den Befund Schleimhautschwellung (63,9%) und die Tumordiagnostik (Abb. 64a–d).

Aus der Sicht des niedergelassenen HNO-Arztes ist die Ultraschalldiagnostik eine adäquate und bewährte Methode für die Untersuchung und Behandlung von Nebenhöhlenerkrankungen. Der zeitliche und apparative Aufwand des Verfahrens sowie der Unkostenfaktor stehen in angemessener Relation. Diese Faktoren haben mit dazu beigetragen, daß die Nasennebenhöhlen-Sonographie kassenärztlich anerkannt wurde. Die gebührentechnische Abrechnung nach der GOÄ, der BMÄ und der E-Adgo erfolgt seit dem 1.1.1983 in der Bundesrepublik einheitlich nach der Ziff. 404. Voraussetzung für die Abrechenbarkeit der Leistungen ist nach der Neufassung der Ultraschall-Apparate-Richtlinien, daß die Dokumentation Maßstabinformation enthalten muß. Für die Praxis dürfte sich in Zukunft vor allem die Fotodokumentation und die Aufzeichnung mittels X-Y-Schreiber durchsetzen.

Die sonographische Untersuchung und die Befundung der Sonogramme erscheint auf den ersten Blick schwierig, ist aber relativ leicht erlernbar. Voraussetzung ist eine fachkundige Einweisung und Einarbeitung in die Handhabung der Apparatur. Leider sind die Möglichkeiten, die den niedergelassenen Kollegen in dieser Hinsicht heute zur Verfügung stehen, stark limitiert. Um das Ultraschallverfahren in den HNO-ärztlichen Fachpraxen weiter zu verbreiten, müssen die Berufsverbände und die Kliniken sich bemühen, durch ein größeres Angebot an Ultraschall-Fortbildungskursen dem Praktiker eine bessere Weiterbildung zu ermöglichen.

# Ultraschalldiagnostik der Parotis

J. PIRSCHEL

Die diagnostische Sonographie der Speicheldrüsen und insbesondere der Glandula parotis stellt eine bislang nur vereinzelt praktizierte und vorwiegend in verschiedenen amerikanischen und französischen Arbeiten beschriebene Untersuchungsmethode dieser Organe dar. Bei unklaren Parotisveränderungen sind auch heute noch der klinische Befund und die Gewinnung histologischen Untersuchungsmaterials die Basis jeder weiteren Therapie. Jedoch erlauben gerade die oberflächliche Lage der Drüse und die Verwendung eines hochfrequenten und damit hochauflösenden Schallkopfes im zweidimensionalen grauwertabgestuften Ultraschallbild eine detailreiche und überlagerungsfreie Darstellung sämtlicher Organabschnitte. Zudem gestattet das Verfahren mit großer Sicherheit eine präoperativ richtige Dignitätsbestimmung zunächst unklarer Parotisveränderungen.

## 1 Untersuchungstechnik

Die Parotis wird von uns im Real-time-Verfahren mit einem 5 MHz-Schallkopf unter Verwendung einer Wasserbeutelvorlaufstrecke untersucht.

Bei der Interpretation der Ultraschallbilder werden folgende Strukturmuster der Parotis bzw. des intra- oder periglandulären raumfordernden Prozesses bewertet:
a) Form und Größe des Organs
b) Strukturbegrenzung: scharf – unscharf – durchbrochen
c) Reflexverhalten: echoreich – hyporeflexibel – echoarm – echofrei
d) Echotextur: homogen-feine – homogen-vergröberte – irreguläre Binnenechos.

## 2 Ultrasonographische Befunde

### 2.1 Normalbefund

Die Parotis als die größte der drei paarig angelegten Speicheldrüsen Parotis, Submandibularis und Sublingualis liegt mit ihrem dünneren Abschnitt dem hinteren Bereich des M. masseter auf. Der Hauptdrüsenanteil lokalisiert sich in der Fossa retromandibularis eingelagert zwischen Mandibula, M. pterygoideus medialis, den Stylomuskeln, dem M. digastricus und dem M. sternocleidomastoideus.

Die normale Parotis zeigt sich im Ultraschallbild als ein glatt berandetes, normal großes Organ mit homogener Echotextur und – ähnlich der Schilddrüse – mittleren bis helleren Grauwerten (Abb. 65a). Von den die Drüse selbst bzw. die Drüsenloge durchsetzenden Strukturen sind sonographisch nur die mehr lateral gelegene V. retromandibularis und die weiter medial verlaufende A. carotis externa zu identifizieren (Abb. 65b). Nicht darstellbar ist der N. facialis, weder seine in der Parotisloge gelegenen Hauptnervenstämme noch die Äste des Plexus parotideus. Auch der normale, nicht dilatierte Ductus parotideus, der den M. masseter überkreuzt und den M. buccinator perforiert, wird ultrasonographisch ebensowenig erfaßt wie die intra- und supraglandulär gelegenen Lymphknoten, die Nn. parotidei superficiales bzw. Nn. parotidei profundi, deren akustische Impedanz sich physiologischerweise nicht von der des Drüsenparenchyms unterscheidet.

### 2.2 Spezielle pathologische Befunde

#### 2.2.1 Akute und chronische Entzündungen

Bei der *akuten Parotitis* kann sonographisch eine Vergrößerung des Drüsenkörpers diagno-

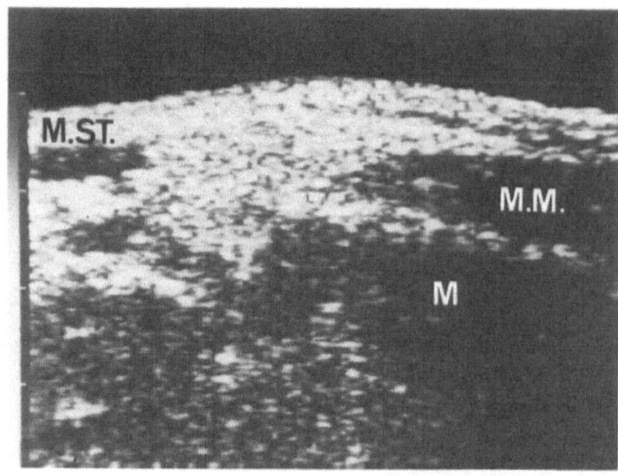


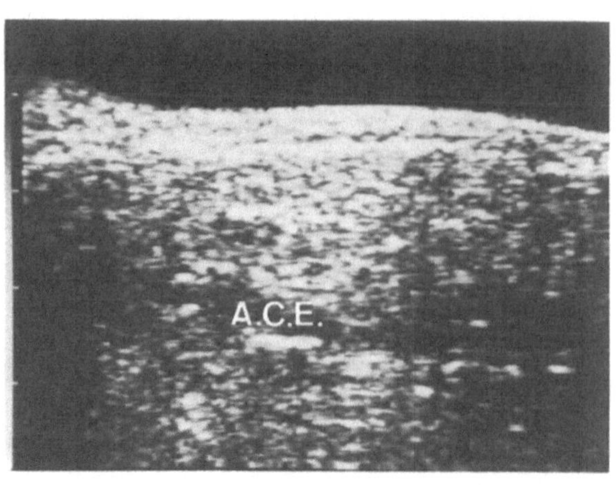


**Abb. 65a, b.** Normale Parotis. Glatte Organkonturen, homogenes Reflexmuster, mittlerer bis hellerer Grauwert. **a** Transversalschnitt. *M*, Mandibula; *M.m*, M.masseter; *M.st.*, M.sternocleidomastoideus. **b** Längsschnitt über der Fossa retromandibularis. *A.c.e.*, A. carotis externa

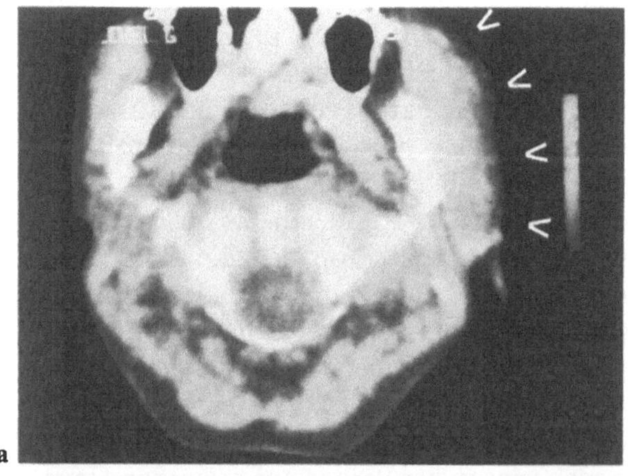

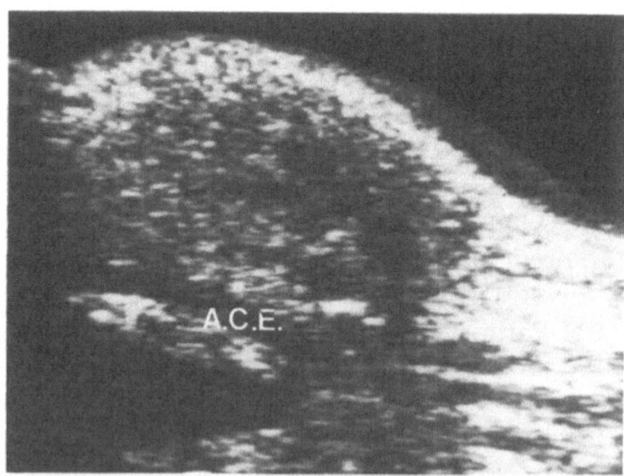


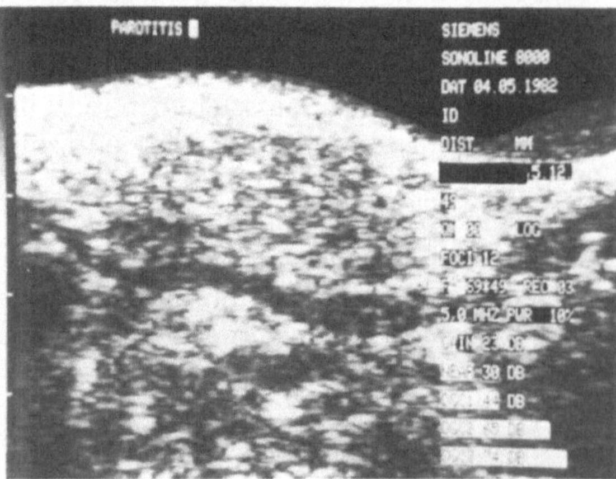


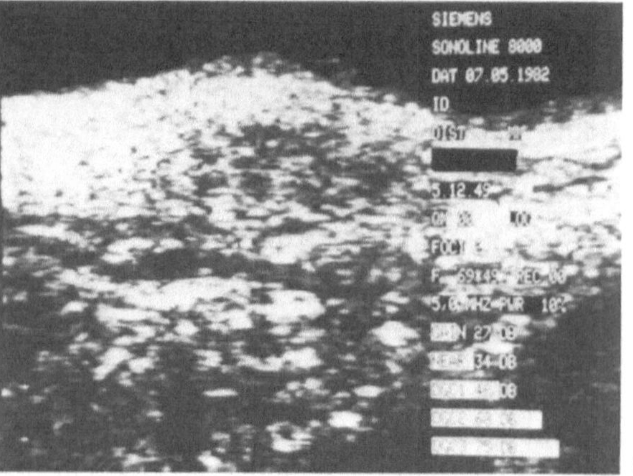


**Abb. 66. a** Akute Parotitis mit allgemeiner Organvergrößerung im Computertomogramm (*Pfeile*) und Ultraschallschnittbild bei hier ödematös-hyporeflexibler Grundstruktur. Längsschnitt, *A.c.e.*, A. carotis externa. **b** Rückgang des Organdurchmessers unter antibiotischer Therapie, 5. Tag. **c** 7. Tag unter antibiotischer Therapie

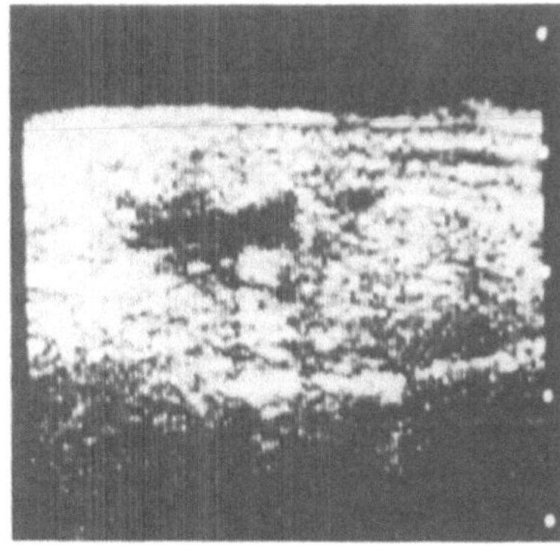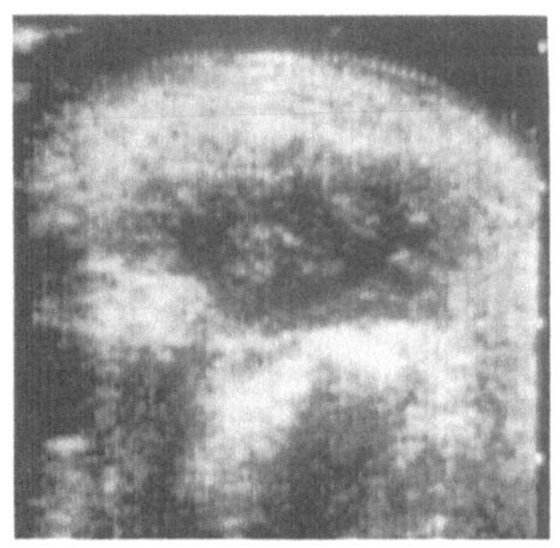

Abb. 67. a Herdförmige Sialoadenitis. Unregelmäßig berandetes, phlegmonös-infiltriertes, hyporeflexibles ·Gewebsareal. b Abszedierende Parotitis. Unregelmäßig berandete, echoarme bis echofreie Einschmelzung mit groben Binnenechos, nekrotisch-entzündlichem Zelldetritus entsprechend

stiziert werden. Die glattwandige Begrenzung des Organs ist erhalten. Die Strukturreflexibilität ist insgesamt verringert und besonders im Bereich des entzündlichen Ödems hyporeflexibel und echoärmer, so daß die Grauwerte in Richtung Flüssigkeit zunehmend dunkler werden (Abb. 66).

Bei der *fokalen Sialoadenitis* bzw. der eitrig-*abszedierenden Parotitis* zeigt das entzündlich infiltrierte Gewebe in der phlegmonösen Phase (Abb. 67a) wie auch das einschmelzende Gewebeareal in der Kolliquationsphase eine unscharfe, zerfließende Berandung. Das Reflexionsmuster des Einschmelzungsherdes ist sehr echoarm bis echofrei und entspricht damit dem Strukturmuster von Flüssigkeit. Im Abszeß selbst finden sich teils grobe, teils grobschollig-aggregierte Binnenechos, die nekrotischem Zellmaterial entsprechen (Abb. 67b).

Die *chronische Form* der Parotitis kennzeichnet sich durch eine leichte Schwellung des Drüsenkörpers aus. Das Reflexmuster ist bedingt durch Vernarbungen und verstärkte Bindegewebseinlagerungen vergröbert, das Organ aber weiterhin glatt berandet.

Während der normale, nicht dilatierte Ductus parotideus sich sonographisch nicht darstellt, wird dieser im Falle eines Aufstaus durch Steinverschluß oder narbige Strikturen wie z.B. bei der chronischen Parotitis im Ultraschallbild sichtbar. Der pathologisch veränderte Ausführungsgang imponiert als eine bandförmige,

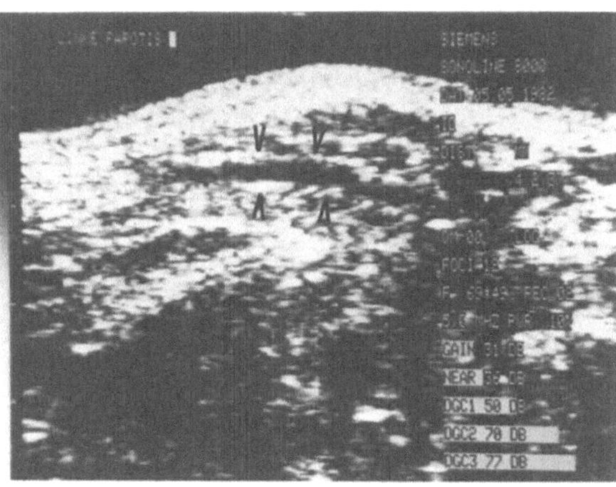

Abb. 68. Dilatierter Ductus parotideus (*Pfeile*) bei chronischer Parotitis

echofreie und damit flüssigkeitshaltige Struktur (Abb. 68).

### 2.2.2 Flüssigkeitshaltige Raumforderungen

In die Differentialdiagnose der zystischen oder besser im weiteren Sinne der flüssigkeitshaltigen Raumforderungen können ungeachtet der pathologischen Systematik und der Genese nach unseren Erfahrungen folgende Erkrankungen einbezogen werden: die *zystische Sialektasie* (Abb. 69), die *Speichelgangzyste* (Abb. 70), das *Hämatom* nach Parotis-Probeexzision (Abb. 71) sowie das *papilläre Zystadenolymphom*.

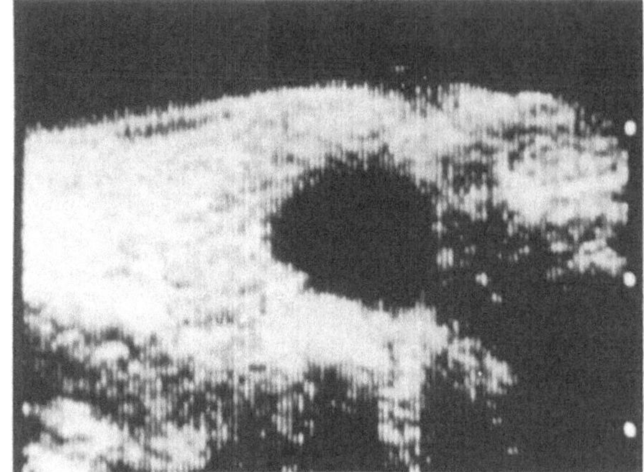

**Abb. 69**

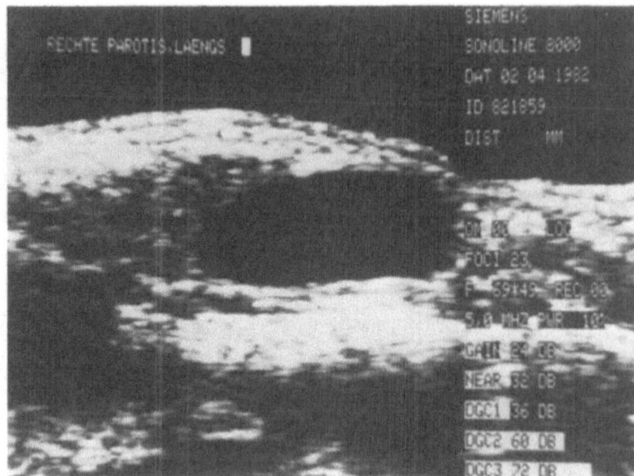

**Abb. 70**

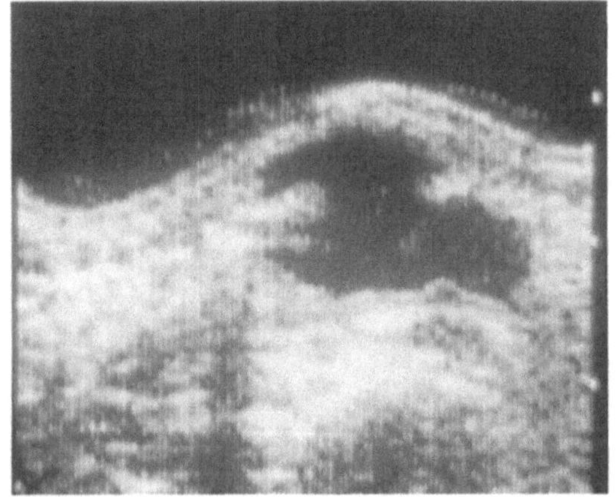
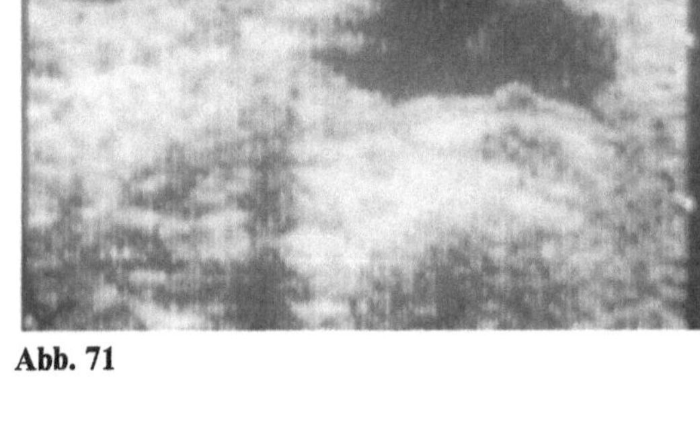

**Abb. 71**

**Abb. 69.** Zystische Sialektasie. Glatte Berandung, echofreies Lumen, dorsale Schallverstärkung

**Abb. 70.** Speichelgangszyste mit sämtlichen sonographischen Zystenkriterien

**Abb. 71.** Hämatom nach Parotis-PE

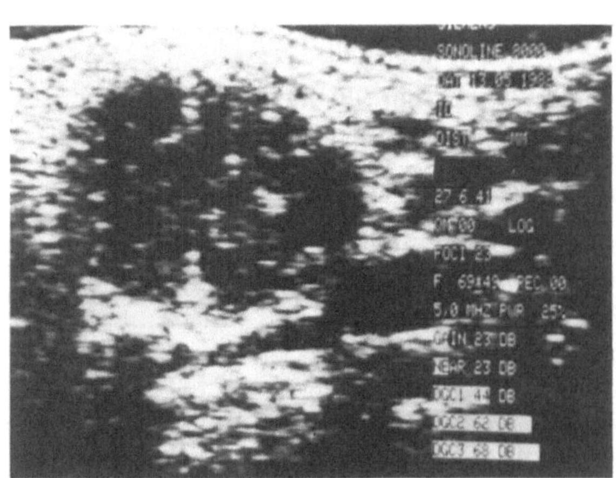

a

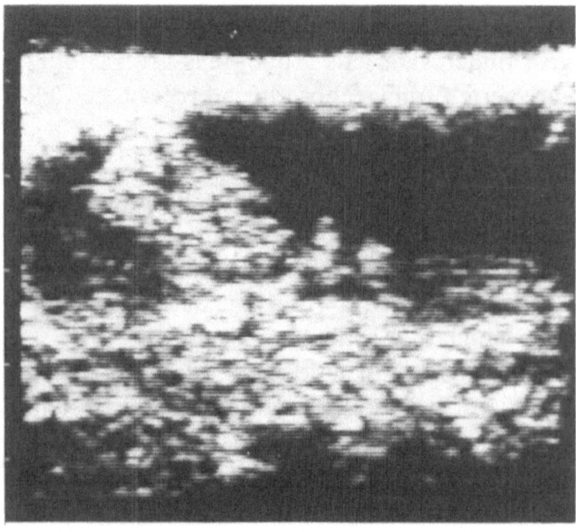

b

**Abb. 72a, b.** Papilläres Zystadenolymphom. **a** feine bis gröbere Binnenechos bei höherer Schallverstärkung. **b** Binnenechos bei höherer Schallverstärkung, zusätzlich solid-papilllomatöse Binnenstrukturen

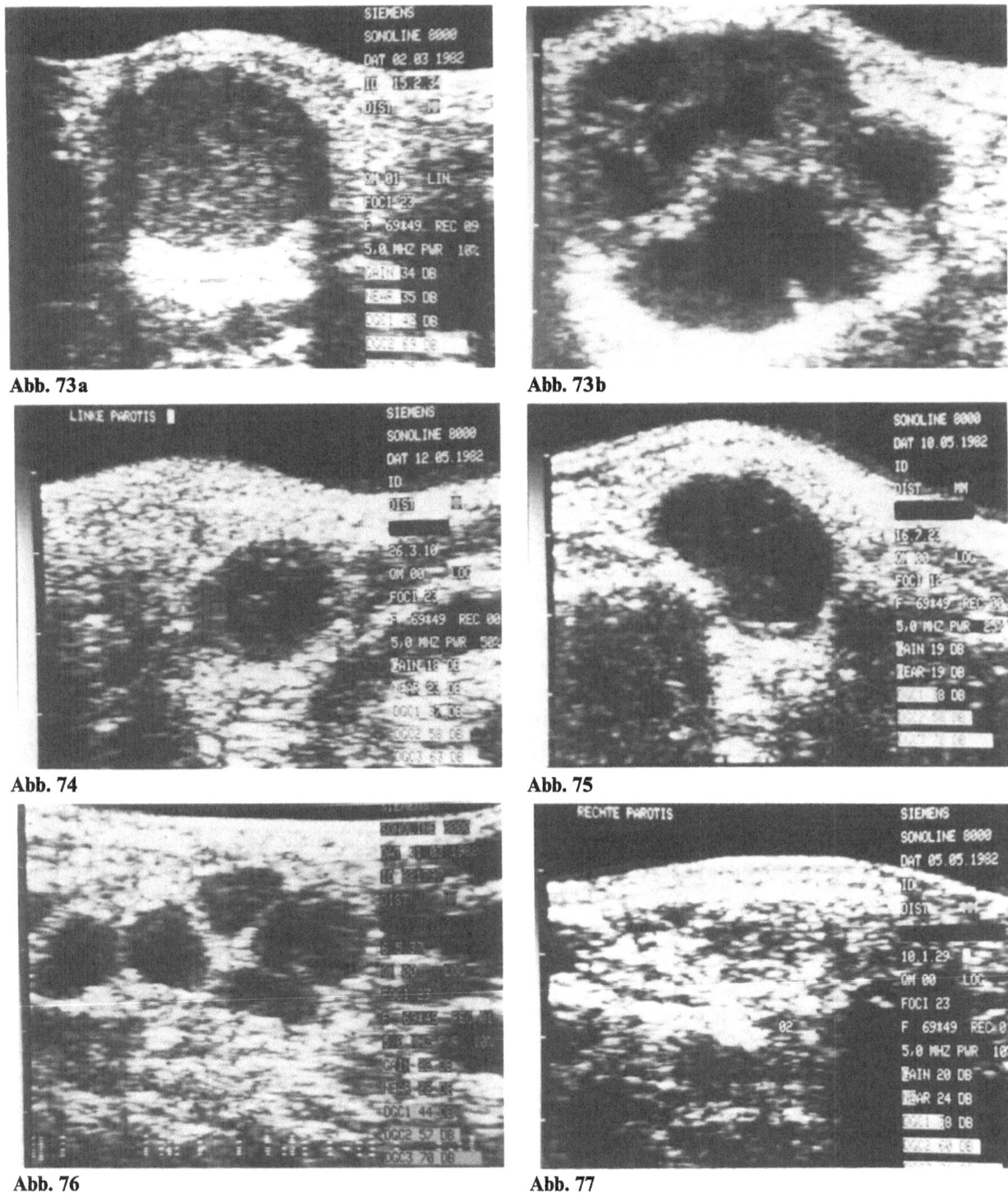

**Abb. 73a**

**Abb. 73b**

**Abb. 74**

**Abb. 75**

**Abb. 76**

**Abb. 77**

**Abb. 73. a** Pleomorphes Adenom. Glatte Kontur, homogene Echotextur hyporeflexibles Grundmuster mit leichter dorsaler Schallverstärkung. **b** Pleomorphes Adenom mit Mikro- und Makrozysten

**Abb. 74.** Lymphadenitis. Solitärer, glatt berandeter, hyporeflexibler, homogen strukturierter Lymphknoten mit leichter dorsaler Schallverstärkung

**Abb. 75.** Neurinom

**Abb. 76.** Multiple Lymphknotenmetastasen nach NNH-Karzinom

**Abb. 77.** Lipom. Hyporeflexibles Grundmuster mit groben, regelmäßigen Binnenechos

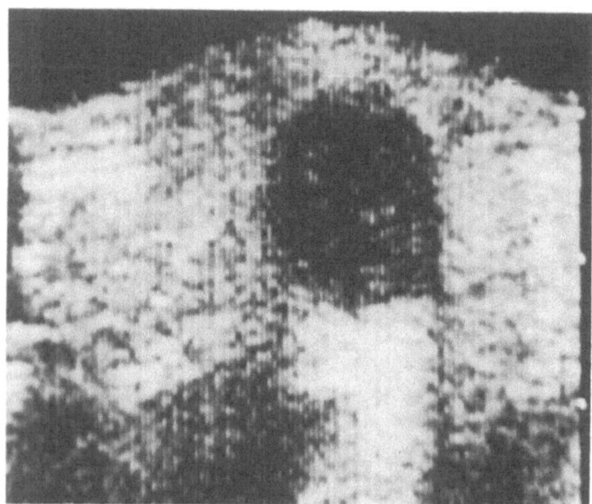

**Abb. 78.** Mukoepidermoidkarzinom. Glatte Kontur, hyporeflexibles Grundmuster mit dorsaler Schallverstärkung, mäßig-irregulär vergröberte Echotextur

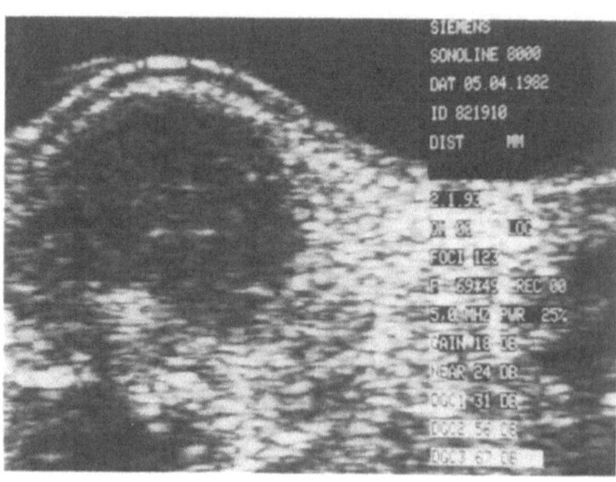

**Abb. 79.** Rezidiv eines spinozellulären Karzinoms. Unscharfe Berandung bei infiltrierendem Wachstum

Das sonographische Strukturmuster dieser pathologischen Prozesse ist relativ einheitlich abgesehen von geringfügigen Details, die die Differentialdiagnose im speziellen Fall etwas erleichtern können (s. u.). Prinzipiell erlaubt das Ultraschallbild jedoch bei flüssigkeitshaltigen Raumforderungen der Parotis keine sichere Zuordnung zum pathologisch-anatomischen Befund. Sämtliche Veränderungen imponieren sonographisch als glatt berandete Areale, die aufgrund ihres Flüssigkeitsgehaltes auch bei hoher Schallverstärkung echofrei bleiben und die für zystische Prozesse typische dorsale Schallverstärkung aufweisen.

Auch das *papilläre Zystadenolymphom* (Warthin-Tumor) kommt bei niedriger Schallverstärkung als echofreier, glatt berandeter Tumor zur Darstellung. Erst bei höherer Schallverstärkung werden Binnenechos nachweisbar (Abb. 72a), die die Differentialdiagnose zur echten Zyste erlauben [10], sofern nicht wie bei anderen Fällen im Zysteninneren zusätzlich papillomatöse, echoarme und damit soliden Strukturen entsprechende Binnenechos sichtbar werden (Abb. 72b).

### 2.2.3 Solide Raumforderungen

2.2.3.1 Benigne Tumoren

Die *pleomorphen Adenome* zeichnen sich sonographisch durch eine in allen Schnittebenen glatte, gelegentlich auch gelappte Berandung aus. Ihre Echotextur ist völlig homogen, stets hyporeflexibel mit feinen und gleichmäßig-diffus stehenden Binnenreflexen (Abb. 73a). In einem Fall konnten wir zentral sowie in der Tumorperipherie echofreie und somit Flüssigkeit entsprechende Areale darstellen, ein Befund, der histologisch als pleomorphes Adenom mit Mikro- und Makrozysten klassifiziert wurde (Abb. 73b). Im Gegensatz zu den wenigen Literaturzitaten zeigten nahezu alle pleomorphen Adenome eine leichte dorsale Schallverstärkung (Abb. 73a–b). Vereinzelt sind auch stromaarme gegenüber stromareichen pleomorphen Adenomen abgrenzbar, wobei letztere eine etwas intensivere Strukturierung der o.g. Tumorbinnenechos aufweisen.

*Differentialdiagnostisch* ist das pleomorphe Adenom von der Sonomorphologie her gegen die *Parotislymphknotenvergrößerung* entzündlicher oder metastatischer Genese abzugrenzen. Normal große Lymphknoten heben sich aufgrund gleicher akustischer Eigenschaften nicht vom benachbarten Gewebe ab. Erst bei fremdgewebiger Infiltration werden sie wegen des jetzt sonographisch faßbaren Impedanzunterschiedes als hyporeflexible Raumforderung darstellbar. Allerdings wurden im eigenen Krankengut bei zwei Patienten solitäre und unspezifisch-entzündlich vergrößerte Lymphknoten aufgrund der identischen Sonomorphologie mit glatter Berandung, hyporeflexibler Grundstruktur und gleichmäßig-diffus stehenden feinen Binnenechos (Abb. 74), sowie auch ein *Neurinom* mit einem ebensolchen Bild (Abb. 75) als pleomorphes Adenom fehlinterpretiert.

Einfacher wird die Diagnose von Lymphomen beim Nachweis multipler Veränderungen (Abb. 76), wenngleich pleomorphe Adenome in seltenen Fällen auch multifokal auftreten können. Wie diese zeigen auch vergrößerte Parotislymphknoten eine leichte dorsale Schallverstärkung. Eine Differenzierung in entzündlich, metastatisch oder systemisch infiltrierte Lymphome ist sonographisch nicht möglich.

Das *Lipom* der Parotisregion ist durch eine nicht scharf begrenzte Berandung und ein typischerweise Fettgewebe entsprechendes hyporeflexibles Reflexmuster mit regulär eingestreuten gröberen Binnenechos gekennzeichnet (Abb.77).

### 2.2.3.2 Maligne Tumoren

Neben der bereits erwähnten Lymphknotenmetastasierung bzw. der Manifestation des Non-Hodgkin-Lymphoms beruhen unsere Erfahrungen bezüglich der Sonomorphologie maligner Parotisveränderungen auf je einem Fall eines *spinozellulären Karzinoms*, eines *Mukoepidermoidkarzinoms*, eines *Plattenepithelkarzinoms*, eines rezidivierenden *Azinuszelltumors* und eines *entdifferenzierten Karzinoms* in einem pleomorphen Adenom.

Grundsätzlich ist die sonographische Differenzierung der soliden Parotismalignome limitiert. Im einzelnen können anhand des Strukturmusters folgende Aussagen getroffen werden (Abb. 79):
1. das echoarme Reflexmuster identifiziert die solide Struktur;
2. die unscharfe Strukturbegrenzung und die inhomogene Echotextur identifizieren einen infiltrierenden, raumfordernden Prozeß.

Das *entdifferenzierte Karzinom* und das *Mukoepidermoidkarzinom* können in einem gewissen Grad von dem pleomorphen Adenom abgegrenzt werden. Gegenüber dem gleichmäßig strukturierten pleomorphen Adenom bzw. dem entzündlich infiltrierten Lymphknoten zeigen

diese beiden Malignome eine mäßig-irregulär gröbere Textur der Tumorbinnenechos bei ebenfalls nachweisbarer relativer dorsaler Schallverstärkung (Abb. 78). Die Differentialdiagnose im Ultraschallbild ist jedoch schwierig und wird oft erst bei Kenntnis des histologischen Befundes manifest.

## 3 Bewertung

Gegenüber der Computertomographie und der CT-Sialographie der Speicheldrüse [9, 13–15] sind die Erfahrungen in der sonographischen Parotisuntersuchung noch gering. Nach den bisher in der Literatur veröffentlichten Arbeiten können bis heute mit der Ultraschalldiagnostik folgende pathologische Parotisbefunde erfaßt und beurteilt werden:
1. Beurteilung von Form, Größe, Begrenzung und Konsistenz pathologischer Parotisprozesse;
2. Beurteilung von akuten und chronischen Drüsenerkrankungen [6];
3. Differenzierung entzündlicher Veränderungen periglandulärer und zervikaler Lymphknoten [5];
4. Differenzierung zwischen zystischer und solider Tumorkonsistenz bzw. umschriebenem und diffusem Tumorwachstum [7, 8, 10];
5. Differenzierung des papillären Zystadenoms von der echten Zyste [10];
6. Differenzierung in maligne und benigne Tumoren und Unterteilung der Prozesse in Mischtumor, Zystadenolymphom und malignen Tumor [2, 3];
7. Präoperative Lokalisation von Parotiskonkrement [11].

Unsere eigenen Erfahrungen beruhen auf der sonographischen Befunderhebung von 54 Patienten mit unklarer Schwellung oder Raumforderung der Parotis (Tab. 1). Zur Sicherung unserer sonographischen Diagnosen haben wir bis auf sechs Patienten den Ultraschallbefund mit dem operativ-histologischen Befund korreliert. In den anderen Fällen wurden die Diagnosen durch den vorangegangenen bzw. nachfolgenden Krankheitsverlauf bestätigt. Unter Einbe-

**Tabelle 1.** Aufschlüsselung der untersuchten Parotiserkrankungen

| Benigne | | Maligne | |
|---|---|---|---|
| Parotitis | | LK-Metastase nach | 1 |
|   akut | 3 |   mal. Melanom | |
|   eitrig abszedierend | 2 | LK-Metastasen nach NNH-Ca | 1 |
|   chronisch rezidivierend | 6 | Non-Hodgkin-Lymphome | 1 |
|   zystische Sialektasie | 2 | Mukoepidermoid-Ca | 1 |
| Speichelgangszyste | 2 | verhorn. Plattenepithel-Ca | 1 |
| Hämatom nach PE | 1 | Rezidiv eines spinozellulären Ca | 1 |
| papilläres Zystadenolymphom | 4 | | |
| pleomorphes Adenom | 21 | Rezidiv eines Azinuszelltumors | 1 |
| Lymphadenitis | 2 | entdiff., infiltrierendes Ca | 1 |
| Lipom | 2 | | |
| Neurinom | 1 | | |
| Gesamt | | | 54 |

ziehung der entzündlich-tumorösen Parotisveränderungen hat sich im eigenen Krankengut die Einteilung in entzündliche, zystische oder solide Raumforderungen bewährt, wobei zwischen zystischen und soliden Raumforderungen sicher unterschieden werden kann. Gutartige raumfordernde Prozesse sind meistens scharf abgegrenzt, maligne Prozesse aufgrund des infiltrativen Wachstums in der Regel unscharf begrenzt. Die Differenzierung ist weitgehend sicher, wenngleich auch bei glatter und scharfer Tumorberandung Malignität vorliegen kann. Bruneton et al. [2, 3] beziffern die Genauigkeit der ultraschallmäßigen Dignitätsbestimmung mit 87,5%. Damit lokalisiert sich die Wertigkeit der Sonographie in den Bereich der Treffsicherheit der Sialographie [4, 12]. Zudem können bei den zystischen Raumforderungen leicht das papilläre Zystadenolymphom, bei den soliden Tumoren weitgehend das pleomorphe Adenom abgegrenzt werden. Die Treffsicherheit der Differentialdiagnose liegt hier bei 85%.

Gelegentliche Schwierigkeiten ergeben sich bei der Abgrenzung des pleomorphen Adenoms als speicheldrüsenspezifisch häufigste Tumorform zu vergrößerten, solitären Lymphknoten und einzelnen malignen Tumoren, die als Mischtumoren fehlgedeutet werden können. Bruneton et al. [1] beziehen das zystische Lymphangiom und das Non-Hodgkin-Lym

phom – letzteres eine eher seltene Tumorform im Bereich der Parotis – in den Kreis der sonographisch kaum zu differenzierenden Prozesse ein.

Praktische Bedeutung erlangte die Parotissonographie in unserem Krankengut bei drei Patienten, für die sich nach dem Ultraschallbefund die ursprünglich geplante Operation erübrigte. Hier konnten sonographisch der vermutete Tumor ausgeschlossen und die Diagnose einer Parotitis durch kurzfristige Verlaufskontrollen unter Antibiotikatherapie erhärtet werden.

Somit bilden Ultraschall und Computertomographie zwei geeignete Untersuchungsmethoden zur zweidimensionalen Schnittbilddarstellung der Parotis. Der Vorteil der *Computertomographie* liegt neben der Tumordarstellung in der besonders günstigen Erfassung möglicher Infiltrationen in die retromandibulär tiefer gelegenen Drüsenabschnitte bzw. insbesondere in den Parapharyngealraum. Darüberhinaus gestattet die in den letzten Jahren in der amerikanischen Literatur verstärkt diskutierte CT-Sialographie [9, 14, 15] eine eindeutige Bestimmung der Organzugehörigkeit von Tumoren in diesem Bereich. So lassen sich eigenständige Raumforderungen der Parotis fehlerfrei von Tumoren des Parapharyngealraumes neurogener, vaskulärer und lymphatischer Genese bzw. von Tumoren der pharynxnahen Strukturen trennen. Mischtumoren der kleinen Speicheldrüsen, Leiomyome oder Sarkome der benachbarten Muskulatur sowie branchiogene Zysten und durch die Schädelbasis nach außen vorwachsende intrakranielle Tumoren lassen sich ebenso topographisch zuordnen und von Tumoren der tiefer gelegenen Parotisabschnitte differenzieren. Hierbei erweist sich die Darstellung des Ductus parotideus wie insbesondere auch die Kontrastierung des Drüsenparenchyms für die Konturbeurteilung intraglandulärer Raumforderungen und zur Bestimmung ihrer Beziehungen zum N. facialis als sehr wesentlich.

Wenngleich die Erfahrungen mit der Parotissonographie im Vergleich zu den anderen Methoden noch relativ gering sind, kann man heute schon sagen, daß mit dem Ultraschallverfahren eine in Relation zur Sialographie und Computertomographie kostengünstige, nicht invasive

oder strahlenbelastende Untersuchungstechnik
der Parotis zur Verfügung steht, welche im Be-
darfsfall in der Abfolge prätherapeutischer
Maßnahmen ein vorderer Platz zugeordnet werden sollte.

## Literatur

1. Bruneton JN, Caramella E, Boublil JL, Roux P,
   Abbes M, Demard F (1982) Echographic aspects
   of thyroid and parathyroid localizations in non-
   Hodgkin lymphomas. Fortschr Röntgenstr 136:530
2. Bruneton JN, Fenart D, Vallicioni J, Demard F
   (1980) Séméiologie échographique des tumeurs de
   la parotide. A propos de 40 observations. J Radiol
   61:151
3. Bruneton JN, Sicart M, Roux P, Pastaud P, Nicolau A,
   Delorme G (1983) Indications for ultrasonography
   in parotid pathologies. Fortschr Röntgenstr 138:22
4. Calcaterra TC, Hemenway WG, Hansen GC, Hanafee WN (1977) The value of siolography in the diagnosis of parotid tumors. A clinicopathological cor-
   relation. Arch Otol 103:727
5. Chodosh PL, Silbey R, Oen KT (1980) Diagnostic
   use of ultrasound in diseases of the head and neck.
   Laryngoscope 90:814
6. Gooding GAW (1980) Gray scale ultrasound of the
   parotid gland. Am J Roentgenol 134:469
7. Kaneko T, Kobayashi N, Miura T, Asano H, Kitamura T (1975) L'échographie ultrasonique pour l'ex-
   ploration des tumeurs parotidiennes. Ann Oto-La-
   ryngol 92:685
8. Macridis CA, Kouloulas A, Koutsimbelas B,
   Yannoulis G (1975) Zur Diagnose von Speicheldrüsentumoren mit Ultraschall. Electromedica 4:130
9. Manusco A, Rice D, Hanafee W (1979) Computed
   tomography of the parotid gland during contrast
   sialography. Radiology 132:211
10. Neiman HL, Phillips JF, Jaques DA, Brown TL
    (1976) Ultrasound of the parotid gland. J Clin Ultra-
    sound 4:11
11. Pickrell KL, Trought WS, Shearin JC (1978) The
    use of ultrasound to localize calculi within the paro-
    tid gland. Ann Plast Surg 1:542
12. Schmitt G, Lehmann G, Strötges MW, Wehmer W,
    Reinecke V, Teske HJ, Rottinger EM (1976) The
    diagnostic value of sialography and scintigraphy in
    salivary gland diseases. Br J Radiol 49:326
13. Som PM, Biller HF (1979) The combined CT-sialo-
    gram. A technique to differentiate deep lobe parotid
    tumors from extra parotid pharyngomaxillary space
    tumors. Ann Otol Rhinol Laryngol 88:590
14. Som PM, Biller HF (1980) The combined CT-sialo-
    gram. Radiology 135
15. Stone DN, Manusco AA, Rice D, Hanafee WN
    (1981) Parotid CT-sialography. Radiology 138:393

# Ultraschalldiagnostik des Halses

W. J. Mann

Trotz einzelner Literaturbeschreibungen [1–6] hat sich Ultraschall als bildgebendes Verfahren zur Differenzierung von Weichteilstrukturen des anterioren und lateralen Halses bis heute noch nicht in der klinischen Routine durchsetzen können. Dagegen wird die sonographische Untersuchung der Schilddrüsen und Nebenschilddrüsen schon länger in der Routinediagnostik durchgeführt und hat hier ihren festen Platz und Stellenwert in der Befunderhebung.

Untersuchungen der Parotis sind seit den 60er Jahren bekannt und haben heute eine große diagnostische Sicherheit und Aussagekraft gewonnen (s. Kap. Parotisdiagnostik). Gleiches gilt für die Untersuchung der Schilddrüse.

Die besondere Bedeutung der Ultraschalldiagnostik für die Befunderhebung im Halsbereich liegt darin, daß dieses bildgebende Verfahren eine dynamische Untersuchung gestattet, in die Anamnese, klinischer Befund und Palpationsbefund einfließen.

In der Praxis bedeutet dies: Jede Untersuchung geht mit der Palpation, Kompression und Verschieblichkeitsprüfung der untersuchten Struktur einher unter gleichzeitiger Beobachtung der Veränderungen im Echobild. Darüber hinaus ist sogar die sonographisch kontrollierte, gezielte Punktion einer Struktur möglich. Da nur mit dem *Real-time-Verfahren* eine kombiniert morphologische und räumlich funktionelle Untersuchung erreicht werden kann, ist das Compound-Scan für die diagnostische Halssonographie von geringerer Aussagekraft und das A-Bild praktisch ungeeignet. Die Ultraschalldiagnostik des anterioren und lateralen Halses ist für den Unerfahrenen schwierig, da sie an den Untersucher hohe Anforderungen stellt. Wesentliche Voraussetzungen sind exakte Kenntnisse in der topographischen Halsanato-

mie und ein gutes räumliches Vorstellungsvermögen. Anders als bei der Computertomographie, wo der Untersuchungsgang in vorgegebenen Ebenen abläuft und Wirbelsäule und Haut als feste Orientierungspunkte bestehen, werden die Ebenen bei der Ultraschalldiagnostik des Halses vom Untersucher mehr oder weniger willkürlich gelegt und variabel gewinkelt. Der Befund muß also sofort vom Untersucher erhoben und fixiert werden und kann nicht, wie bei der Computertomographie, später anhand von Bildserien erfolgen. Deshalb muß der Untersucher zum Zeitpunkt der Sonographie auch über ausreichend Ruhe und Zeit verfügen, um einen Befund vollständig abklären zu können. Neben soliden anatomischen Kenntnissen stellt die Ultraschalldiagnostik des Halses hohe Anforderungen auch an die chirurgischen Kenntnisse des Untersuchers und an sein differentialdiagnostisches Wissen. Ausreichend große Erfahrung in der allgemeinen Ultraschalldiagnostik ist eine weitere Voraussetzung für die Anwendung des Verfahrens.

## 1 Anatomische Vorbemerkungen

Für die grobe anatomische Orientierung bei der Untersuchung des Halses empfiehlt sich, zunächst einen Querschnitt tief im Jugulum über Trachea, Schilddrüse, Halsgefäße und Halsmuskeln zu legen. Die V. jugularis liegt in Höhe des ersten Brustwirbels ventro-lateral von der A. carotis communis, die sich der Schilddrüse dicht anlagert und durch ihre Pulsationen leicht zu identifizieren ist (Abb. 80a, b). Ventral und lateral ist das Gefäßbündel vom M. sternocleidomastoideus und antero-medial, auch die Schilddrüse bedeckend, findet sich der M. ster-

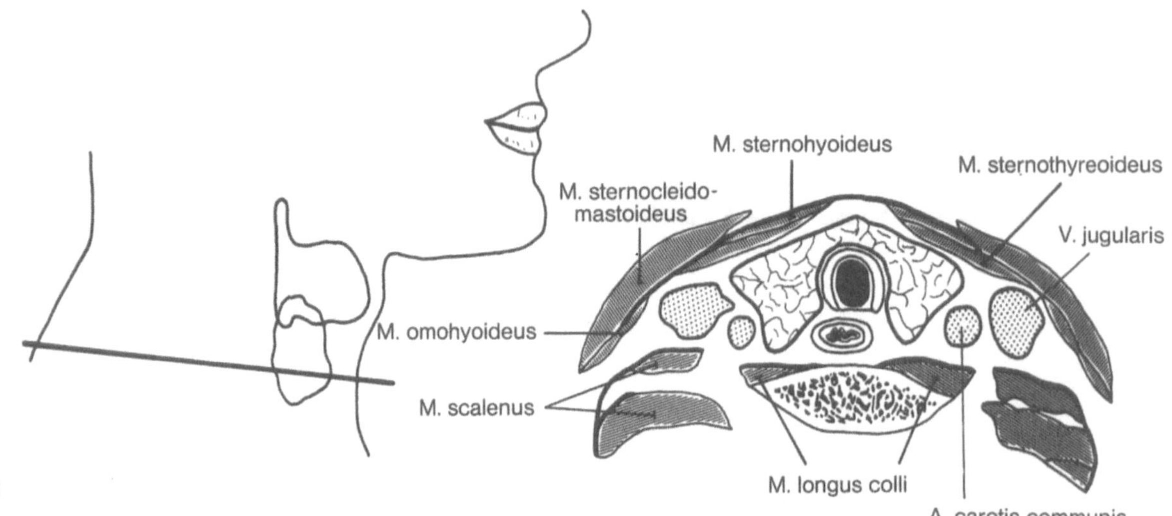


a

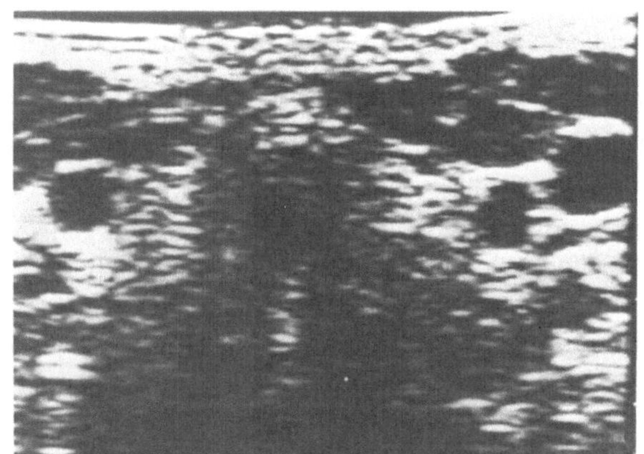

b

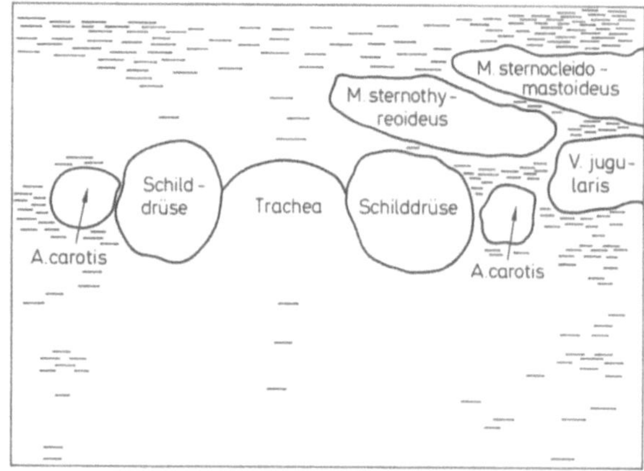


**Abb. 80. a** Horizontalschnitt durch die Halsweichteile über dem Jugulum. **b** Korrespondierender Horizontalschnitt im Linear-Scan

nohyoideus und sternothyreoideus. Die V. jugularis dreht in ihrem weiteren Verlauf nach kranial im gemeinsamen Gefäßbündel um ca. 80° um die A. carotis und liegt in Höhe des 2. Halswirbels dorso-lateral von den Aa. carotis interna und externa. Werden bei überstrecktem Hals höhere horizontale Schnittebenen angefertigt, stellen sich die Cricoidregion mit den typischen Wiederholungsechos des Ringknorpels, die sich im Tracheallumen abbilden, die Kehlkopfmuskulatur sowie weiter kranial der Schildknorpel und die Glottis dar (Abb. 81 a–c, 82 a, b). Letztere läßt sich bei Phonation leicht identifizieren. Noch höhere Schnittebenen zeigen den Zungengrund, die Mundbodenstrukturen und den Zungenkörper (Abb. 82 b).

Zur Untersuchung des lateralen Halses wird der Kopf zur Gegenseite gewendet. Dadurch verschiebt sich das Gefäß-Nervenbündel nach ventral und medianwärts, entlang dem Vorderrand des M. sternocleidomastoideus. Bei seitlicher Beschallung des Halses im Längsschnitt läßt aufgrund der Rotation der V. jugularis, diese sich nur in Höhe vom 5.–6. Halswirbel auf einer gemeinsamen Schnittebene mit der weiter medial liegenden A. carotis communis darstellen (Abb. 83). Letztere imponiert durch ihre deutlichen Pulsationen, während das Lumen der V. jugularis sich z.B. durch Pressen leicht identifizieren läßt.

**Abb. 81. a** Horizontalschnitt durch die Halsweichteile auf Glottisniveau. **b** Horizontalschnitt durch die Cricoidregion im Linear-Scan. **c** Horizontalschnitt durch die Halsweichteile auf Glottisniveau im Linear-Scan

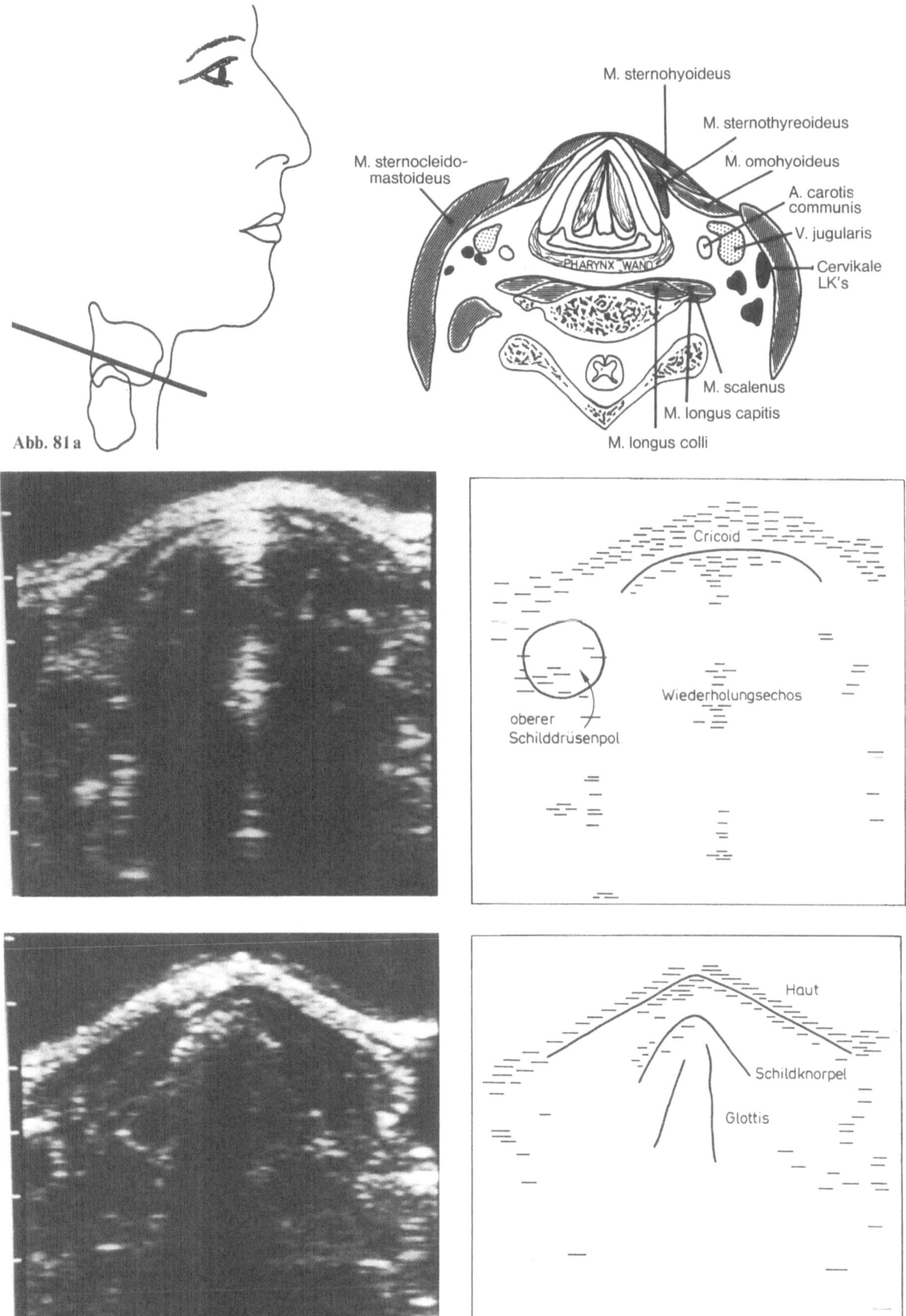


M. sternohyoideus
M. sternothyreoideus
M. omohyoideus
A. carotis communis
V. jugularis
Cervikale LK's
M. sternocleido-mastoideus
PHARYNX WAND
M. scalenus
M. longus capitis
M. longus colli
Abb. 81 a
Cricoid
Wiederholungsechos
oberer Schilddrüsenpol
Haut
Schildknorpel
Glottis
. 81 c

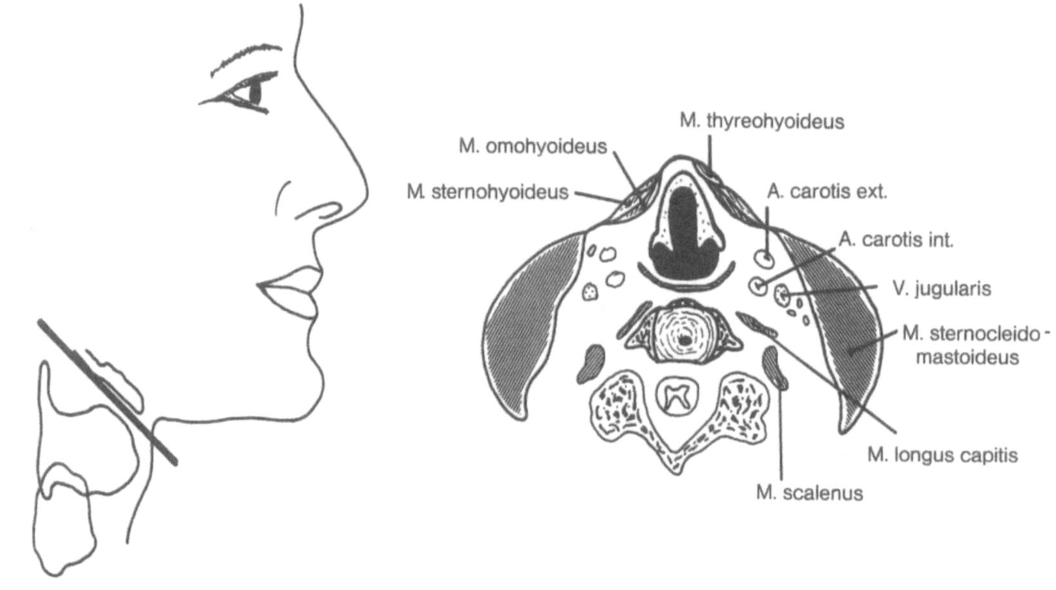



**Abb. 82a**

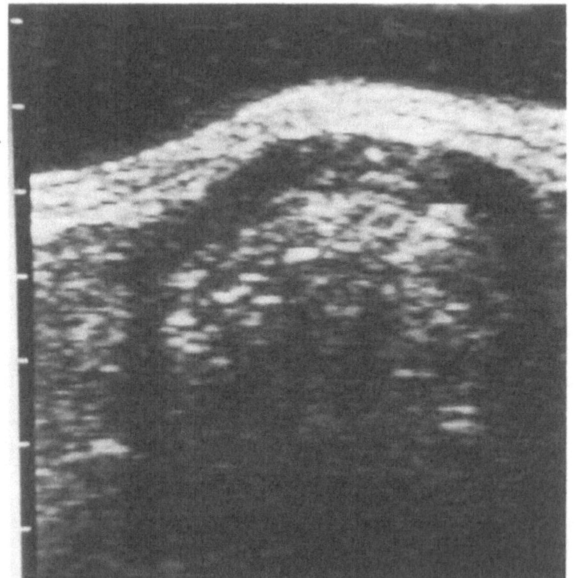

**Abb. 82b**

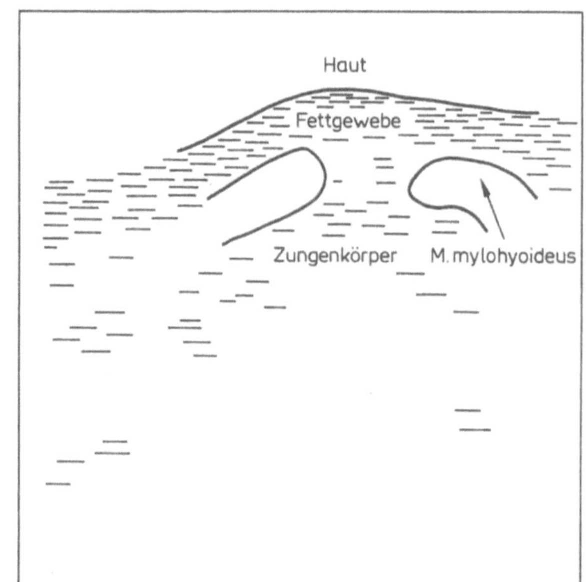



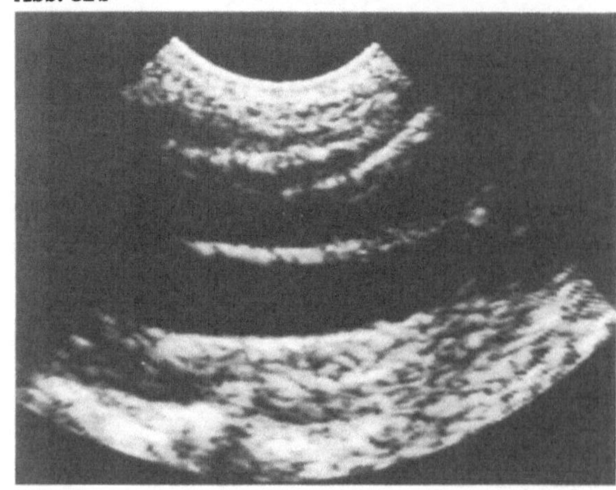

**Abb. 83**

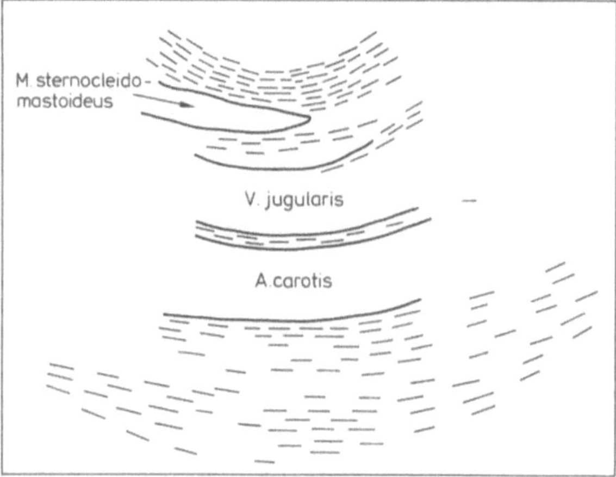

## 2 Untersuchungstechnik

### 2.1 Gerät

Zur Anwendung kommen B-Bildgeräte mit Nahfeld-fokussierten Schallköpfen von 5–10 MHz. Prinzipiell ist es möglich, den Hals im *Compound-Verfahren* oder im *Real-time-Verfahren* zu untersuchen. Der Vorteil des Compound-Verfahrens liegt in der hohen Bildauflösung. Der Nachteil des Verfahrens ist, daß es sich bei der Compound-Technik nicht um eine dynamische Untersuchungsmethode handelt.

Entscheidet man sich für das *Real-time-Verfahren,* bleibt die Wahl zwischen *Sektor-* und *Linear-Scannern.*

Zur Untersuchung hautnaher Bereiche empfiehlt sich die Verwendung von Wasservorlaufstrecken. Müssen Strukturen in einer Tiefe von 6–10 cm untersucht werden, wie z.B. bei größeren Tumoren, genügt die Eindringtiefe höher frequenter Schallköpfe (7–10 MHz) meist nicht, um die tieferen Strukturen sicher aufzulösen. In diesen Fällen muß mit einer Frequenz von 5–6 MHz untersucht werden. So erfordert jede klinische Situation einen Kompromiß bei der Auswahl des verwendeten Schallkopfes. Schallköpfe mit hoher Frequenz (7–10 MHz) gewähren eine hohe Auflösung, haben jedoch eine mangelnde Eindringtiefe und mangelnde Übersicht. Schallköpfe mittlerer Frequenz (5 MHz) bieten eine gute Übersicht sowie eine ausreichende Eindringtiefe, haben aber eine geringere Auflösung. Viele *Linear-Schallköpfe,* abgesehen von den intraoperativen Schallköpfen, sind unhandlich und für die Untersuchung des Halses in senkrecht aufeinanderstehenden Ebenen in der Regel ungeeignet. Dazu kommt, daß bei Verwendung von linearen Schallköpfen hinter knöchernen Strukturen Schattenzonen entstehen, die bei Verwendung von Sektor-Schallköpfen vermieden werden können.

Entscheidet man sich für die Verwendung eines *Sektor-Scanners,* so erlaubt die kleinere Applikationsfläche des Schallkopfes eine rasche Kontrolle einer fraglichen Struktur in zwei Ebenen. Das Bild erscheint jedoch bei einem Untersuchungswinkel von 90°–110° leicht verzerrt und erfordert die Gewöhnung des Betrachters. Sog. *„intraoperative Schallköpfe"* erlauben die Beurteilung von Mundboden, Zunge, Wange und Gaumen von intraoral. Dazu wird der Schallkopf mit einem Gummifingerling über den palpierenden Finger gezogen und kann so gezielt in engen Kontakt mit der zu untersuchenden Struktur gebracht werden.

### 2.2 Untersuchungsablauf

Die Untersuchung des Halses erfolgt in Rücklage des Patienten. Der Hals wird dadurch leicht überstreckt. Zur Beurteilung der Fossa supraclavicularis wird der Kopf zur Gegenseite gewendet. Bei Beurteilung des Kehlkopfes, des Hyoids und der Mundbodenregion wird das Kinn hochgestreckt.

**Tabelle 2.** Ultraschallstrukturen am Hals

| Anatomische Struktur | US-Struktur |
| --- | --- |
| Gefäße | echoleer |
| Muskeln | echoarm |
| Fettgewebe | echodicht |
| Parotis | echoreich |
| Schilddrüse | echoreich |
| Knochen | echoreich mit Schattenzone |
| Kalk | brillierend echodicht |

In der Reihenfolge des Untersuchungsablaufes wird zunächst im Querschnitt die Trachea, die Struma sowie seitlich die A. carotis communis aufgesucht. Die Bildvergrößerung wird zur Orientierung relativ klein gehalten. Das Gerät wird so justiert, daß das Schilddrüsenparenchym homogen echoreich, die Muskulatur relativ echoarm, die A. carotis und die V. jugularis echoleer, bzw. bei hochfrequenten Schallköpfen mit vereinzelten feinen Binnenechos im Gefäßlumen erscheint (Tab. 2). Da im Querschnitt pathologische Halsstrukturen leichter überfahren werden, wird jeweils eine Schnittebene senkrecht auf den Querschnitt gelegt.

---

**Abb. 82. a** Horizontalschnitt durch die Halsweichteile unter dem Zungenbein. **b** Horizontalschnitt durch den Mundboden und Zungenkörper im Linear-Scan

**Abb. 83.** Longitudinalschnitt über der V. jugularis und A. carotis communis (Sektor-Scan)

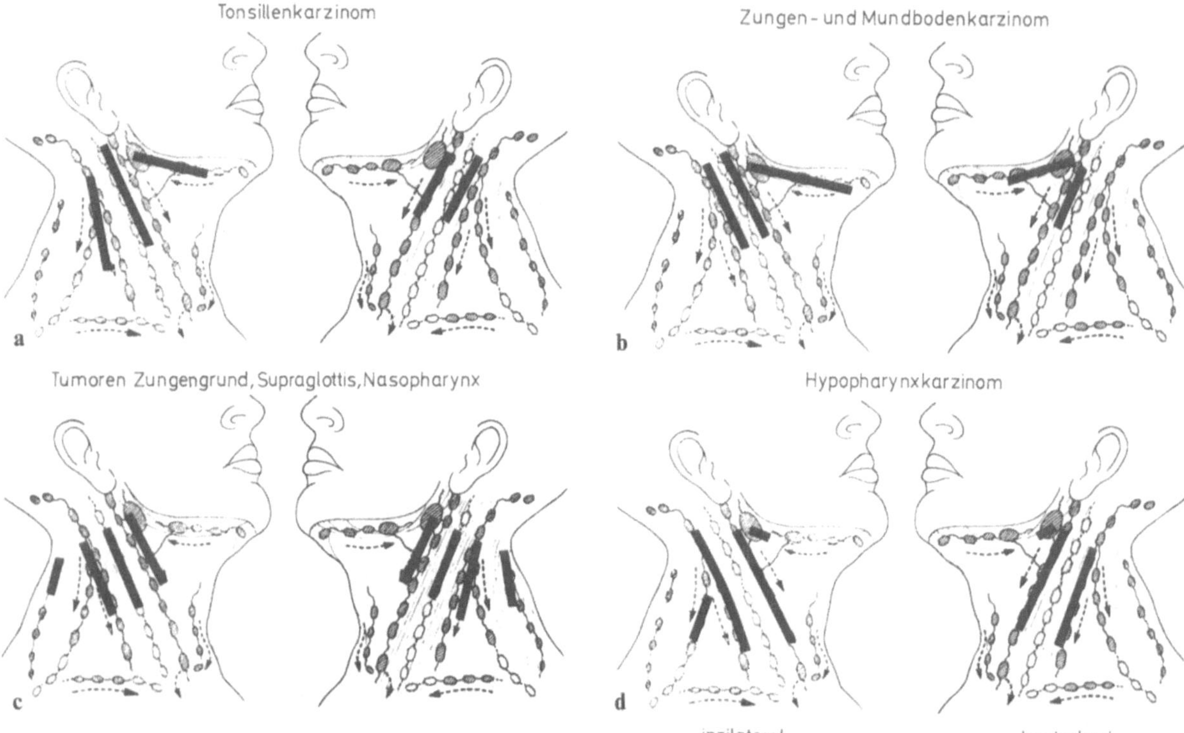



**Abb. 84a–d.** Schnittebenen zur Ultraschalluntersuchung der Halslymphknoten in Abhängigkeit zur Primärtumorlokalisation. **a** bei Tonsillenkarzinomen. **b** bei Zungen- und Mundbodenkarzinomen. **c** bei Tumoren des Zungengrundes, der Supraglottis und des Nasopharynx. **d** bei Hypopharynxkarzinomen

Ist ein pathologischer Befund in einer Dimension identifiziert, muß er sofort in der zweiten Ebene durch Drehen des Schallkopfes verifiziert werden. Der Schallkopf wird dabei zweckmäßigerweise bimanuell stabilisiert, wobei darauf geachtet werden muß, die Struktur während der Drehung nicht zu verlieren.

Für die Klassifizierung von *Lymphknoten* erscheint der Längsschnitt am geeignetsten. Bei *palpatorisch negativem* Hals werden im Rahmen eines Tumorstagings die Lymphknotenstationen systematisch abgesucht, welche je nach Primärtumorlokalisation variieren (Abb. 84a–d).

Bei *positivem Palpationsbefund* wird der Schallkopf auf dem Tumor fixiert und der Knoten gleichzeitig palpiert. Dabei wird auf die Kompressibilität, die Verschieblichkeit des Tumors zur Haut, zur Umgebung bzw. zu den großen Gefäßen geachtet. Beim Ballotieren eines zystischen Tumors kann man gelegentlich sedimentierten Zysteninhalt beobachten, der aufgewirbelte echogene Binnenstrukturen im Zystenlumen hervorruft.

## 2.3 Dokumentation

Grundsätzlich müssen die Ultraschallbefunde schriftlich fixiert werden unter Angabe der Schnittebene. Empfehlenswert ist die zusätzliche fotografische Dokumentation, die vor allem für Verlaufskontrollen sinnvoll ist.

Für den *Normalbefund* ist die Dokumentation im Längsbild ausreichend. Bei *pathologischen Befunden* ist die Dokumentation zweier senkrecht aufeinanderstehender Ebenen notwendig. Bei spezieller Fragestellung, insbesondere zur Topodiagnostik, ist der räumliche Zusammenhang z.B. zur Schilddrüse, Parotis, Zunge, zum Hypopharynx, zu den Halsgefäßen oder zu knöchernen Strukturen zusätzlich festzuhalten.

## 3 Allgemeine sonographische Halsbefunde

Gutartige Prozesse im Halsbereich sind ultrasonographisch meist durch rund-ovale Formen

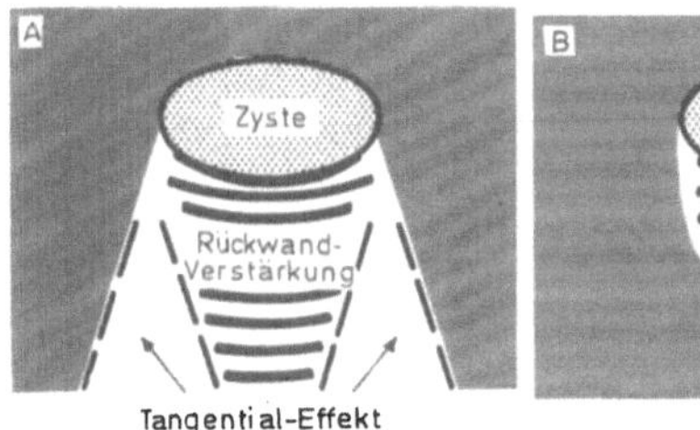


**Abb. 85 a**

**Abb. 85. a** Sonomorphologische Befunde bei Zysten.
**b** Halszyste mit Rückwandverstärkung (Sektor-Scan,
Longitudinalschnitt)

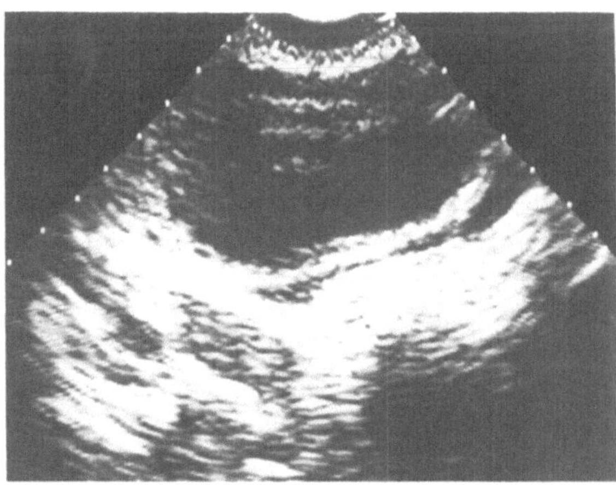

**Abb. 85 b**

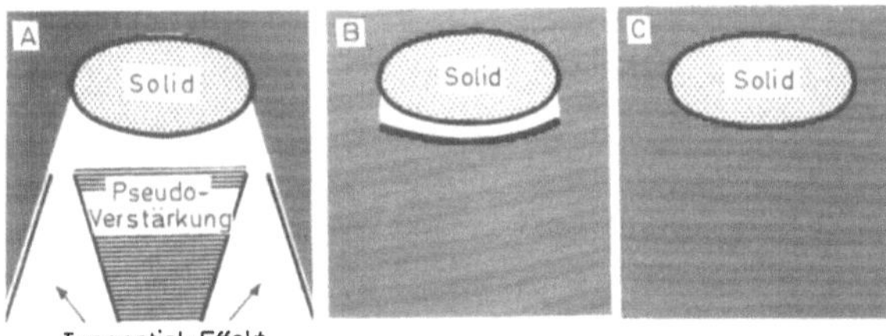


**Abb. 86 a**

**Abb. 86. a** Sonomorphologische Befunde bei verschiedenen Lymphknotenerkrankungen. **b** Entzündlich veränderter Lymphknoten mit Tangentialeffekten und Pseudoverstärkung (Linear-Scan)

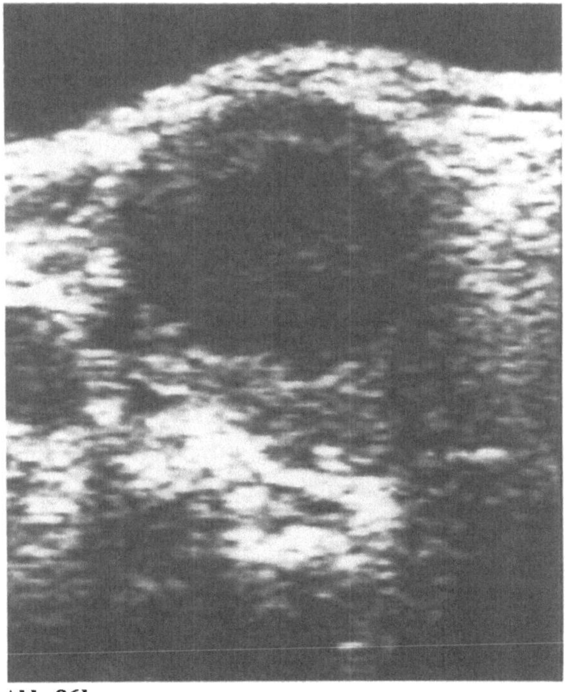

**Abb. 86 b**

und ihre gute Abgrenzbarkeit charakterisiert.
Dies gilt vor allem bei der Untersuchung mittels
Sektor-Scan. Bei Verwendung von Linear-Scannern ist die Bezeichnung einer Organ- oder Tu-
morgrenze mit „glatt" oder „rauh" nur mit Vor-
behalt möglich.

Echos werden sowohl von den Oberflächen
als auch vom Inneren der Halsorgane bzw. tumoröser Prozesse reflektiert. Nicht nur Organ-
und Tumorgrenzen und damit Lage, Größe und
Form lassen sich also bestimmen, sondern aufgrund der *Strukturechos* sind auch Aussagen
über den inneren Aufbau möglich. An welchen

inneren Grenzflächen genau diese Echos entstehen, ist unklar. Wahrscheinlich wird der Ultraschall an kleinen Gefäßen, Septen oder an Oberflächen von Drüsenläppchen gebrochen. Bei
Darstellung von Strukturechos (= Binnenechos)
bezeichnet man die Struktur als solide im Gegensatz zur strukturfreien Flüssigkeit. Echofrei
ist allerdings im physikalischen Sinn nur reine
Flüssigkeit. Blut, Abszessinhalt und Exsudate
können dagegen mehr oder weniger Binnenre-
flexe verursachen. Sie sind daher nicht von vor-
neherein als Flüssigkeit zu identifizieren. Bei *solider Struktur* unterscheidet man zwischen

*echoarm* (= wenige Binnenechos) und *echodicht* (= viele Binnenechos, bezogen auf die dargestellte Fläche). Die Verteilung der Strukturechos kann entweder gleichmäßig oder unregelmäßig sein. Manche Tumoren oder ödematöse Gewebe sind nicht selten so strukturarm, daß die wenigen noch vorhandenen feinen Strukturechos leicht übersehen oder durch falsche Bildeinstellung unterdrückt werden können. Dennoch ist das Vorhandensein oder das Fehlen von Binnenechos das sicherste Zeichen zur Entscheidung zwischen fest und flüssig.

Die andere Eigenschaft der Flüssigkeit, nämlich die gute Schalleitung, die bei durchschnittlicher Einstellung des Tiefenausgleichs zu einer überhöhten Verstärkung der hinter der Flüssigkeit gelegenen Strukturen führt, ist wenig sicher (Rückwandverstärkung). Diese scheinbare Echoverstärkung findet sich ebenso hinter flüssigkeitsreichem Gewebe. Die gute oder schlechte *Schalleitung* wird unter anderem auch zur Beurteilung der Strukturen eines Organs herangezogen. Dabei bedeutet gute Schalleitung verbunden mit geringer Strukturdichte, häufig, aber nicht immer hohen Flüssigkeitsgehalt. Umgekehrt tritt eine verstärkte Schallschwächung vor allem bei bindegewebsreichen Geweben, nach Vernarbung, Bestrahlung oder Chemotherapie auf.

Grundsätzlich ist eine Klassifizierung in gutartige und bösartige Halstumoren aufgrund der Sonomorphologie fragwürdig. Sonomorphologisch bestehen aber ab einer Tumorgröße von 1 cm Unterscheidungsmerkmale, die eine Differentialdiagnose zwischen zystischen und soliden Prozessen mit großer Sicherheit erlauben:

*Zysten* sind meist glattwandig begrenzt und weitgehend *echofrei*. Sie zeigen dorsal eine relative Schallverstärkung. Meist sind sie *kompressibel* und enthalten ab und zu Schwebeteile, die bei Ballotement aufgewirbelt werden können und als Binnenechos sichtbar werden. Entzündet sich eine Zyste oder kommt es zu einer Blutung ins Zystenlumen, finden sich echoreiche Binnenreflexmuster und um die Zyste echodichtere Zonen. Dorsal fehlt dann eine Schallverstärkung.

Die dorsale Schallverstärkung fehlt aber auch hinter kleinen Zysten, da die zum umgebenden Gewebe unterschiedliche Schallabsorption bei dem kleinen Zystendurchmesser nicht ins Gewicht fällt. Finden sich knöcherne Strukturen dicht hinter einem zystischen Tumor, fällt der überstrahlte Bezirk mit den intensiven Knochenreflexionen zusammen und kann diagnostisch nicht verwertet werden. Tangentialeffekte erscheinen als echofreie Streifen, die entweder im direkten Anschluß an die seitliche Begrenzung der Zyste oder leicht räumlich versetzt, gleichmäßig breit oder divergent nur über eine kurze Strecke verlaufen können (Abb. 85a, b).

Bei einigen *soliden Halstumoren* wird die auftreffende Ultraschallenergie durch Reflexion und/oder Absorption verringert, so daß es hinter den soliden Prozessen zur Ausbildung von *Schallschatten* kommen kann. Diese Schallschatten sind gleichmäßig breit (Linear-Scan), konvergent oder divergent (Sektor-Scan). Als weiteres Phänomen kann man wie bei Zysten *Randschatten* oder *Tangentialeffekte* beobachten, die infolge seitlicher Reflexion von Ultraschallwellen an glatten, parallel zur Schallachse verlaufenden Grenzflächen auftreten. Einige solide Halsknoten zeigen das Bild einer sog. *„Pseudoverstärkung"* der hinter gelagerten Echos. Diese „Pseudoverstärkung" kann durch breite seitliche Schallschatten vorgetäuscht wer-

**Tabelle 3.** Sonomorphologische Kriterien

|  | Zyste | Tumor |
| --- | --- | --- |
| Struktur | echofrei | Strukturechos vorhanden |
| Schalleitung | sehr gut, Überstrahlung der dorsal gelegenen Strukturen | mindestens gut, angedeutete Überstrahlung möglich |
| Begrenzung | scharf gegen Umgebung | scharf gegen Umgebung, fehlend oder unscharf gegen Halsweichteile |
| Form | rund bis oval | rund, seltener unregelmäßig |
| dorsaler Schallschatten | keiner | möglich, abhängig von Tumorgröße |
| Tangentialeffekte | möglich | möglich |

**Tabelle 4.** Sonographische Differenzierung zwischen zystischen und soliden Tumoren

| Zystisch | Solid |
| --- | --- |
| 1. Keine Binnenechos | 1. Binnenechos echoarm / echoreich |
| 2. Positives Ballottement | |
| 3. Rückwandverstärkung | 2. Rückwandverstärkung |
| 4. Kompressibilität | 3. Inkompressibilität |

den. Zeigt ein solider Knoten wenig *Binnenechos* und wird der Schall im Verhältnis zum umgebenden Gewebe gut übertragen, so kann es in einzelnen Fällen auch hinter soliden Strukturen zur rückwärtigen Überstrahlung kommen (Abb. 86a, b). Die einzelnen sonomorphologischen Kriterien sind in Tab. 3 zusammengestellt.

Berücksichtigt man neben der Sonomorphologie das diagnostische Kriterium *Kompressibilität,* so läßt sich die Differentialdiagnose zwischen nicht infizierten zystischen und soliden Tumoren mit einer Sicherheit von ca. 90% stellen (Tab. 4).

An dieser Stelle soll noch einmal darauf hingewiesen werden, daß die Ultraschalldiagnostik des Halses nur eine makroskopische Methode ist, die ihren Platz neben der Anamnese, dem Palpationsbefund und dem klinischen Befund hat.

# 4 Spezielle sonographische Befunde

## 4.1 Glandula submandibularis

Die funktionelle und morphologische Verwandtschaft zwischen Glandula submandibularis und Parotis hat dazu geführt, Erkrankungen der großen Speicheldrüsen in toto abzuhandeln. Obwohl auch die sonomorphologische Ähnlichkeit beider Strukturen eine gemeinsame Beurteilung beider Organe nahelegt, soll aus topographischen und differentialdiagnostischen Erwägungen an dieser Stelle auf die Glandula submandibularis und ihre Erkrankungen eingegangen werden.

### 4.1.1 Anatomische Vorbemerkungen

Die Glandula submandibularis kann ventrokaudal vom Kieferwinkel aufgesucht werden. Der größte Teil der Drüse liegt unterhalb des M. mylohyoideus und erstreckt sich nach ventral bis auf den vorderen Anteil der M. digastricus, nach hinten bis zum Ligamentum stylohyoideum. Um den Hinterrand des M. mylohyoideus biegt der Drüsenkörper nach kranial und reicht in den sublingualen Raum.

Ultrasonographisch leicht zugänglich ist der kaudale oberflächliche Anteil der Glandula submandibularis, der von Haut, oberflächlicher Faszie, Platysma und tiefer Halsfaszie bedeckt ist. Über diesen Teil der Drüse kreuzt die vordere V. facialis. Der kraniale laterale Drüsenanteil steht in enger Beziehung zur Mandibel und läßt sich daher, ebenso wie die medialen intraoralen Drüsenanteile, sonographisch besser bimanuell, d.h. bei gleichzeitiger intraoraler Palpation, untersuchen. Der intraoral palpierende Finger verschiebt das Drüsenparenchym leicht nach lateral und unter die Mandibel, während der Schallkopf in medio-kranialer Richtung von außen die Drüse durchschallt.

Die medialen Drüsenanteile können auch mit sog. „intraoperativen" Schallköpfen von intraoral her untersucht werden, wobei die zweite Hand des Untersuchers die Drüse gleichzeitig nach innen drängt und dem intraoral gelegenen Schallkopf näherbringt. Auch der Verlauf des Drüsenausführungsganges kann sowohl von intra- als auch von extraoral durchschallt werden.

### 4.1.2 Normalbefund

Die Strukturdichte der submandibulären Speicheldrüse korreliert mit dem Lebensalter. Bei jüngeren Patienten ist die Drüse strukturdichter, bei älteren mäßig bis deutlich strukturärmer (Abb. 87, 88). Gegenüber dem umgebenden Fettgewebe zeichnen sich die Drüsenanteile durch etwas feinere Echos aus. Die Unterscheidung ist manchmal jedoch schwierig und wird nur durch den periglandulären Bindegewebsraum erleichtert. Zentral findet sich normalerweise eine umschriebene echoleere Zone, die den Zusammenfluß einzelner Läppchenausführungsgänge bildet. Lateral der Drüse treten gelegentlich Tangentialeffekte auf. In tieferen Drü-

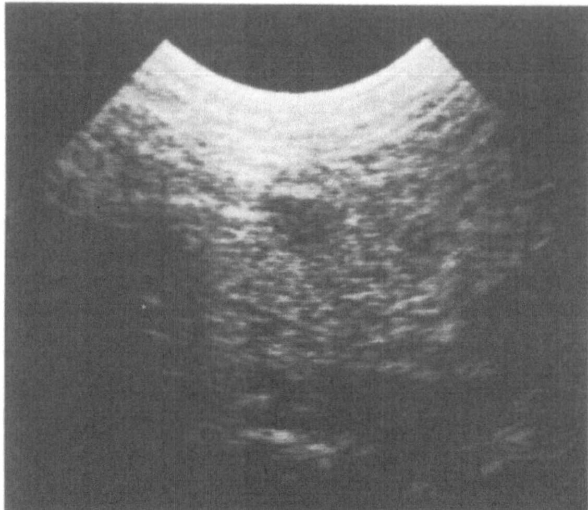

**Abb. 87**

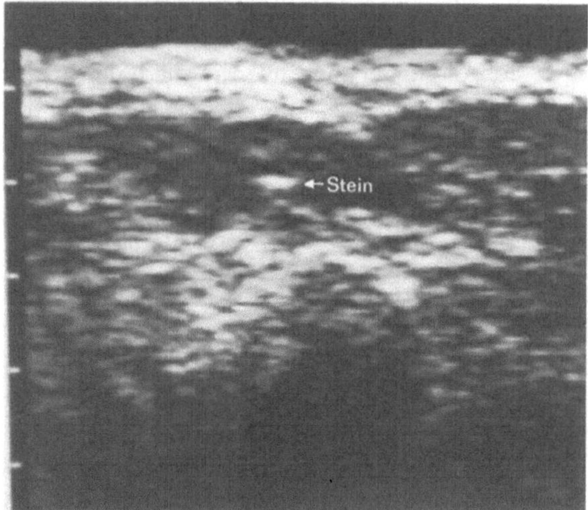



**Abb. 89**

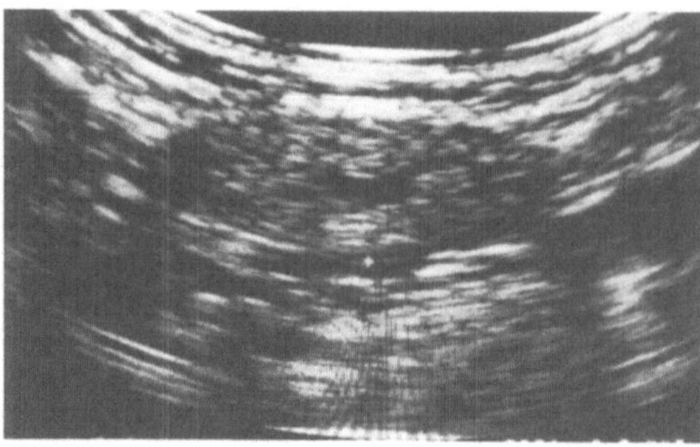

**Abb. 88**

**Abb. 87.** Ultrasonographisch strukturdichte Glandula submandibularis bei jugendlichem Patienten (Sektor-Scan, Horizontalschnitt)

**Abb. 88.** Strukturärmere Glandula submandibularis bei einem älteren Patienten. Zentral: Zusammenfluß der Läppchenausführungsgänge (Sektor-Scan, Horizontalschnitt)

**Abb. 89.** Speichelstein im drüsennahen Ausführungsgang der Glandula submandibularis (Linear-Scan, Longitudinalschnitt Mundboden)

**Abb. 90.** Aufgelockertes Drüsenparenchym bei chronischer Sialothiasis mit einzelnen Verkalkungen (Linear-Scan, Longitudinalschnitt)

**Abb. 91.** Horizontal- (oben) und Vertikalschnitte (unten) einer chronischen Entzündung der Glandula submandibularis und Vergrößerung von multiplen periglandulären Lymphknoten (Sektor-Scan)

**Abb. 92. a** Histogramm des Speicheldrüsengewebes aus Abb. 91. **b** Histogramm eines Lymphknoten aus Abb. 91

senabschnitten findet sich als pulsierende Struktur die A. facialis. Bei Valsalvamanöver dilatiert die der lateralen Drüse oberflächlich aufliegende, vordere Gesichtsvene.

### 4.1.3 Akute und chronische Entzündungen

Akute und chronische Entzündungen bilden die häufigsten Krankheitsursachen der Glandula submandibularis. Bei der *akut eitrigen Sialadenitis* schwillt die Drüse und das umgebende Gewebe an. Schmerzhaftigkeit bei Palpation, Fieber und Eiter aus dem Ausführungsgang erlauben eine eindeutige Diagnose. Ultrasonographisch sieht man eine Vergrößerung der Drüse sowie dichtere Echostrukturen und eine gute Schalleitung.

Eine wesentliche Indikation zur Ultrasonographie bei der akuten und chronischen Erkrankung besteht in der Identifizierung von *Speichelsteinen*. Erfahrungsgemäß sind diese zu ca. 20% nicht Röntgenschatten-gebend und entziehen sich in weiteren 20% der röntgenologischen Diagnostik durch überlagernde Knochenstrukturen. Ultrasonographisch lassen sich selbst kleine Steine entweder im Wharton'schen Gang oder innerhalb der Drüse erkennen. Sie bilden relativ scharf umschriebene, intensiv helle Reflexe mit dahinterliegenden Schallschatten (Abb. 89). Diese Schallschatten werden allerdings bei Verwendung von Sektor-Scannern weniger deutlich. Bei chronischen Entzündungen sind sonographisch häufig Steine im Zusam-

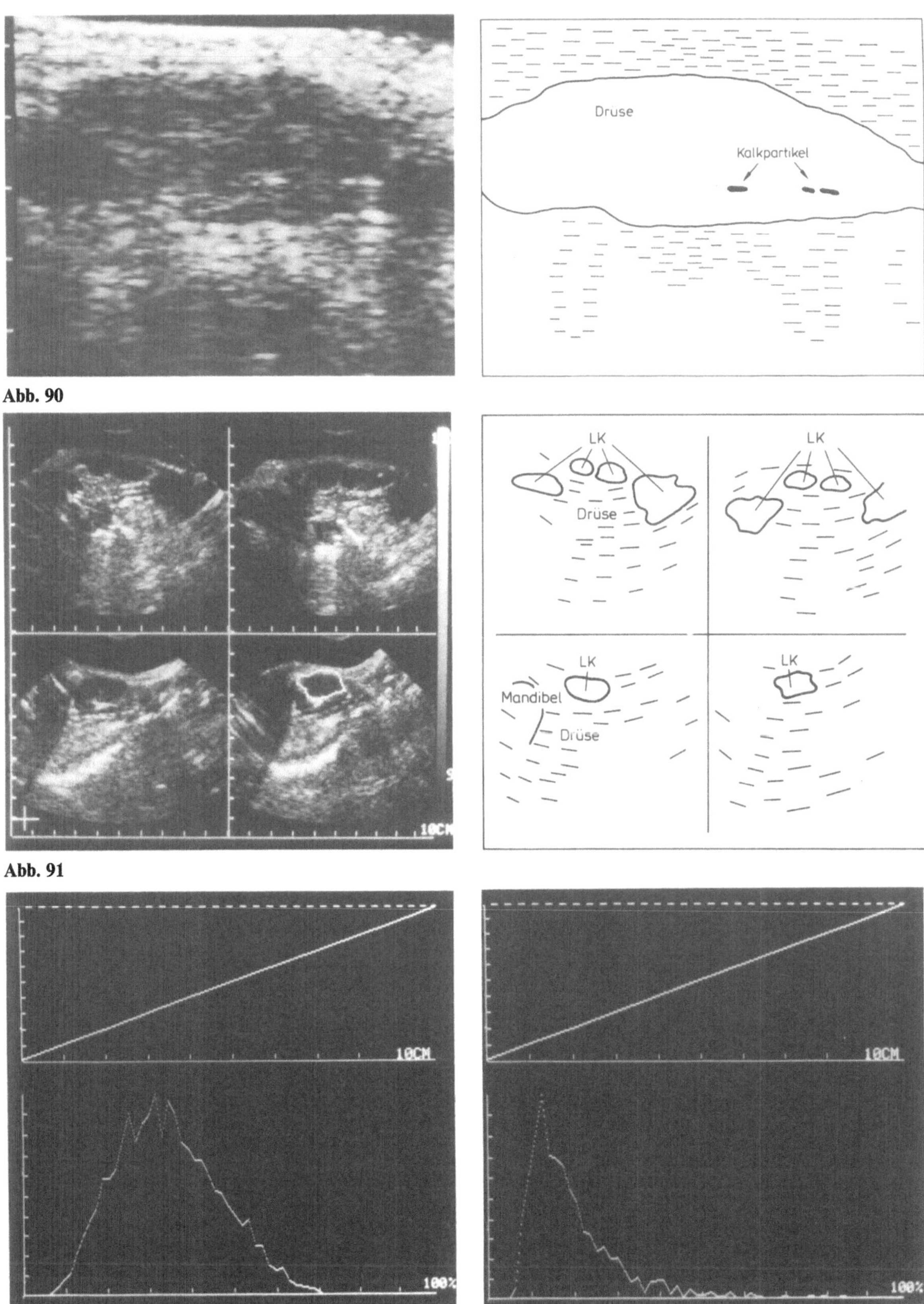



**Abb. 90**

**Abb. 91**

**Abb. 92a**

**Abb. 92b**

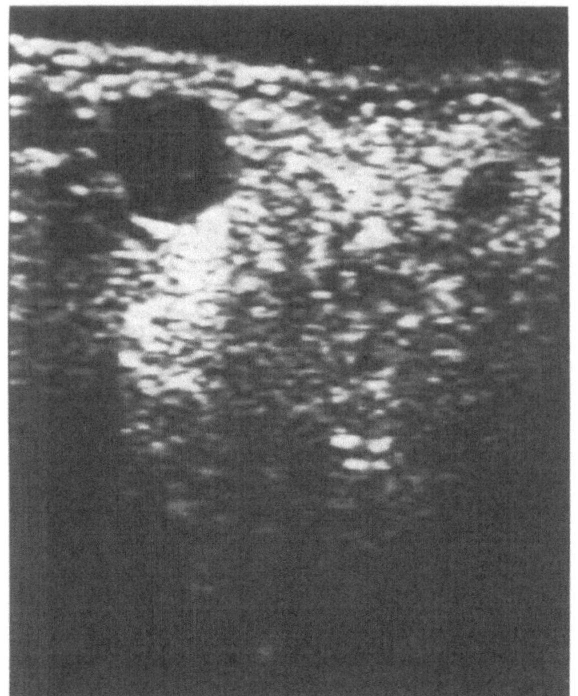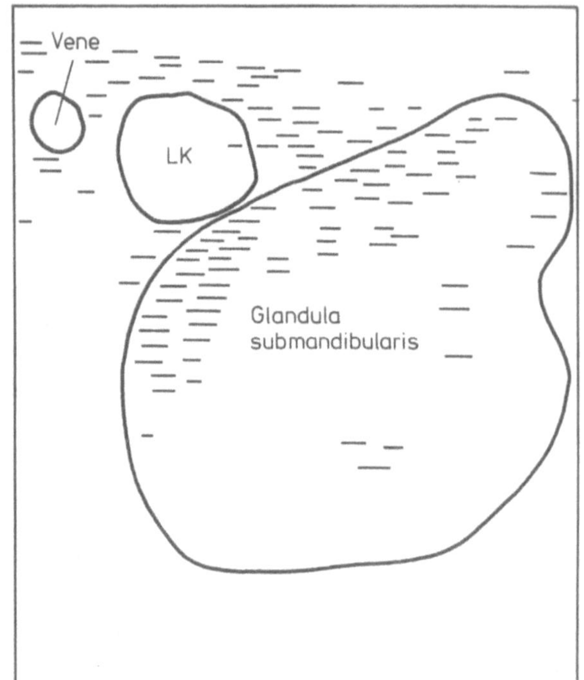


**Abb. 93**

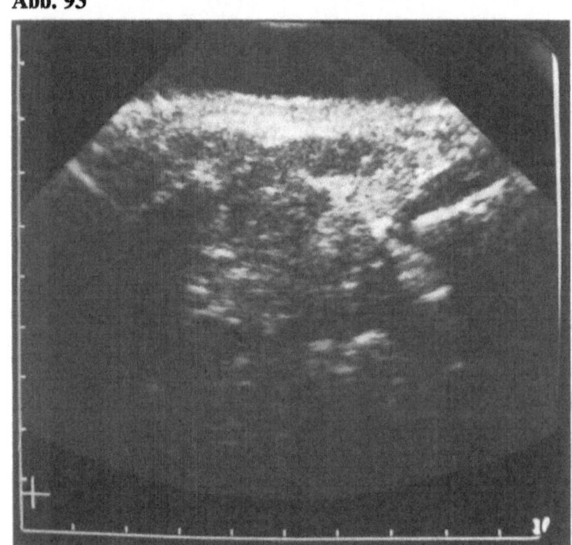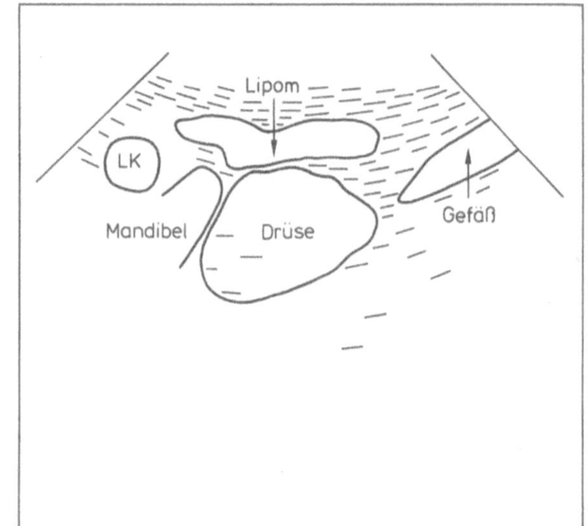


**Abb. 94**

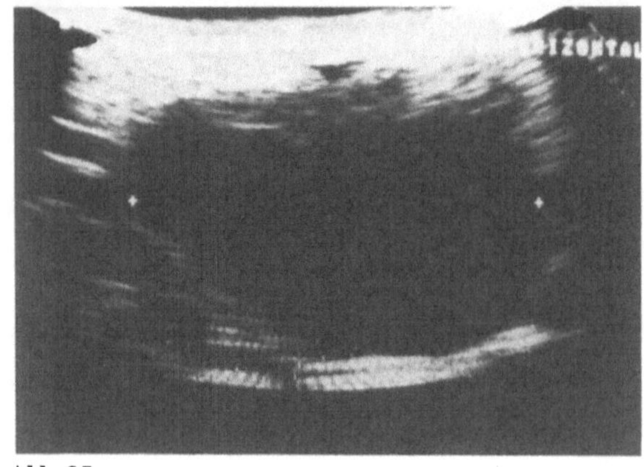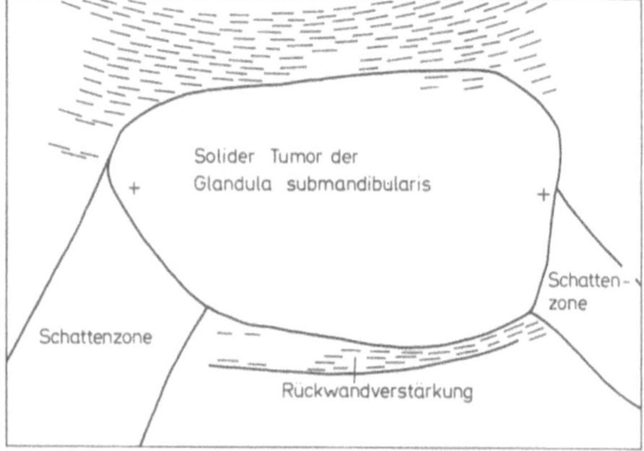


**Abb. 95**

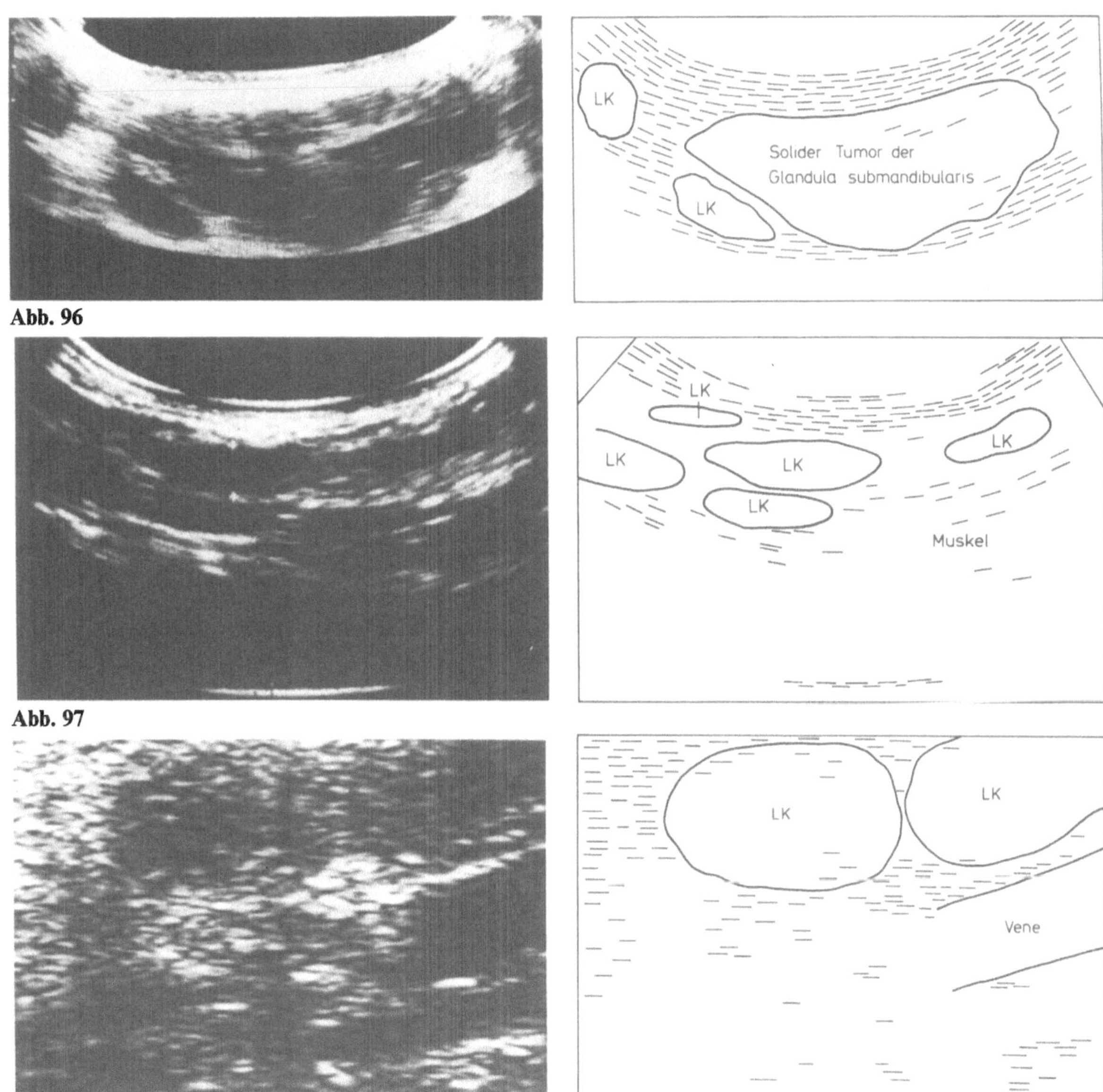


**Abb. 96**

**Abb. 97**

**Abb. 98**

◁

**Abb. 93.** Periglandulär vergrößerter Lymphknoten bei normaler Glandula submandibularis (Linear-Scan, Longitudinalschnitt)

**Abb. 94.** Lipom und vergrößerter Lymphknoten auf der Glandula submandibularis. Geringe Strukturunterschiede zwischen Lipom und Drüse (Sektor-Scan, Vertikalschnitt)

**Abb. 95.** Pleomorphes Adenom der Glandula submandibularis. Echoarme Struktur mit lateralen Schattenzonen (Sektor-Scan, Horizontalschnitt)

**Abb. 96.** Non-Hodgkin-Lymphom der Glandula submandibularis mit komplexen Binnenechos und zwei periglandulär vergrößerten Lymphknoten (Sektor-Scan, Horizontalschnitt)

**Abb. 97.** Perlschnurartig angeordnete, vergrößerte nuchale Lymphknoten. Durchmesser ca. 4 mm (Sektor-Scan, Longitudinalschnitt)

**Abb. 98.** Lymphknotenschwellung bei infektiöser Mononukleose (Linear-Scan)

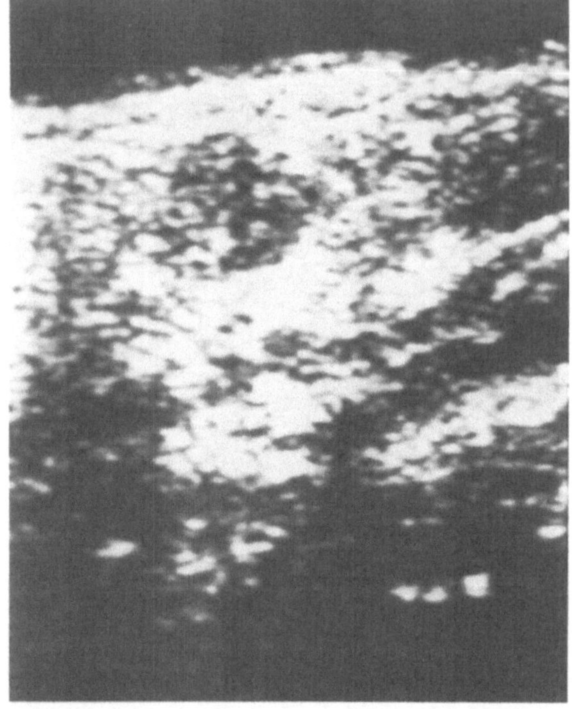

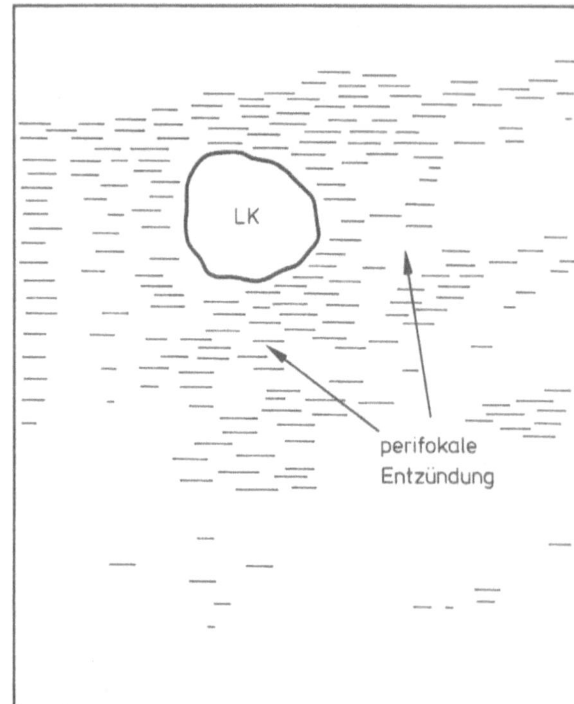



**Abb. 99**

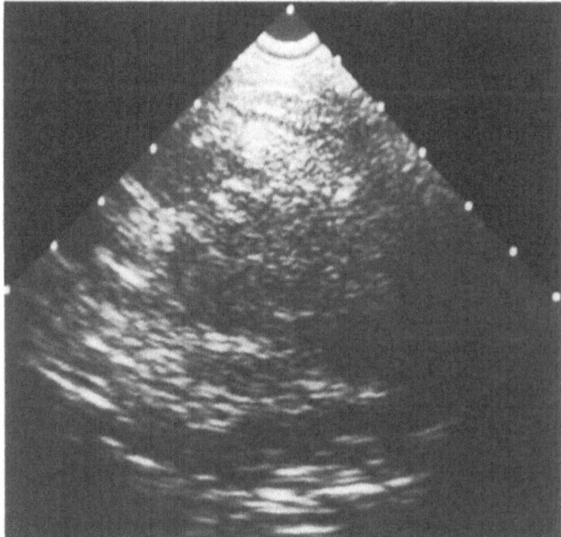

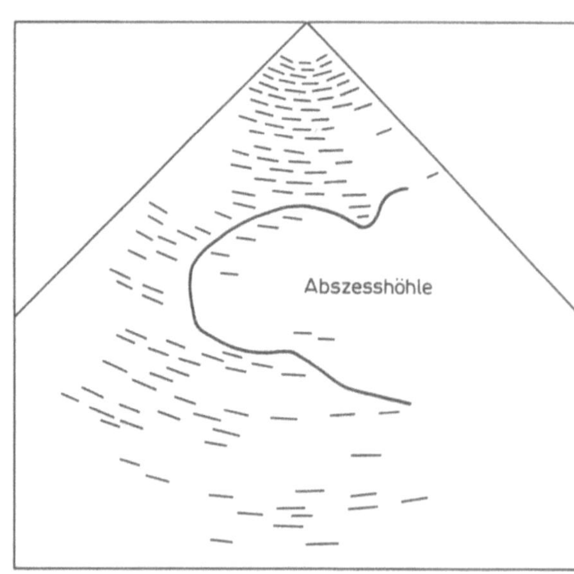



**Abb. 100**

**Abb. 99.** Lymphknoten mit perifokaler Entzündung (Linear-Scan)

**Abb. 100.** Ausgedehnter Halsabszeß. Bezirke komplexer Echostruktur und großer echoleerer Hohlraum (Sektor-Scan, Horizontalschnitt)

menfluß der Ausführungsgänge innerhalb der Drüse nachzuweisen. Das Drüsenparenchym ist gegenüber dem Normalbefund homogen, diffus aufgelockert und zeigt eine Vergröberung des Reflexmusters. Einzelne Ausführungsgänge können dilatiert sein und zystenähnliche Bilder hervorrufen (Abb. 90).

Häufig findet man im Rahmen subakuter Entzündungen der Glandula submandibularis periglandulär einzelne oder in Gruppen angeordnete *Lymphknoten,* die den Befund einer insgesamt vergrößerten Drüse hervorrufen. Ultrasonographisch unterscheiden sie sich vom benachbarten Drüsenparenchym als abgegrenzte echoarme Bezirke. Dieser Befund ist im Gewebehistogramm quantifizierbar (Abb. 91, 92a, b). Periglandulär vergrößerte Lymphknoten treten auch in Zusammenhang mit dentogenen Entzündungen auf. Obwohl diese Knoten ebenfalls palpatorisch nicht von einer vergrößerten Glandula submandibularis differenziert werden können, besteht aufgrund des Ultraschallbefundes die Möglichkeit, den Lymphknotenprozeß zu identifizieren und von einer Primärerkrankung der Drüse abzugrenzen (Abb. 93).

Palpatorisch sind *Lipome,* die der Glandula submandibularis auflagern, nicht von einer vergrößerten Speicheldrüse zu unterscheiden. Auch sonographisch ist wegen des echoreichen Reflexionsmusters von sowohl Fettgewebe als auch Drüsenparenchym, die Grenze zwischen beiden Strukturen in manchen Fällen nur schwer darzustellen. Es kommt zu fließenden Übergängen, ohne daß jedoch die Identifizierung gleichzeitig vorhandener Lymphknotenvergrößerungen beeinträchtigt wird (Abb. 94).

*Abszesse* der Glandula submandibularis lassen sich meist anhand der Anamnese und des klinischen Befundes diagnostizieren. Ultrasonographisch findet man zum übrigen Drüsenparenchym scharf abgegrenzte Bezirke mit echoärmerer Binnenstruktur. Die ultrasonographische Darstellung dieser echoarmen Areale erlaubt bei Submandibularisabszessen eine gezielte chirurgische Drainage des Krankheitsherdes.

### 4.1.4 Tumor

Tumoren der Glandula submandibularis imponieren ultrasonographisch als unscharfe Vergrößerung des Gesamtdrüsenkörpers mit Aufhebung des homogenen Schallmusters des Drüsenparenchyms. Steine sind in der Regel nicht nachweisbar. Der Speicheldrüsentumor ist meist schlecht verschieblich und läßt sich bei bimanueller Ultraschall-kontrollierter Palpation nicht komprimieren. Die Binnenstruktur ist komplex, grobfleckig, echoreich bis echoarm. Es finden sich auch solide Bezirke mit wenigen Binnenechos und leichter Rückwandverstärkung. Andere Tumoren bewirken eine starke Ultraschallabsorption und führen zu Schattenzonen lateral von der Drüse (Abb. 95). Gleichzeitig vergrößerte periglanduläre Lymphknoten

lassen sich ultrasonographisch nicht in entzündlich oder tumorös veränderte Knochen differenzieren. Eine Unterscheidung wird erst bei Ausbildung zusätzlicher Tumorcharakteristika wie kapselüberschreitendes Wachstum oder Fixierung möglich (Abb. 96).

### 4.1.5 Beurteilung

Die Ultraschalldiagnostik der Glandula submandibularis erlaubt die sichere Unterscheidung zwischen Stein, Zyste, Neoplasie und Entzündung. Damit kann die Zahl der notwendigen Sialographien deutlich verringert werden. Prozesse in unmittelbarer Nachbarschaft der Drüse (Halszysten, Lymphknoten) lassen sich exakt von der Speicheldrüse abgrenzen. Präoperativ gelingt eine bessere Lokalisation röntgendurchlässiger Speichelsteine und erlaubt so durch die genauere Befunderhebung eine gezieltere kausale Therapie.

## 4.2 Spezielle sonographische Befunde bei Halstumoren

### 4.2.1 Entzündliche Lymphknotenerkrankungen

Bei viralen und bakteriellen Infekten des oberen Respirationstraktes kommt es in der Regel zur Beteiligung des drainierenden Lymphabflußsystems mit Schwellung und Druckdolenz einzelner Lymphknoten oder Lymphknotenketten. Ultrasonographisch kann man z.B. bei Patienten mit Toxoplasmose perlschnurartig aneinandergereihte, echoleere Lymphknoten von einer Größe zwischen 0,4–0,8 cm z.B. auf dem Trapeziusvorderrand erkennen. Hinter diesen kleinen Lymphknoten kann eine geringe dorsale Schallverstärkung beobachtet werden. Im Gegensatz zu Zysten sind sie nicht kompressibel (Abb. 97).

Lymphknoten von 0,5–1 cm können unspezifisch vergrößert sein, im Rahmen einer spezifischen Entzündung anschwellen oder bei Tumorerkrankungen okkulte Metastasen enthalten. Ultrasonographisch ergeben sich bei Lymphknoten dieser Größe, dieser Form oder dieser Echogenität keine Kriterien, um eine nähere Diagnose zu stellen. Diagnostisch indirekt verwertbar ist jedoch der Nachweis von *brillierend reflektierenden Kalkpartikeln* mit kleinen dorsalen Schallschatten, z.B. in tuberkulösen

Lymphknoten. Insgesamt ist das echographische Bild kleiner Lymphknoten überwiegend echoleer bis echoarm. Mit zunehmender Größe der Lymphknoten erscheinen meist Binnenechos, die dann diffus oder fleckförmig sind, und Tangentialeffekte. Kommt es zur entzündlichen Schwellung mehrerer benachbarter Lymphknoten, so kann sich die Grenze des einzelnen Lymphknotens verwischen und eine konfluierende Entzündung entstehen. Dies ist z.B. bei der *infektiösen Mononukleose* häufig zu beobachten (Abb. 98).

Bei *abszedierenden Lymphadenitiden* findet man um den eigentlichen Lymphknoten, der unregelmäßig begrenzt ist und diffuse fleckförmige Binnenechos aufweist, echoreiche Zonen als Ausdruck der perifokalen Entzündung. Diese perifokalen Zonen übertreffen den Lymphknoten bei weitem an Größe (Abb. 99). Bei Abszeßbildung sind die eigentlichen Lymphknotenstrukturen nur noch schemenhaft angedeutet. Ultrasonographisch kommt es zu unregelmäßig begrenzten, echoarmen oder echoleeren Hohlräumen. Eine Kompressibilitätsprüfung ist aufgrund der starken Schmerzen des Patienten meist unmöglich (Abb. 100).

### 4.2.2 Benigne Tumoren

#### 4.2.2.1 Atherom

Atherome können überall am Hals auftreten. Bevorzugte Lokalisation ist jedoch der Nacken oder die infraaurikuläre Region.

Ultrasonographisch ist der Tumor scharf umgrenzt mit einigen Binnenstrukturen. Man sieht bei Atheromen im Nackenbereich eine deutliche Rückwandverstärkung und Tangentialeffekte. Bei infraaurikulären Atheromen fehlen diese Zeichen meistens jedoch wegen der Nähe des Mastoids. Der Tumor ist gut verschieblich und nur wenig kompressibel. Beim infizierten Atherom treten Rückwandverstärkung und Tangentialeffekte nicht auf. Dafür vermehren sich die Binnenstrukturen und in der Regel sieht man einen echogenen Randwall (Abb. 101).

#### 4.2.2.2 Lipom

Lipome imponieren als asymptomatische Tumoren meist submental oder in den seitlichen Halspartien. Ultrasonographisch sind Lipome

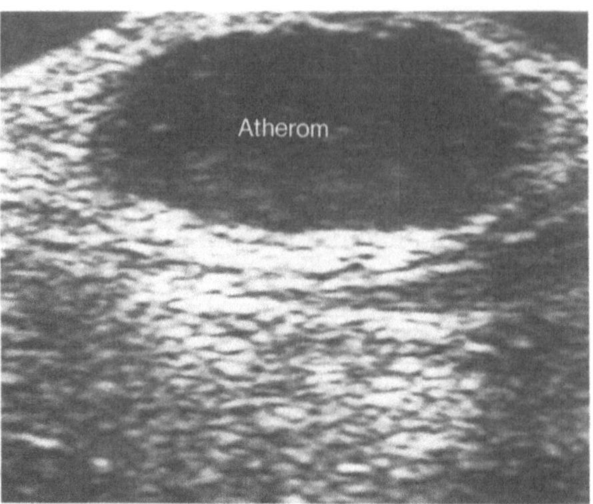


**Abb. 101.** Atherom im Nacken (Linear-Scan)

homogen, fleckförmig, echoreich, läppchenartig oder scharf begrenzt. Sie sind leicht kompressibel und mobil. Eine Rückwandverstärkung tritt meistens nicht auf (Abb. 102).

#### 4.2.2.3 Fibrom

Kleinere Fibrome oder Lipofibrome lokalisieren sich intradermal oder dicht subkutan. Sie sind in der Skalpregion häufiger als im Gesichts-Halsbereich.

Ultrasonographisch sind sie inkompressibel, verschieblich, echoarm bis echoreich in Abhängigkeit von der fibromatösen oder lipomatösen Komponente. Aufgrund des kleinen Tumordurchmessers kommt es normalerweise nicht zur Ausbildung einer Rückwandverstärkung (Abb. 103).

#### 4.2.2.4 Neurinom

Neurinome bilden sich vorwiegend im Bereich des Gesichtes, des Halses oder supraclaviculär aus und sind meist solitär. Häufig wachsen sie als Vorwölbung gegen den Pharynx vor. Die Tumoren entwickeln sich aus den Hirnnerven sowie aus Anteilen des zervikalen und brachialen Plexus. Auch das autonome Nervensystem ist betroffen. Man unterscheidet Neurilemmnome (Schwanome), Neurofibrome und Paragangliome. Auch gemischte Tumoren sind beschrieben.

Ultrasonographisch sind sie scharf begrenzt, schlecht verschieblich, inkompressibel und relativ echoarm (Abb. 104).

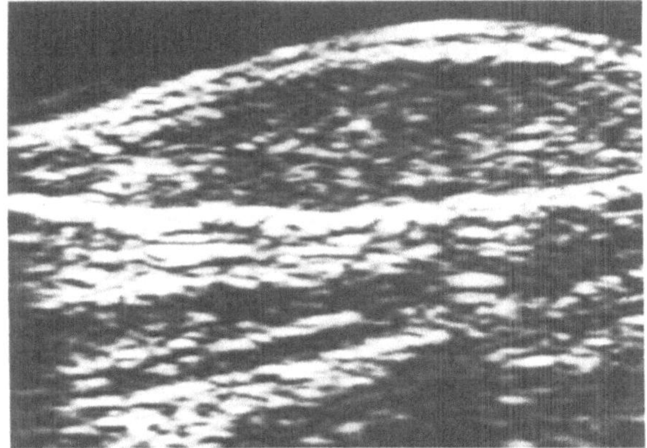 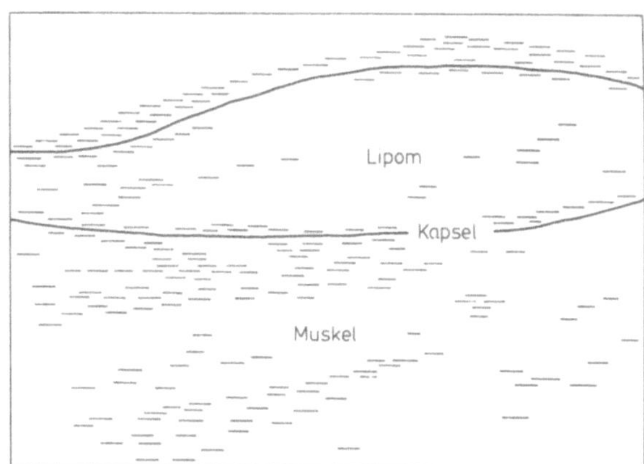



**Abb. 102.** Lipom auf dem M. sternocleidomastoideus (Linear-Scan)

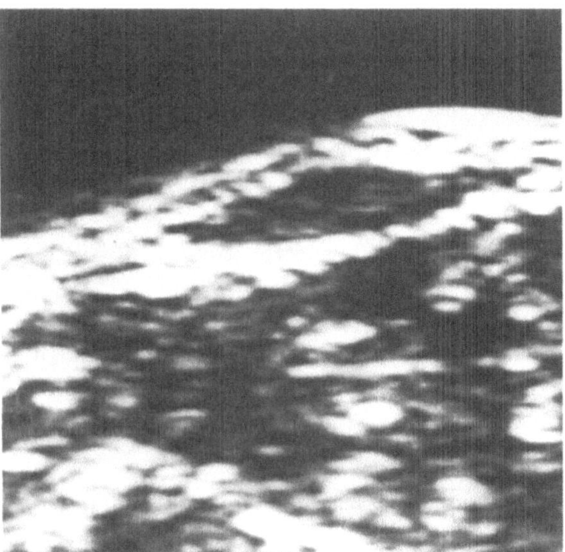 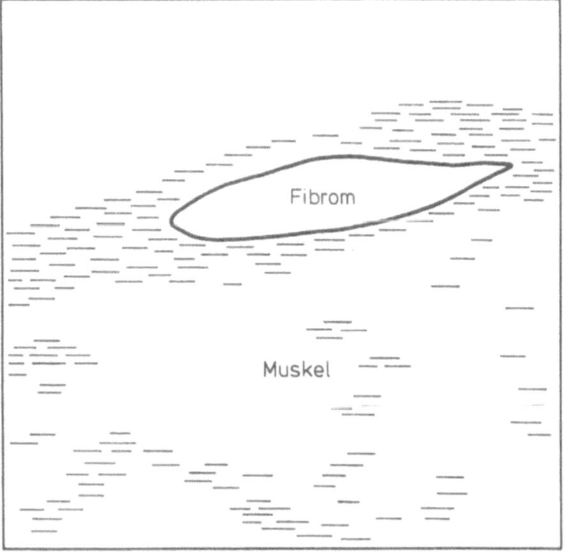



**Abb. 103.** Fibrolipom (Linear-Scan)

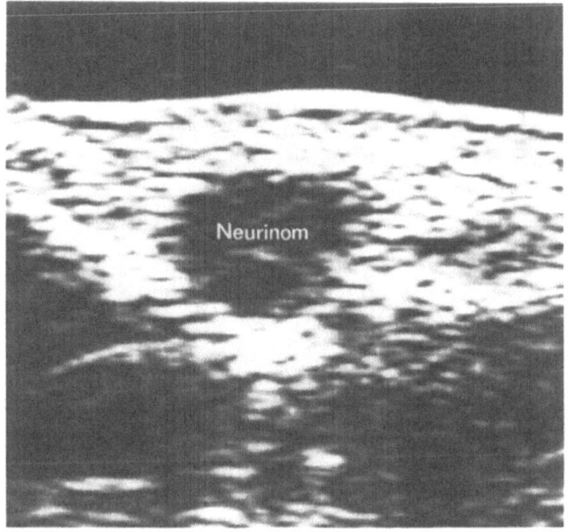



**Abb. 104.** Neurinom des Gesichtes (Linear-Scan)

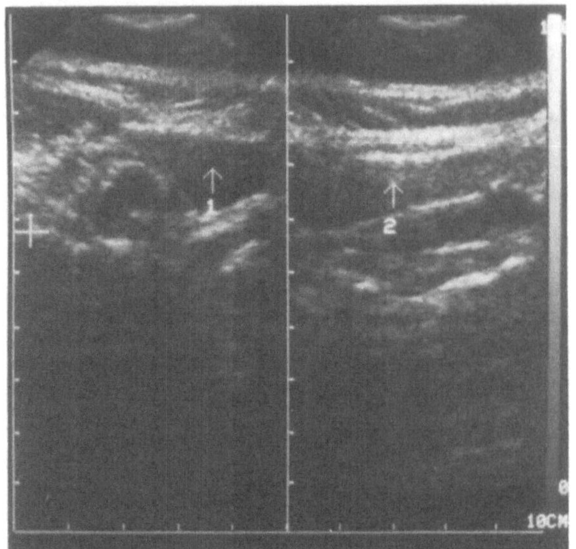


**Abb. 105a**

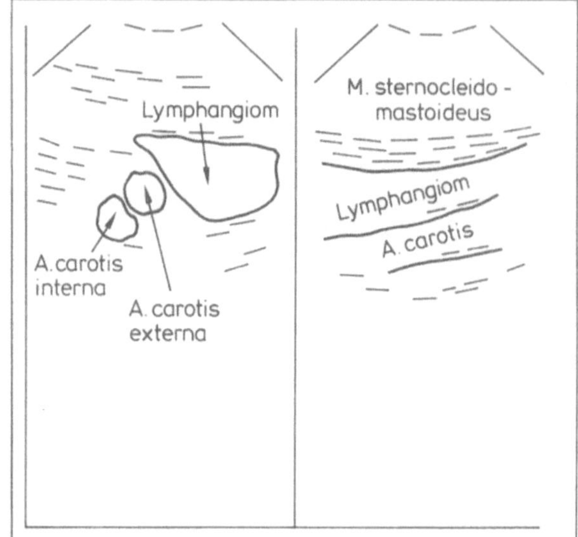


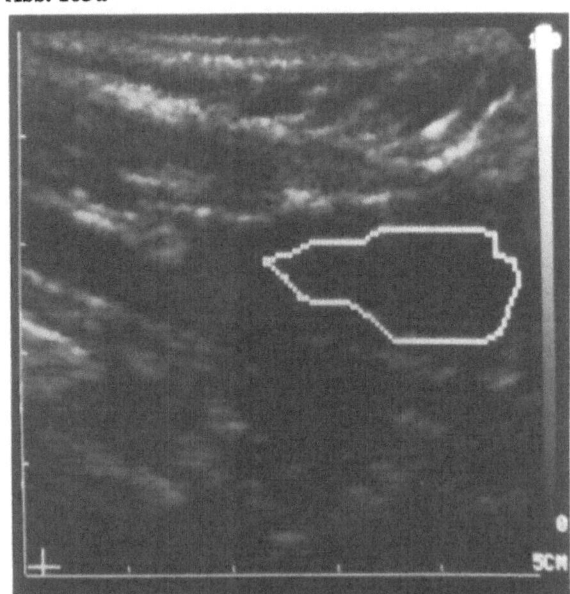


**Abb. 105b**

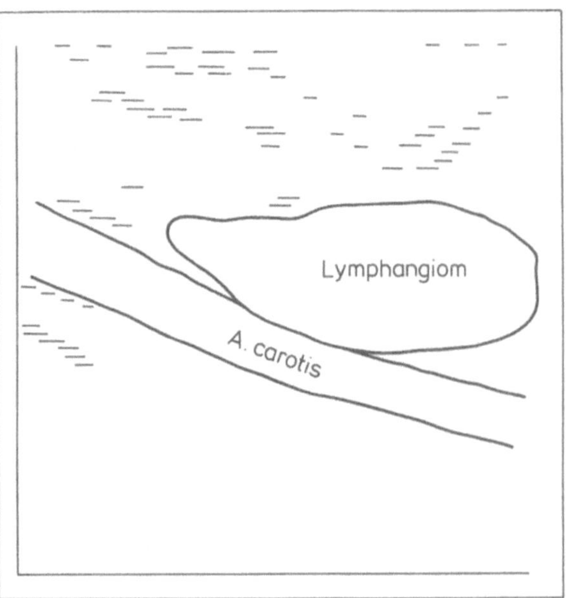


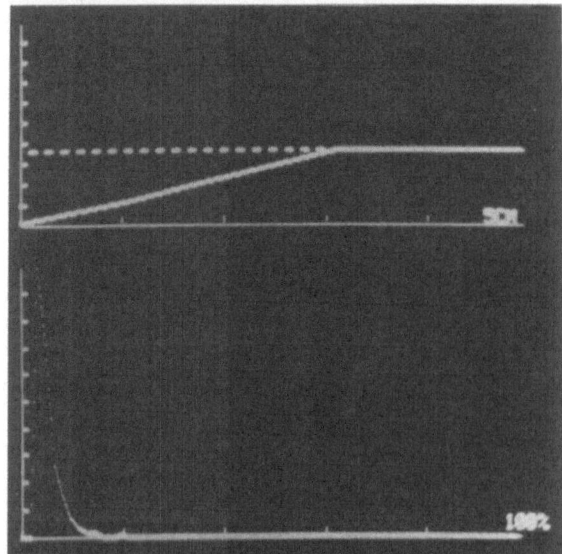


**Abb. 105c**

**Abb. 105. a** Horizontal- (*1*) und Longitudinalschnitt (*2*) eines Lymphangioms (↑), das um die A. carotis gelagert ist (Sektor-Scan). **b** Detailvergrößerung von **a** dokumentiert enge topographische Beziehung zwischen Lymphangiom und A. carotis communis. Aus dem weiß umrandeten Areal wird das Histogramm von 105c ermittelt. **c** Histogramm des Lymphangiominhaltes. **d** Detailvergrößerung von **a**. Das weiß umrandete Areal entspricht dem Lumen der A. carotis. **e** Das korrespondierende Histogramm zeigt nur geringfügige Unterschiede in der Echogenität von Blut und Lymphe (vgl. **c**). **f** Detailvergrößerung von **a**. Das weiß umrandete Areal markiert den M. sternocleidomastoideus. **g** Das korrespondierende Histogramm zeigt eine deutlich höhere Echogenität zu Flüssigkeit (vgl. **c** und **e**)

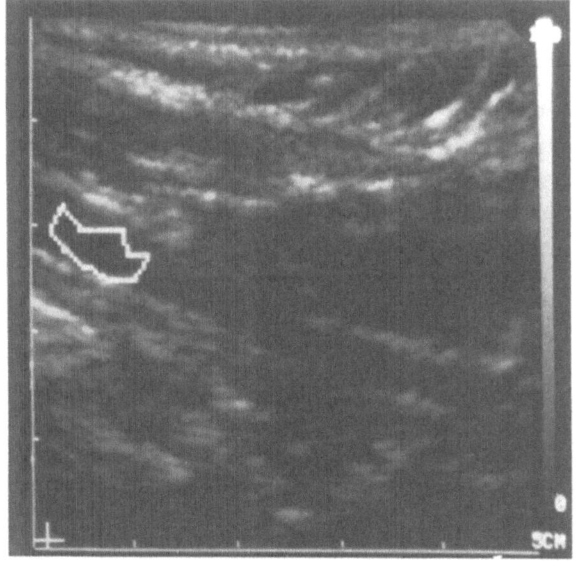

**Abb. 105d**

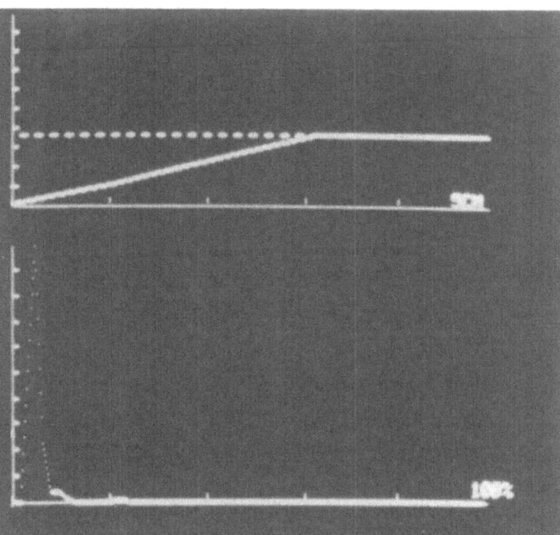

**Abb. 105e**

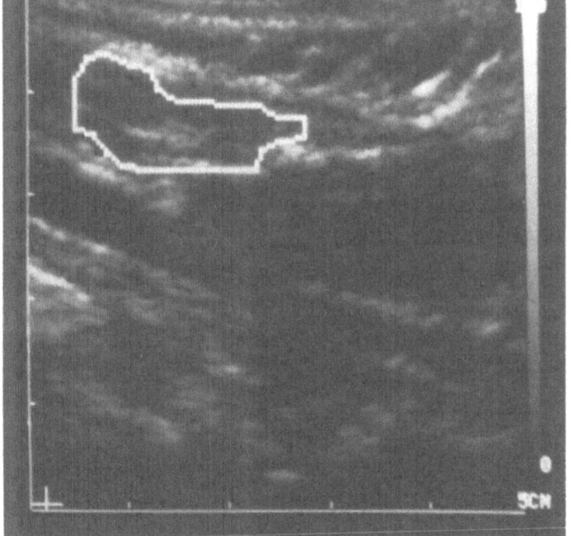

**Abb. 105f**

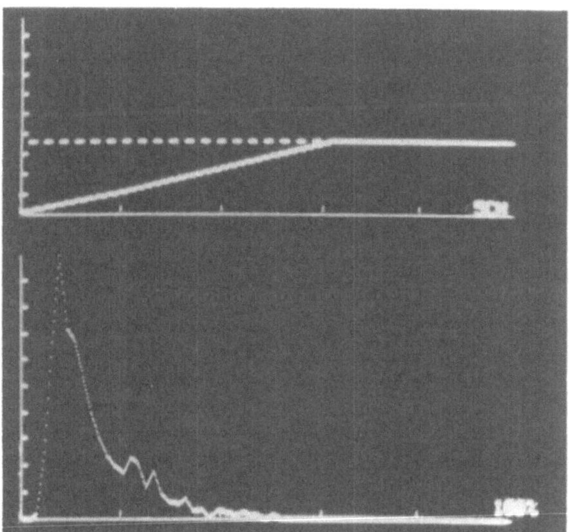

**Abb. 105g**

### 4.2.2.5 Hämangiom

Hämangiome treten meist im Gesicht oder am Hals auf. Sie werden je nach Gefäßart als kapillär, kavernös oder gemischt bezeichnet. Der Tumor lokalisiert sich in 63% kutan, in 15% subkutan und in 22% im Bereich verschiedener Gewebeschichten. Tiefe Hämangiome werden vor allem im M. masseter beobachtet und können vereinzelt diagnostische Schwierigkeiten bereiten.

Ultrasonographisch findet man echoleere, scharf begrenzte Hohlräume, die bei Kompression von außen oder Anspannen des M. masseter ausgepreßt werden können. Pulsationen fehlen. Hämangiome in der Wange lassen sich ultrasonographisch entweder von intraoral oder von extraoral darstellen. Bei Stauung des gleichseitigen venösen Abflusses am Hals setzt eine Vergrößerung der echoleeren Bezirke ein. Kleinere subkutane Hämangiome lassen sich zwar ebenfalls ultrasonographisch darstellen, der Auflagedruck des Schallkopfes muß jedoch sehr gering gehalten werden, um das Hämangiom nicht zu exprimieren.

### 4.2.2.6 Lymphangiom

Lymphangiome treten bei 80% der Patienten im lateralen Halsbereich auf. Sie manifestieren sich vor allem bei Kindern bis zum 2. Lebensjahr, treten aber auch bei Erwachsenen in der 4. und 5. Dekade auf. Sie verursachen meist keine Symptome und imponieren bei der Untersuchung als unregelmäßig gelappte, uni- oder multilokuläre Zysten am tiefen Hals oder in der Fossa supraclavikularis. Anamnestisch wird von den Patienten häufig eine wechselnde Größe des Befundes gegeben.

Charakteristisch für den sonographischen Befund sind echoleere bis echoarme, kompressible Hohlräume, die z.B. unter dem M. sternocleidomastoideus den großen Halsgefäßen angelagert sind (Abb. 105a). Die enge Nachbarschaft zu den pulsierenden Halsgefäßen (A. carotis communis, Truncus brachiocephalicus) führt zu Pulsationen der dünnen Lymphangiomwand. Bei Valsalvamanövern kann die V. jugularis auch ins Angiomlumen hinein dilatieren. Vergleicht man das Histogramm des Lymphangiominhaltes mit Blut im Gefäßlumen, so unterscheiden sich beide nur geringfügig. Im Gegensatz dazu bestehen deutliche Unterschiede zu den Histogrammen des umgebenden Fett- oder Muskelgewebes (Abb. 105a–g).

### 4.2.2.7 Laterale Halszyste

Laterale Halszysten bilden sich vorwiegend zwischen dem 15. und 20. Lebensjahr aus, bei Männern etwas häufiger als bei Frauen. Die Zysten entwickeln sich meist im Laufe von vier Wochen und lokalisieren sich in 87% oberhalb der Zungenbeinebene im mittleren oder oberen lateralen Halsdrittel. Bevorzugt wird vor allem das Trigonum caroticum unter und vor dem M. sternocleidomastoideus. Obwohl laterale Halszysten meist schmerzlos heranwachsen, tritt die Zystenbildung in 2/3 der Fälle zusammen mit einem Infekt der oberen Luftwege auf.

Ultrasonographisch findet sich in enger Beziehung zu der Halsgefäßscheide und dem M. sternocleidomastoideus eine glatt begrenzte, echoleere bis echoarme Struktur. Bei Ballotement können vereinzelt Binnenechos durch aufgewirbelten sedimentierten Zysteninhalt hervorgerufen werden. Der Tumor ist kompressibel

und verschieblich. Obwohl Entzündungszeichen fehlen, können in der Regel ein oder zwei benachbarte vergrößerte Lymphknoten beobachtet werden. Tangentialeffekte lassen sich nach unseren Erfahrungen bei ca. 60% der Zysten nachweisen (Abb. 85b, 106). Eine Verstärkung der Rückwandechos war in unserem Patientengut, mit wenigen Ausnahmen, stets zu beobachten. Kommt es zur *Entzündung* der lateralen Halszysten, treten vermehrt Binnenechos auf. Die perizystischen Areale werden unregelmäßig echodichter; Rückwandverstärkung und Tangentialeffekte fehlen.

### 4.2.2.8 Mediale Halszyste

Mediale Halszysten entwickeln sich aus Resten des Ductus thyreoglossus und lokalisieren sich zwischen Zungengrund und Schilddrüse. In der Zystenwand sind oft Schilddrüsenanteile nachweisbar. Mediale Halszysten werden in 95% unterhalb oder in Höhe des Zungenbeins angetroffen und sind schluckverschieblich. 30% der medialen Halszysten sind schmerzhaft, 61% imponieren als Dauerschwellung. Entzündungszeichen sind die Regel.

Ultrasonographisch finden sich glatt begrenzte, schluckverschiebliche zystische Strukturen, die echoarm bis mäßig echoreich erscheinen. Eine Rückwandverstärkung ist typisch (Abb. 107). Im Longitudinalschnitt erkennt man die topographische Lagebeziehung zum Hyoid. Liegt die Zyste dem Zungenbein eng an, können die verstärkten Rückwandechos mit den Knochenreflexionen des Hyoids zusammenfallen und sich der Beobachtung entziehen.

### 4.2.2.9 Dysontogenetische Zyste

Dysontogenetische Zysten lassen sich in drei Kategorien unterteilen:
1. *Epidermoide* sind von einer Kapsel umgebene Hohlräume, die keine Hautanhangsgebilde enthalten;
2. *Dermoide* weisen zusätzliche Hautanhangsgebilde wie Haare, Follikel, Talg- und Schweißdrüsen auf, die in Bindegewebe eingebettet sind;
3. *Teratoide* enthalten Abkömmlinge sämtlicher drei Keimblätter.

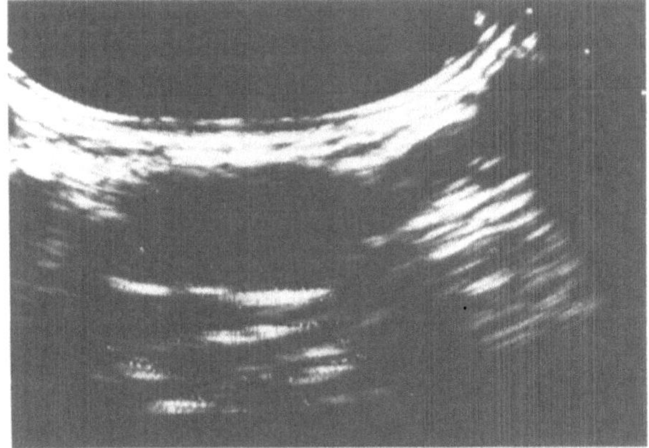

**Abb. 106**

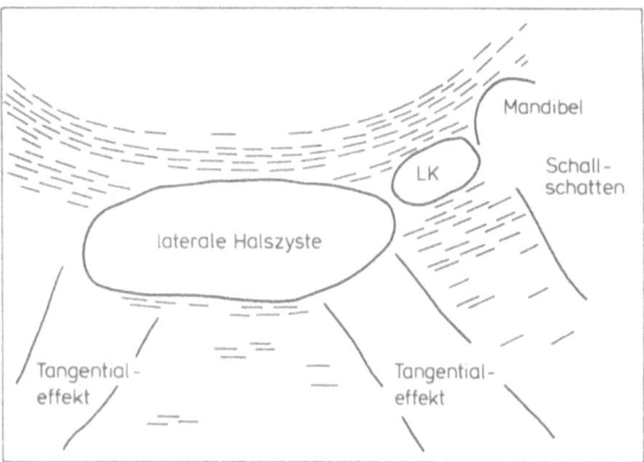


**Abb. 106.** Laterale Halszyste mit benachbarten vergrö-ßerten Lymphknoten, Tangentialeffekten und Schall-schatten der Mandibel (Sektor-Scan, Longitudinal-schnitt)

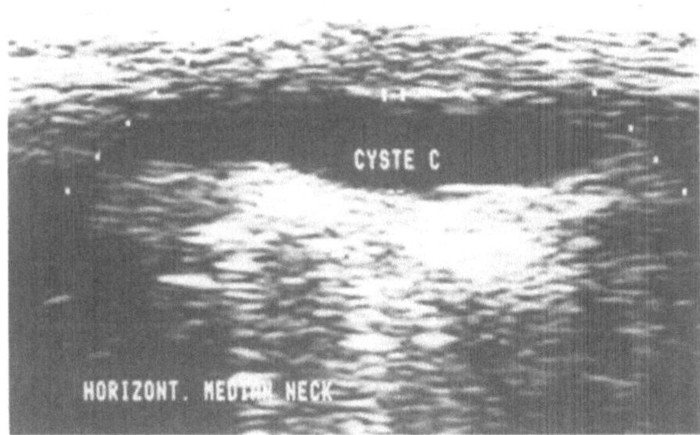


**Abb. 107**

**Abb. 107.** Horizontalschnitt einer medialen Halszyste mit Rückwandverstärkung (Sektor-Scan)

*Epidermoide* manifestieren sich im Wangen-bereich, in der Zunge oder am äußeren Hals. Ihre Größe variiert. Ultrasonographisch sieht man umschriebene, glatt begrenzte Hohlräume mit fleckförmigen Binnenechos und rückwärti-ger Überstrahlung (Abb. 108).

Ca. 1/3 aller *Dermoidzysten* des Körpers tre-ten im Kopf-Hals-Bereich auf. Ca. 6% betreffen die Region des lateralen Halses und können schon bei der Geburt sichtbar sein (Abb. 109). Zystische Formen enthalten käsigen Inhalt, aber auch Haare, Knorpel und Knochen. Ultrasono-graphisch imponieren Dermoide des Halses als Formationen mit echoreicher bis echodichter Binnenstruktur und scharfer oder fehlender Ab-grenzung gegen die Umgebung. Innerhalb des Dermoids können echoleere Hohlräume auftre-ten. Je nach inhaltlicher Zusammensetzung sieht man auch brillierend helle Knochenechos. Der-moide sind verschieblich und wenig kompressi-bel. Eine rückwärtige Überstrahlung ist nicht zu beobachten (Abb. 110).

*Teratome* des Kopf-Hals-Bereiches sind in der Regel schon bei der Geburt sichtbar. Histolo-gisch dominieren Nerven- und Drüsengewebe, wobei die Polymorphie der einzelnen Teratome sehr groß ist. Vereinzelt werden sie auch inner-halb des Zungenkörpers gefunden und können dann von intraoral oder durch den Mundboden ultrasonographisch untersucht werden. Im Ul-traschallbild treten zystische Hohlräume mit komplexen Binnenechos auf (Abb. 111). Der zy-stische Charakter der klar abgegrenzten Läsio-nen, die Lage sowie die Anamnese lassen auf die gutartige Natur des Prozesses schließen.

### 4.2.2.10 Ektopisches Schilddrüsengewebe

Ähnlich wie bei der Entwicklung medianer Halszysten sind ektopische Schilddrüsenanteile Folge eines gestörten Deszensus der Glandula thyroidea. Ektopische Schilddrüsenanteile kön-nen aber auch nach vorausgegangenen Stru-maoperationen beobachtet werden.

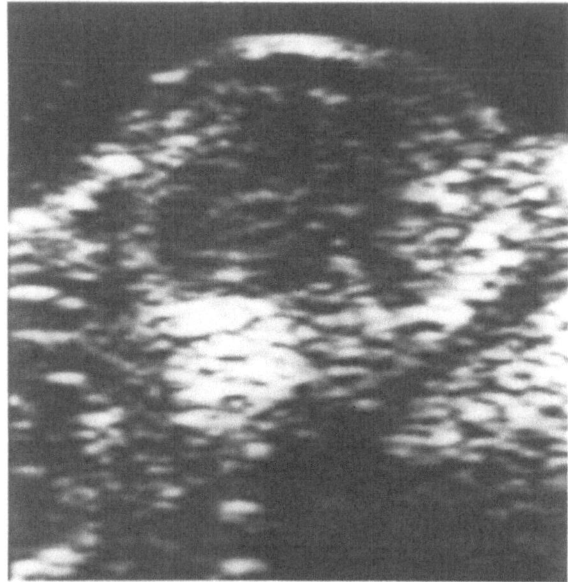
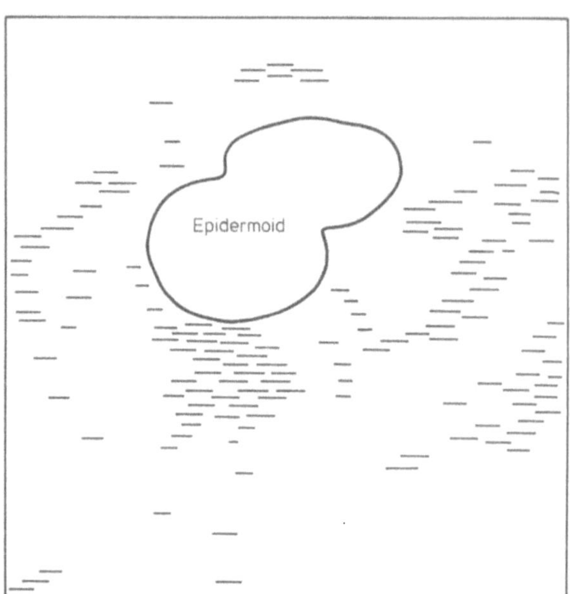



**Abb. 108.** Entzündetes Epidermoid der Zunge mit komplexen Binnenechos des zystischen Hohlraumes und leichter Rückwandverstärkung (Linear-Scan)

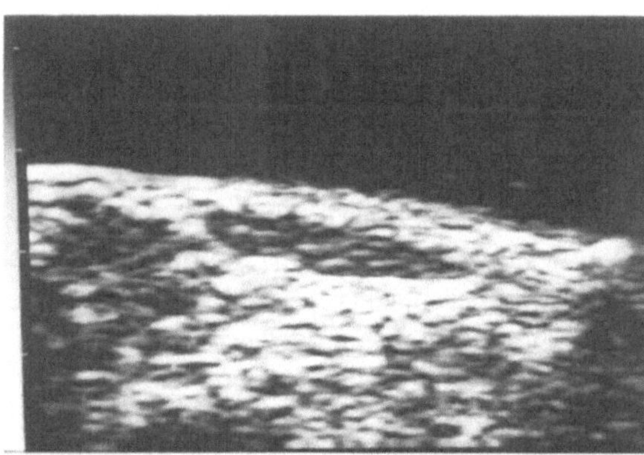
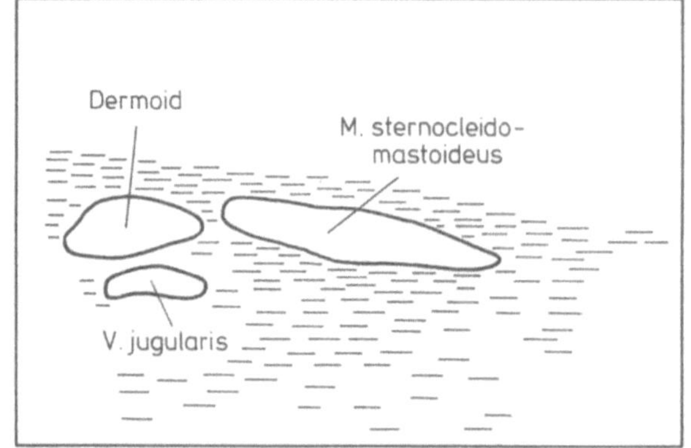



**Abb. 109.** Dermoidzyste des rechten Halses bei einem 5-monatigen Säugling (Linear-Scan)

**Abb. 110.** Dermoidzyste des Halses mit echoreicher Binnenstruktur des Dermoids und echoleerem Hohlraum (Linear-Scan)

**Abb. 111.** Teratom der Zunge mit zystischem Hohlraum und komplexen Binnenechos (Sektor-Scan, intraoraler Schnitt)

**Abb. 112.** Echointensiver, ektopischer Schilddrüsenknoten nach Strumektomie (Linear-Scan)

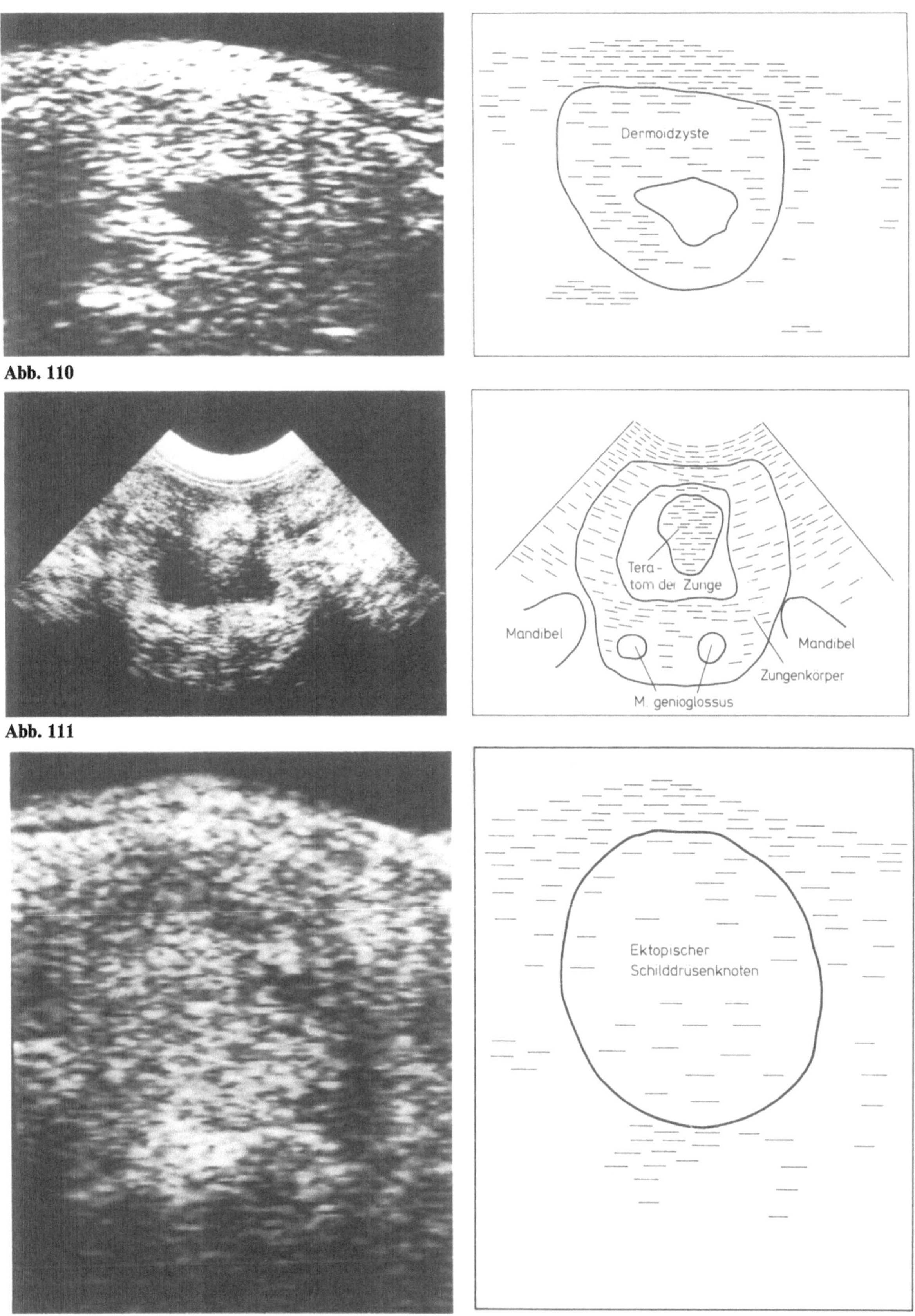



**Abb. 110**



**Abb. 111**



**Abb. 112**

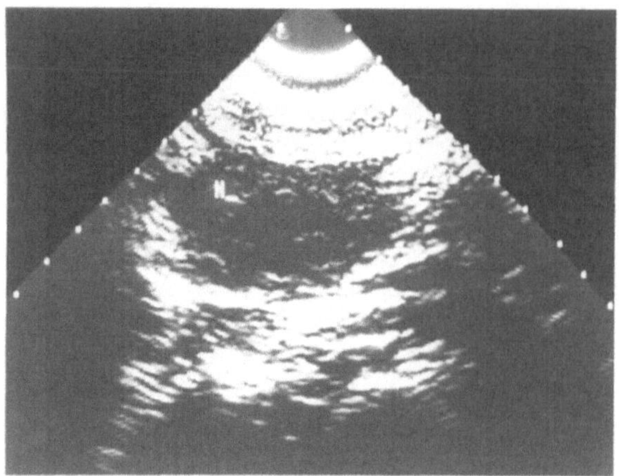

**Abb. 113a**

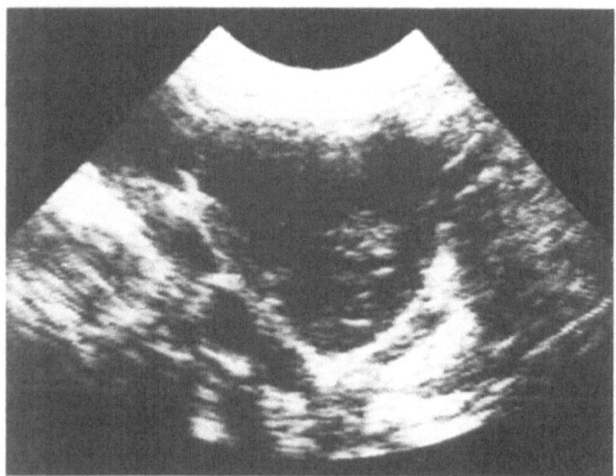

**Abb. 113b**

**Abb. 113a, b.** Primäre Malignome der Halslymphknoten (Sektor-Scan). **a** Hodgkin-Lymphom (*N*) mit Tangentialeffekten und Rückwandverstärkung (Longitudinalschnitt). **b** Non-Hodgkin-Lymphom (Horizontalschnitt)

**Abb. 114a–c.** Sekundäre Lymphknotenmetastasen am Hals (Sektor-Scan). **a** Schwellung am Hals durch mehrere Lymphknotenmetastasen im Trigonum caroticum. Die einzelnen Lymphknoten zeigen einen echoarmen bis komplexen Aufbau (Longitudinalschnitt). **b** Nicht palpabler Lymphknoten bei Hypopharynxkarzinom, der die Dilatation der V. jugularis behindert (Longitudinalschnitt). **c** Kokardenmuster einer zentral zerfallenden Lymphknotenmetastase auf der A. carotis communis

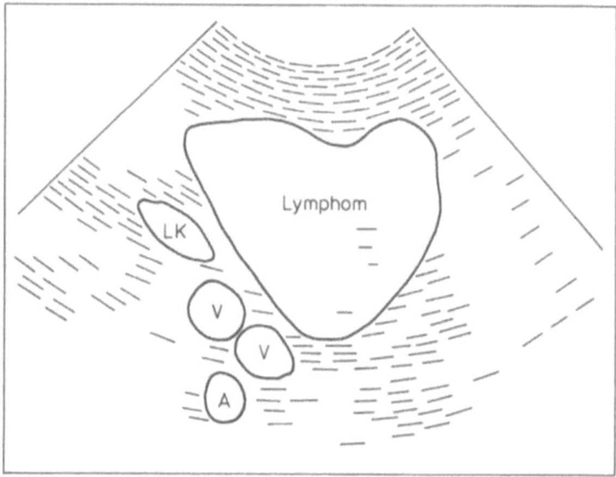



Ultrasonographisch findet man umschriebene, verschiebliche, inkompressible Knoten mit echointensivem oder komplexem Reflexionsmuster (s. Kap. Schilddrüsendiagnostik, S. 95) (Abb. 112).

### 4.2.3 Maligne Tumoren

#### 4.2.3.1 Lymphknotentumor

Die malignen Tumoren der Halslymphknoten lassen sich in *primäre* und *sekundäre Tumoren* unterteilen. Primäre Tumoren sind 1. das Hodgkin-Lymphom und 2. das Non-Hodgkin-Lymphom (Abb. 113a, b). Als sekundäre Tumoren bezeichnet man Karzinom-, Melanom- und Sarkommetastasen sowie leukämische Infiltrate.

Bei Schwellungen im oberen Halsbereich kann es sich auch bei jugendlichen Patienten um eine erste Malignommanifestation handeln.

Ultrasonographisch stellten sich in unserem Patientengut *primäre Malignome der Hals-lymphknoten* als 2–3 cm große, unregelmäßig begrenzte, verschiebliche, inkompressible Strukturen dar mit echoarmer bis komplexer Binnenstruktur. Die Schallausbreitungsgeschwindigkeit im Tumorgewebe war gegenüber den umgebenden Strukturen groß, so daß in der Regel eine rückwärtige Überstrahlung auftrat. Ebenso wurden Tangentialeffekte beobachtet. Die Tumoren besitzen meistens eine intakte Kapsel und grenzen sich zur Nachbarregion und den Gefäßen gut ab.

Okkulte *Lymphknotenmetastasen* der Lymphabflußwege des Halses sind ultrasonographisch ohne Vergrößerung der Lymphknoten nicht zu erfassen, da die Identifizierung einen raumfordernden Prozeß der Strukturen voraussetzt. Eine Lymphknotenvergrößerung bis zu 1 ccm und auch mehr kann grundsätzlich Ausdruck einer unspezifischen Lymphadenitis oder eines metastatischen Lymphknotenbefalls sein. In kleinen, nicht palpablen Lymphknoten sind

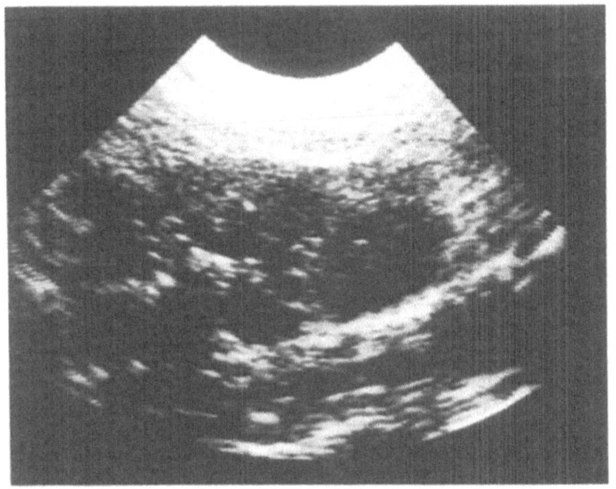

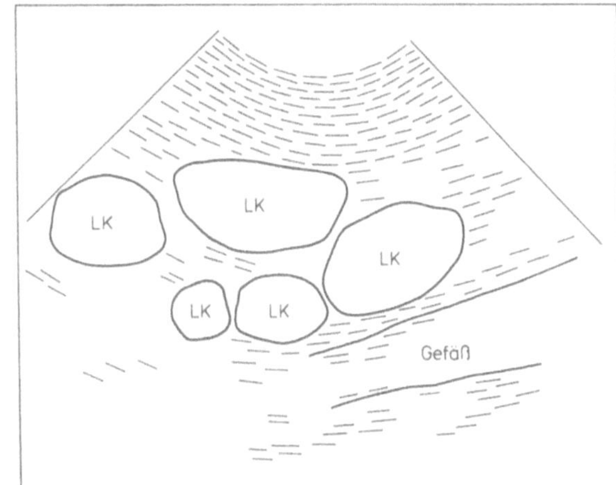


**Abb. 114a**

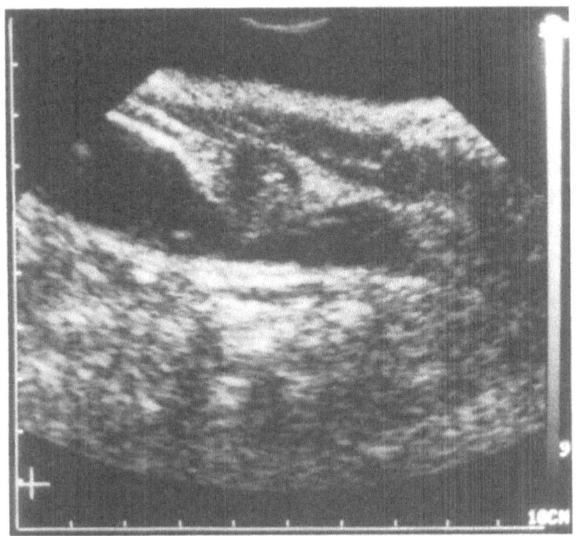

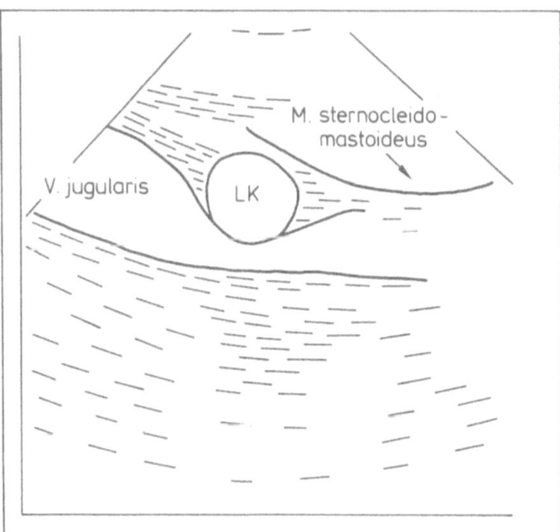


**Abb. 114b**

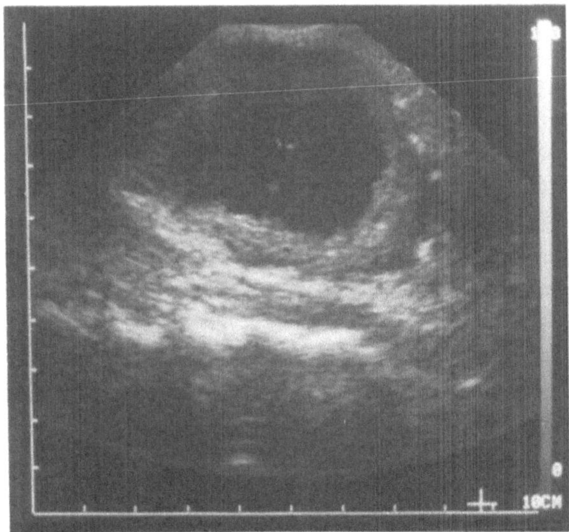

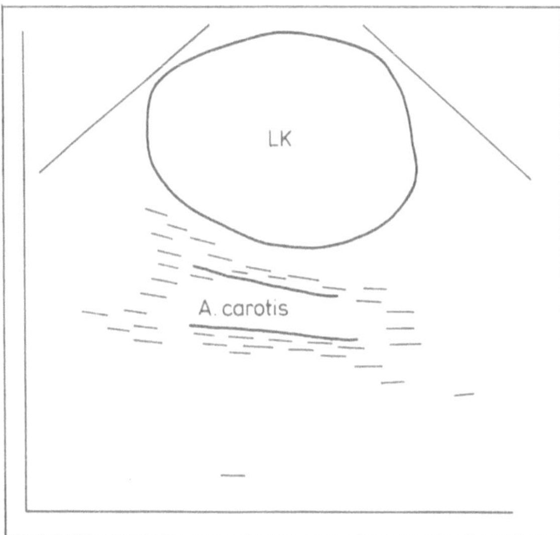


**Abb. 114c**

aber – vor allem bei Tumoren der Zunge, der Tonsille, der Supraglottis und des Hypopharynx mit geringem histologischen Reifegrad – in 30–40% okkulte Metastasen nachweisbar. Bei Lymphknotenschwellungen dieser Größenordnung besteht ultrasonographisch keine Möglichkeit aufgrund von Form und Echoreflexionsmuster entzündliche und tumoröse Lymphknotenerkrankungen zu unterscheiden.

Klinisch werden Lymphknoten ab einer Größe von ca. 1 ccm palpabel und sind dann bereits in ca. 67% metastatisch befallen. Ultrasonographisch zeigen bereits etwas kleinere tumorös veränderte Lymphknoten komplexe Binnenechos (Abb. 114a); Kapseldurchbrüche sind selten. Sie liegen im Gefäßbündel und können der Gefäßwand fest anhaften. Manchmal schränken sie die Pulsation der V. jugularis beim Valsalvamanöver ein oder penetrieren die Venenwand (Abb. 114b). Eine weitere Größenzunahme oder Konfluieren mehrerer benachbarter Lymphknoten kann zu einer totalen Obliteration des Venenlumens führen (Abb. 115a–d). Große tumorös veränderte Halslymphknoten neigen zur zentralen Nekrose und zeigen ultrasonographisch ein typisches Kokardenmuster (Abb. 114c).

### 4.2.3.2 Mesenchymale Tumoren

Das ultrasonographische Bild maligner mesenchymaler Halstumoren z.B. von Liposarkomen oder Rhabdomyosarkomen unterscheidet sich nicht von den gutartigen Varianten (z.B. Leiomyomen, aggressiven Angiomatosen oder Fibromatosen der Halsmuskulatur). Im Ultraschallbild finden sich in der Regel abgegrenzte oder unscharf begrenzte, inkompressible Tumoren, die zu Schattenzonen hinter dem Tumor führen. Die Binnenstruktur der Tumoren kann entweder homogen echoreich oder komplex sein. Klinisch treten diese Malignome selten auf (Abb. 116).

### 4.2.4 Stellenwert der Sonographie in der Onkologie des Kopf-Hals-Bereiches

#### 4.2.4.1 Prätherapeutische Lymphknoten-Klassifikation

Ohne auf die Diskussion um die prophylaktische Halsausräumung eingehen zu wollen, er-

hebt sich bei metastasierungsfreudigen Tumoren im Falle eines *negativen Palpationsbefundes* die Frage des tatsächlichen Lymphknotenbefalls. Die Problematik stellt sich auch bei rasch wachsenden Tumoren mit einseitiger Lymphknotenvergrößerung, bei denen nach der klinischen Erfahrung mit hoher Wahrscheinlichkeit eine kontralaterale Metastasierung zu erwarten ist. In beiden Fällen besteht eine gewisse Unklarheit hinsichtlich Art und Ausmaß des therapeutischen Vorgehens. Hier bietet die Sonographie die Möglichkeit, die Lymphknotenklassifizierung zu verbessern. Bei 27 Patienten mit Plattenepithelkarzinomen der Tonsille, Zunge, Supraglottis und des Hypopharynx und negativem Palpationsbefund einer oder beider Halsseiten wurden ultrasonographisch in 66,7% positive Lymphknoten in einer Größe von 6–13 mm nachgewiesen. Nur in drei Fällen konnte der Tumorverdacht histologisch nicht verifiziert werden. Untersuchungstechnisch hat sich zur Lymphknotenbefundung folgendes sonographische Vorgehen bewährt: Je nach Sitz des Primärtumors werden im Longitudinalschnitt die Lymphabflußstationen entsprechend den zu erwartenden Metastasierungswegen zunächst ipsilateral und dann kontralateral durchschallt (s. Abb. 84a–d).

Bei großen tief gelegenen *tumorösen Halslymphknoten* ist der alleinige Palpationsbefund zur Diagnose zu ungenau. Deshalb wird prätherapeutisch zunehmend die Computertomographie und zur Beurteilung der Carotisdurchblutung auch die Dopplersonographie eingesetzt. Dennoch ist auch bei diesen Patienten die Sonographie von nicht zu unterschätzendem Vorteil, da die funktionelle Methode dem Arzt erlaubt, den Befund direkt während der klinischen Untersuchung abzuklären. Die Ultraschalluntersuchung wird in senkrecht aufeinander stehenden Schnittebenen durchgeführt. Sonographisch wird so die Ausdehnung des Halslymphknotenbefalls bestimmt, die topographische Beziehung zur Halsgefäßscheide und den einzelnen Gefäßen untersucht, sowie die Verschieblichkeit zu den Nachbarstrukturen überprüft (Abb. 115a–d). Bei Bedarf kann unter ultrasonographischer Kontrolle eine Probebiopsie durchgeführt werden.

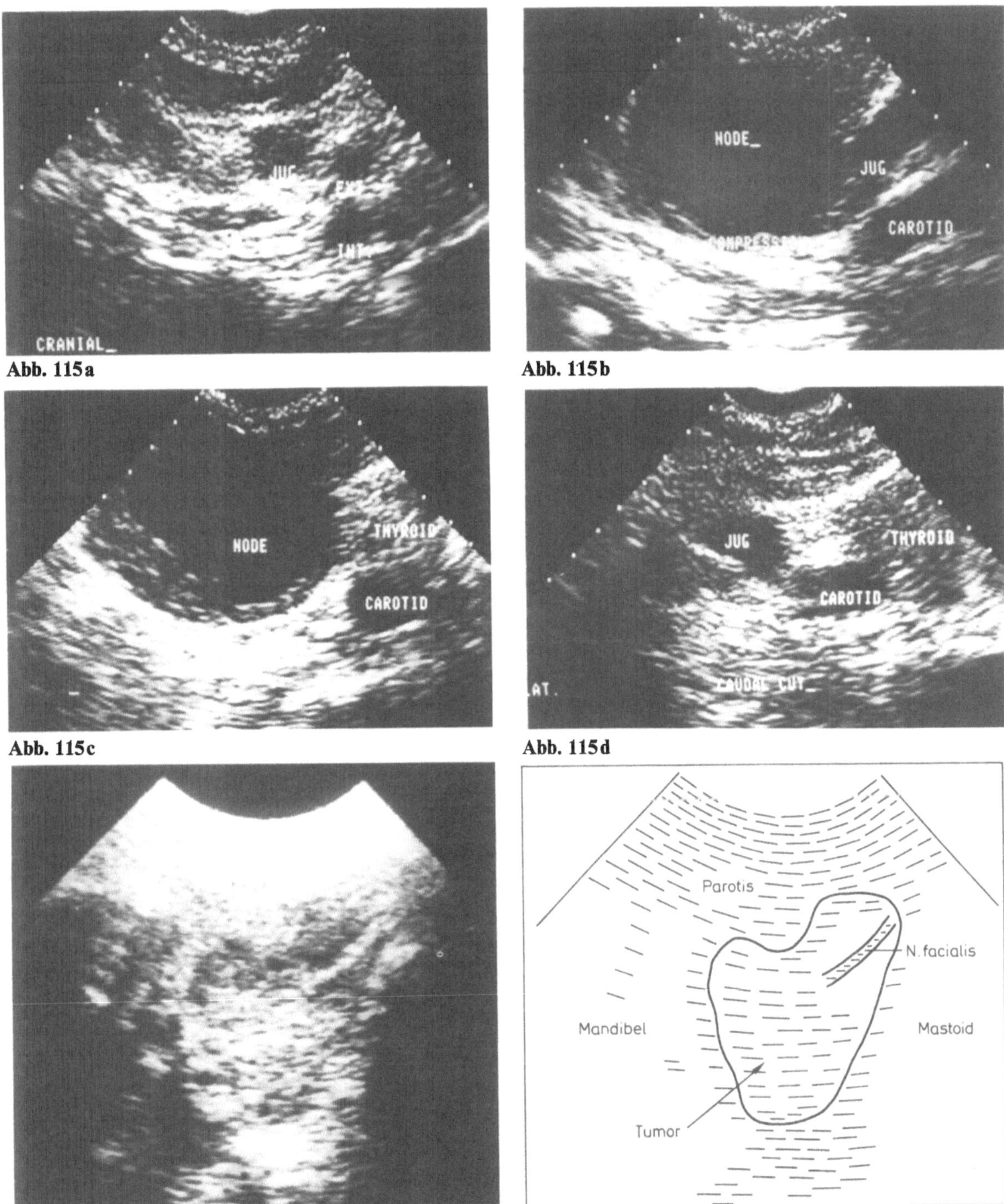



**Abb. 115a**

**Abb. 115b**

**Abb. 115c**

**Abb. 115d**

**Abb. 116**

**Abb. 115a–d.** Halslymphknotenmetastase eines Plattenepithelkarzinoms mit Obliteration der V. jugularis (Sektor-Scan) **a** Horizontalschnitt über dem Jugulum unterhalb des Knotens. **b** Horizontalschnitt 2 cm höher als Abb. 115a, zeigt Obliteration der V. jugularis durch eine Lymphknotenmetastase. **c** Kontrolle des Befundes aus Abb. 115b im Longitudinalschnitt bestätigt den Verschluß der V. jugularis. **d** Horizontalschnitt oberhalb des Knotens zeigt eine offene V. jugularis sowie die Gefäßlumen der Aa. carotis externa und interna

**Abb. 116.** Aggressive Angiomatose innerhalb und unterhalb der Glandula parotis (Sektor-Scan, Horizontalschnitt)

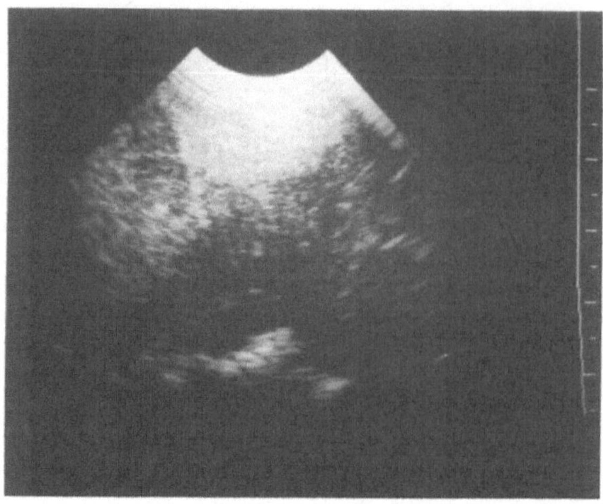

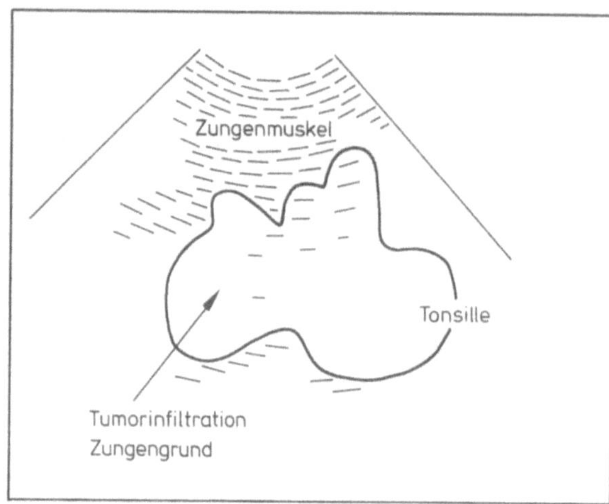



**Abb. 117.** Horizontalschnitt intraoral durch die Zunge zeigt Infiltrationen des Zungengrundes und des Zungen- körpers durch ein Plattenepithelkarzinom ausgehend von der Tonsille (Sektor-Scan)

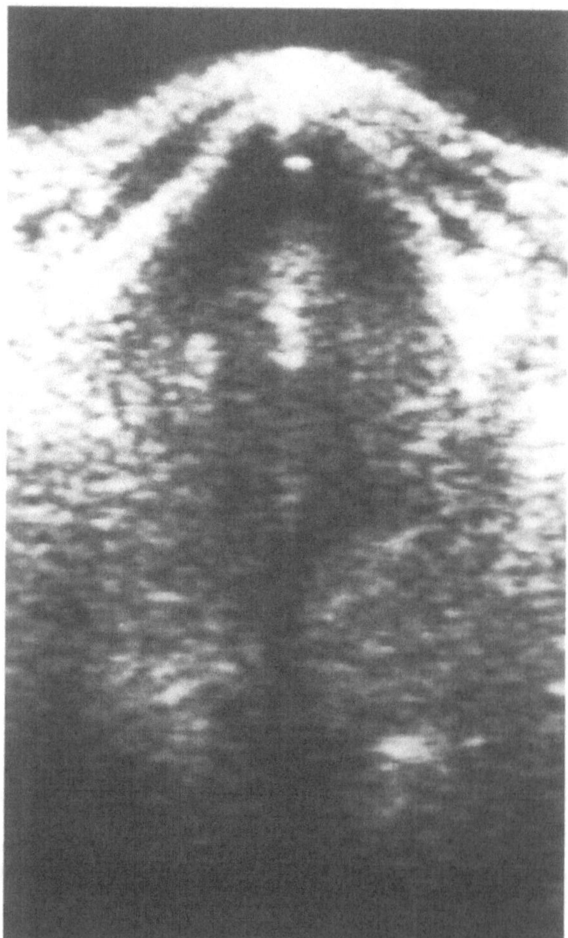

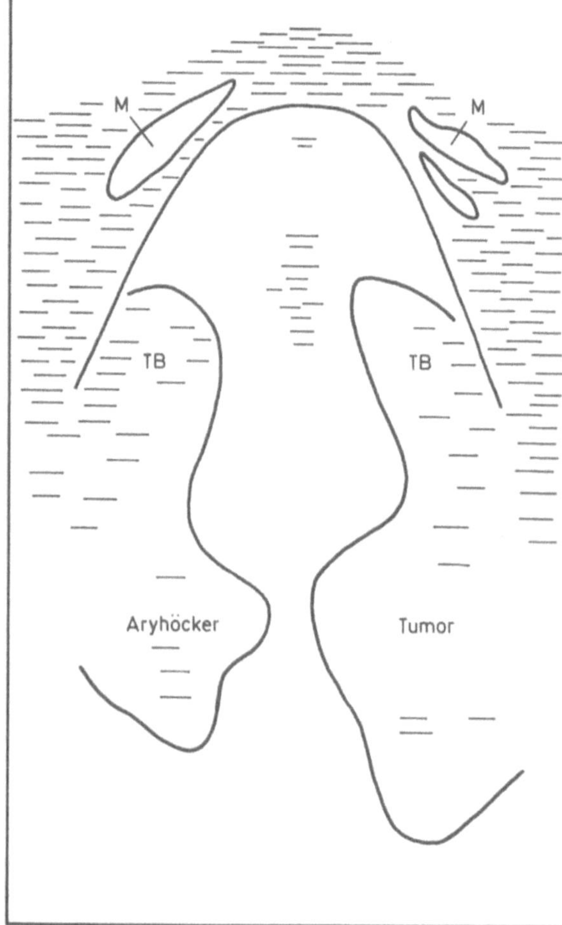



**Abb. 118.** Horizontalschnitt in Höhe des Taschenbandes (*TB*) und des Aryhöckers zeigt einen Tumor im Bereich des Recessus piriformis rechts (*M*, prälaryngeale Musku- latur) (Linear-Scan)

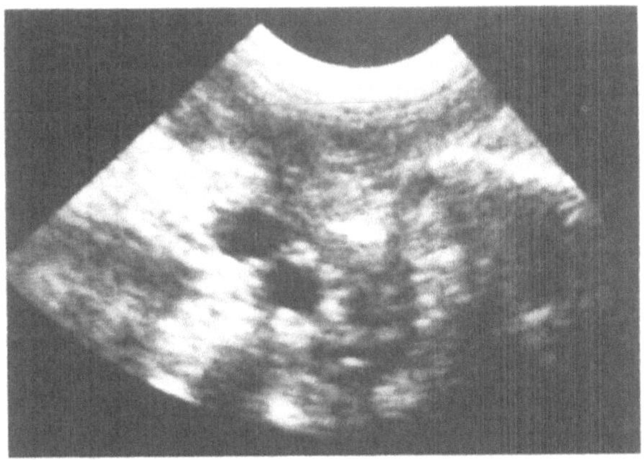

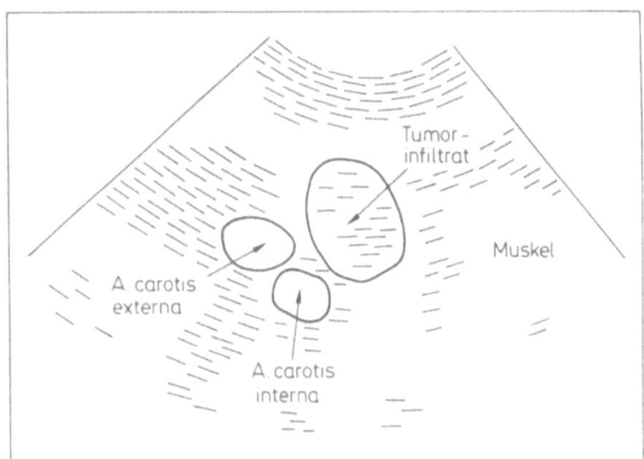


**Abb. 119.** Tumorrezidiv in die Halsweichteile. Zustand nach Neck-dissection und Radiotherapie (Sektor-Scan, Horizontalschnitt)

Einschränkend muß darauf hingewiesen werden, daß eine Tiefeninfiltration in die Halswirbelsäule oder in die Schädelbasis ultrasonographisch nur schlecht beurteilbar ist.

### 4.2.4.2 Tumor – Klassifikation

Erste Erfahrungen deuten darauf hin, daß die Ultrasonographie eine genauere Diagnose der Tumorausdehnung ermöglichen kann. Von besonderer Bedeutung ist die Möglichkeit, einen Eindruck über die Tiefenentwicklung des Neoplasmas zu gewinnen und den endoskopischen Befund der Tumorausbreitung im Bereich der Schleimhaut zu erweitern. Seit jeher ist versucht worden, durch gleichzeitige intra- und extraorale Palpation diese Information klinisch zu gewinnen. Mit den heutigen technischen Möglichkeiten läßt sich sonographisch u.a. die Tumorausbreitung in die Zungenmuskulatur (Abb. 117) oder die Kontinuität eines Hypopharynxtumors mit seiner Halsmetastase aufzeichnen. Man kann auch die Tumorausdehnung in den Recessus piriformis im Ultraschallbild nachweisen (Abb. 118). Eindeutigen Vorrang hat bei diesem Befund jedoch – und darauf sollte deutlich hingewiesen werden – die *optische Kontrolle,* d.h. die indirekte oder direkte Laryngoskopie und Hypopharyngoskopie.

### 4.2.4.3 Primärtumorsuche

Bei zervikalen Metastasen unbekannter Primärtumoren in die tiefen Lymphknoten der oberen und mittleren Halsetage, handelt es sich in ca. 85% um Metastasen von Plattenepithelkarzinomen. Sitz der primären Tumoren, die meist im Verlauf weiterer 1–3 Jahre aufgespürt werden, ist der Nasopharynx, die Tonsille, der Zungengrund, die Schilddrüse, der Mesopharynx, der Hypopharynx und die Parotis.

Zur Primärtumorsuche werden von mehreren Autoren EBV-Titerbestimmungen oder auch Verdachtsbiopsien aus der Rosenmüller'schen Grube angegeben. Empfohlen wird auch die diagnostische Tonsillektomie. Der Ausschluß eines Bronchialkarzinoms und als grundsätzliche Maßnahme die Panendoskopie sind selbstverständlich.

Trotz palpatorisch negativer Befunde im Bereich der Schilddrüse und der Parotis und selbst szintigraphisch unauffälligen Diagnosen, können diese parenchymatösen Organe Sitz des Primärtumors sein. Die hohe Validität der Ultrasonographie bei Erkrankungen der Schild- und Speicheldrüsen sowie die sonographische Eigenschaft, selbst kleine umschriebene Läsionen in diesen Organen darzustellen, rechtfertigen, bei der Primärtumorsuche die Ultraschallkontrolle dieser beiden Drüsenkörper miteinzubeziehen.

### 4.2.4.4 Verlaufskontrolle und Tumornachsorge

Ist einmal ein Befund registriert und dokumentiert, stellt die Ultrasonographie eine einfache Möglichkeit dar, unter Therapie Form- und

Größenvariationen bzw. Mobilitätsveränderungen durch kontrollierte Palpation zu verfolgen. Erschwert wird diese Verlaufskontrolle jedoch durch die Tatsache, daß Narbengewebe nach Operationen ultrasonographisch nur schwer von diffus infiltrierendem Tumorgewebe differenziert werden kann. Leichter ist es also, abgegrenzte Prozesse zu kontrollieren. Bei vorausgegangener Chemo- oder Strahlentherapie werden sowohl das Tumorgewebe als auch die Nachbarareale strukturdichter und der Ultraschall stärker absorbiert, so daß die Bildinterpretation schwieriger wird. Jeder mit der Tumornachsorge beschäftigter Arzt weiß, wie oft nach kombiniert radio-chirurgischen Maßnahmen eine brettharte Induration des Halses die palpatorische Rezidiverkennung im Kopf-Hals-Bereich beeinträchtigt. Dabei sind nach vorausgegangener gleichseitiger Neck-dissection mit positivem Lymphknotenbefall, lokale Rezidive am Hals gar nicht so selten und spätere kontralaterale Rezidive sogar in 33% zu erwarten. Trotz veränderter Echogenität besteht nach unseren Erfahrungen auch in diesen Fällen die Möglichkeit, umschriebene und infiltrierend wachsende Rezidive in den Halsweichteilen zu diagnostizieren. Deshalb sollte gerade bei diesen Patienten bei unklaren Schwellungen oder Schmerzen, die Ultraschalldiagnostik als bildgebendes Verfahren zur Untersuchung der Halsweichteile eingesetzt werden (Abb. 119).

## 5 Anwendungsbereich der diagnostischen Halssonographie

Wie bereits festgestellt, ist die Ultrasonographie neben Inspektion und Palpation eine ergänzende, makroskopische Methode zur Untersuchung des Halses. So paradox es klingt, sollte sich der Untersucher dieser Tatsache ständig bewußt sein, um das Verfahren nicht zu überfordern, es aber gleichzeitig auch voll ausnützen zu können. Die Ultraschalldiagnostik des Halses hat überall dort ihren Platz, wo die Palpation nur eine unsichere Befunderhebung ermöglicht. So können tief lokalisierte Prozesse näher definiert und konfluierende Strukturen abgegrenzt werden.

Bei der Untersuchung des Halses erfolgt die Orientierung ausgehend von bekannten Strukturen hin zum pathologischen Befund. Schwieriger und zeitaufwendiger ist die Anwendung der Ultraschalldiagnostik als Suchmethode im Rahmen eines tumorösen Geschehens bei negativem Palpationsbefund. Hier dauert die Untersuchung des einzelnen Patienten bis zu einer Stunde, wobei die Qualität der heute verwendeten Geräte so hoch ist, daß pathologische Befunde zwar auf dem Bildschirm erscheinen können, von dem Untersucher aber nicht erkannt werden.

Faßt man unsere Erfahrungen mit der Ultraschalldiagnostik des Halses zusammen, so ergeben sich bislang folgende *Indikationsbereiche*:

1. Lage-, Größe-, Form- und Volumenbestimmung parenchymatöser Halsorgane und Diagnose pathologischer Befunde (Zysten, Tumoren, Stauung, Ansammlung von Konkrementen);
2. Identifizierung von positiven Palpationsbefunden in den Halsweichteilen:
   2.1 Zuordnung oder Abgrenzung von parenchymatösen Organen, Haut- und Schleimhautoberflächen, knöchernen Strukturen, Gefäßen, Muskeln, Nerven;
   2.2 Bestimmung von Größe, Volumen, Konsistenz, Kompressibilität und Verschieblichkeit
   a) passiv, b) aktiv beim Schlucken;
   2.3 Bestimmung der *Ausbreitungsrichtungen* zu Halsgefäßen, Schilddrüse, tiefen und oberflächlichen Halsmuskeln und zur Fossa supraclavikularis;
   2.4 Differenzierung zystisch – solid und Strukturbeschreibung;
   2.5 a) Im Falle eines *entzündlichen Prozesses,* kann der Krankheitsverlauf verfolgt werden, soweit er im Ultraschallbild zu feststellbaren Veränderungen geführt hat; b) Im Falle eines *Tumors* kann der Therapieerfolg kontrolliert werden.
3. Differenzierung erschwerter Palpationsbefunde: Ausdehnungsbestimmung von Abszessen; Definition konfluierender Tumoren; Tiefenbestimmung bzw. Abgrenzung von der Pleurakuppe bei Prozessen in der Fossa supraclavikularis; Rezidivsuche bei brettharter

Induration der Halsweichteile nach vorausgegangener Operation, Bestrahlung oder Chemotherapie.

4. Identifizierung von Strukturen bei *negativem Palpationsbefund*:
Primärtumorsuche in parenchymatösen Organen; Suche von Halslymphknotenveränderungen bei bekanntem Primärtumor oder bekannter metastatischer Erkrankung.

5. Tumorstaging im Kopf-Hals-Bereich:
Palpations-, Endoskopie- und Ultraschallbefund des Halses definieren die präoperative TNM-Klassifikation; Bestimmung und Festlegung des Ortes und der Tiefe einer vorzunehmenden Probebiopsie.

6. Im Real-time-Verfahren kontrollierte Probepunktion.

## 6 Bewertung der diagnostischen Halssonographie

Die Ultrasonographie der lateralen Halsweichteile ist in vielerlei Hinsicht ein hilfreiches Verfahren, das raumfordernde Prozesse nach solid und zystisch differenziert und ihre dreidimensionale Ausdehnung festlegt. Dabei werden die anatomisch-topographischen Beziehungen zu den Halsgefäßen und anderen chirurgisch bedeutenden Weichteilstrukturen abgeklärt.

Generell kann nach unseren Erfahrungen durch die Anwendung der Ultrasonographie in der Halsdiagnostik die Anzahl von z.B. Probeexzisionen aber auch nicht-invasiver, jedoch kostenaufwendiger Verfahren wie die Arteriographie, die Sialographie, die Isotopendiagnostik oder die Computertomographie, deutlich reduziert werden.

## Literatur


1. Gooding GAW, Herzog KA, Lang FC (1976) Ultrasonographic assessment of neck masses. J Clin Ultrasound 5:248
2. Kuhn FP, Mika H, Schild H, Klose K (1983) Spektrum der Sonographie von lateralen Kopf- und Halsweichteilen. Röntgenfortschr
3. Mann W, Käfer U, Laniado K, Löhle E, Müller-Hermann E, Pohl R-P (1980) Ultrasonographie in der HNO-Diagnostik. Dtsch Ärztebl 77:604
4. Mika H, Kuhn FP, Schweden F (1982) Computertomogramm und Ultraschall: Vergleich zu operativen Befunden ausgedehnter Metastasen des Halses. Laryng Rhinol Otol 61:374
5. Scheible FW, Leopold GR (1978) Diagnostic imaging in head and neck disease, current application of ultrasound. Head and Neck Surg. 1:1
6. Wiley AL jr, Zagzebski JA, Tolbert DD, Baujavic RA (1975) Ultrasound B-Scans for clinical evaluation of neoplastic neck nodes. Arch Otolaryngol 101:509

# Ultraschalldiagnostik der Schilddrüse

Th. Frank

Trotz eingeschränkter Leistungsfähigkeit der Anfang der siebziger Jahre zur Verfügung stehenden Ultraschallgeräte, mit denen zunächst nur zwischen soliden und liquiden Strukturen unterschieden werden konnte, hat bereits 1972 Blum et al. [1] ein „low amplitude echo pattern" bei der Hyperthyreose und der subakuten Thyreoiditis beschrieben und auf die sonographische Größenbestimmung der Schilddrüse unter suppressiver Therapie hingewiesen. Zur gleichen Zeit machten Thijs et al. [16] auf Möglichkeiten aufmerksam, die sich aus dem Vergleich der nuklearmedizinisch feststellbaren Impulsrate und der sonographisch ermittelten Tiefenausdehnung bestimmter Schilddrüsenareale ergibt. Auch mit der in letzter Zeit herausgestellten Volumenbestimmung der Schilddrüse mittels Ultraschall befaßte man sich frühzeitig. So haben Rasmussen et al. [14] bereits 1974 zu diesem Thema publiziert. Das echoarme Reflexionsmuster der malignen Schilddrüsenneoplasie schließlich wurde schon 1974 von Crocker et al. [3] bei 6 Karzinomen unter 40 operierten „kalten" Knoten beschrieben. Im deutschsprachigen Raum wird seit 1974 an den Kliniken für Nuklearmedizin und Radiotherapie der Stadtspitäler Triemli und Waid in Zürich von Heinzel und Frank die Ultraschallmethode in größerem Umfang im Rahmen der nuklearmedizinischen Schilddrüsendiagnostik eingesetzt. Die Ergebnisse wurden erstmals 1975 publiziert. Seit Einführung leistungsfähiger Ultraschallgeräte in Europa im gleichen Jahr bemühten sich Frank et al. um eine Zuordnung der Reflexionsmuster zu bestimmten Schilddrüsenveränderungen und haben wiederholt ihre Auffassung dargelegt, daß ein echoarmer „kalter" Knoten solange als malignomverdächtig zu gelten hat, bis das Gegenteil bewiesen ist [4–10]. Die Ergebnisse von Igl et al. [12] 1981 und von Pfannenstiel und Kirsch [13] 1982 brachten einen weiteren Fortschritt. Igl et al. fanden eine enge Korrelation des echoarmen Reflexionsmusters mit der antikörperpositiven Hyperthyreose [12], Pfannenstiel und Kirsch [13] konnten eine enge Beziehung zwischen Reflexionsmuster und Follikelgröße nachweisen.

## 1 Untersuchungstechnik

Die Schilddrüse kann sowohl mit dem *Compound-Scan-Verfahren* wie mit dem *Echtzeit-Bild-Verfahren* untersucht werden. Nach deutlicher Leistungssteigerung der Real-Time-Geräte in den letzten Jahren und Entwicklung spezieller Schallköpfe sehen wir zwischen beiden Verfahren keine grundlegenden Unterschiede mehr (Abb. 132a, b). Wichtig ist die Verwendung von Schallköpfen, die im oberflächennahen Bereich ihr Auflösungsmaximum besitzen. Dieses ist in der Regel bei 5-MHz- oder höher frequenten Schallköpfen auch ohne Wasservorlaufstrecke der Fall. Seit Einführung der Grey-Scale-Technik hat die A-Bild-Analyse im Rahmen der sonographischen Schilddrüsendiagnostik an Bedeutung verloren.

Die Untersuchung der Schilddrüse kann beim Compound-Scan-Verfahren an eine technische Assistentin deligiert werden, sofern für Problemfälle ein geschulter Arzt in Rufbereitschaft zur Verfügung steht. Die Querschnitte werden in 5–10 mm Abständen von kaudal nach kranial durchgeführt, wobei als Bezugslinie (Io) die Fossa jugularis dient. Die Längsschnitte verlaufen entsprechend der maximalen Ausdehnung der Schilddrüsenlappen von kranial-lateral nach kaudal-medial und werden ebenfalls in

Abständen von 5–10 mm ausgeführt. Mittels eines Sektor-Scans gelingt es, retroclaviculäre und retrosternale Schilddrüsenanteile darzustellen, sofern sie nicht zu groß sind.

Beim Real-Time-Verfahren ist die Ultraschalluntersuchung der Schilddrüse an einen Arzt gebunden. Der Untersuchungsablauf entspricht dem oben beschriebenen Vorgehen.

Für die Untersuchung liegt der Patient mit leicht überstreckter Halswirbelsäule auf dem Rücken.

Wird die Durchführung der Untersuchung an ärztliches Hilfspersonal deligiert, ist eine umfassende Dokumentation zwingend erforderlich. Eine Dokumentation, die sich nur auf den pathologischen Befund beschränkt, ist auch bei Durchführung der Untersuchung durch einen Arzt unzureichend. Unter den z.Zt. zur Verfügung stehenden Systemen hat sich die Dokumentation mit Multiformat-Systemen bei uns am besten bewährt.

## 2 Definition der Reflexionsmuster

Die Reflexionsmuster unterteilen wir in 6 Typen (Abb. 120): „Echonormales" Reflexionsmuster (I), echointensives Reflexionsmuster (II), echoarmes Reflexionsmuster (III), fast echofreies Reflexionsmuster (IV), echofreies Reflexionsmuster (V) und komplexes Reflexionsmuster (VI). Während das gewebliche Korrelat für die ersten 4 Reflexionsmuster ein solide aufgebautes Gewebe ist, entspricht das echofreie Reflexionsmuster einem liquiden Raum.

Das *komplexe* Reflexionsmuster besteht in der Schilddrüsensonographie überwiegend aus liquiden und soliden Anteilen in unterschiedlicher Zusammensetzung (Abb. 133), kann aber auch ausschließlich aus soliden Strukturen bestehen, wie es gelegentlich u.a. bei der subakuten Thyreoiditis zu beobachten ist (Abb. 127).

Das *„echonormale"* Reflexionsmuster ist das Reflexionsmuster der gesunden Schilddrüse und somit das Referenzmuster für die anderen Reflexionsmustertypen. Es zeigt eine gleichmäßige Verteilung von Echos mittlerer Intensität und Dichte und hebt sich gegen das fast echofreie Reflexionsmuster des M. sternocleidomastoi-

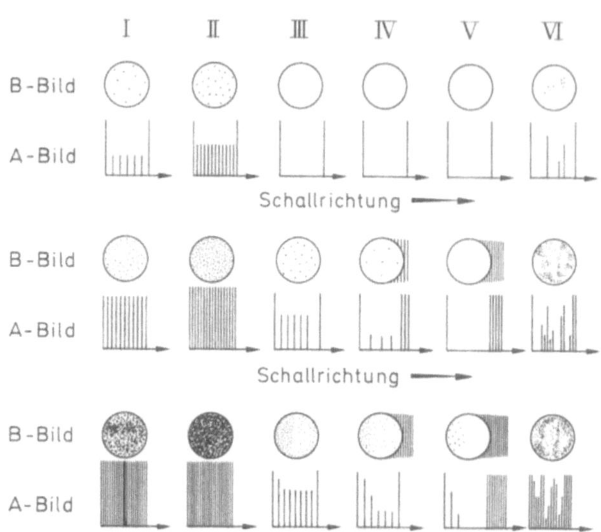


**Abb. 120.** Schemazeichnung der Reflexionsmuster im B- und A-Bild bei niedriger Echoverstärkung (*obere Doppelreihe*), mittlerer Echoverstärkung, d.h. Arbeitsechoverstärkung (*mittlere Doppelreihe*) und hoher Echoverstärkung (*untere Doppelreihe*). Die Schallrichtung ist in der Abbildung von links nach rechts gerichtet. *I* normales Reflexionsmuster, *II* echointensives Reflexionsmuster, *III* echoarmes Reflexionsmuster, *IV* fast echofreies Reflexionsmuster, *V* echofreies Reflexionsmuster, *VI* komplexes Reflexionsmuster

deus und der prävertebral gelegenen Muskulatur deutlich ab (Abb. 122).

Das *echointensive* Reflexionsmuster setzt sich aus einer größeren Zahl von Echos mit höherer Amplitude als das Referenzmuster zusammen (Abb. 132a, b), beim *echoarmen* Reflexionsmuster ist es umgekehrt; Anzahl und Intensität der Echos sind geringer (Abb. 129).

Das *fast echofreie* Reflexionsmuster weist eine extreme Echoarmut auf, welche bei flüchtiger Betrachtung mit dem sonographischen Bild einer Zyste verwechselt werden kann (Abb. 125). Wir bezeichnen diesen Reflexionstyp deshalb auch als zystoid.

Das *echofreie* Reflexionsmuster besitzt keine internen Strukturechos (Abb. 134). Dorsal des Befundes ist immer eine Echoverstärkung nachzuweisen, die deutlich weniger ausgeprägt, gelegentlich auch dorsal eines Befundes mit fast echofreiem und echoarmen Reflexionsmuster beobachtet werden kann.

*Verkalkungen* zeigen an der dem Schallkopf zugewandten Seite ein echointensives Aufprall-

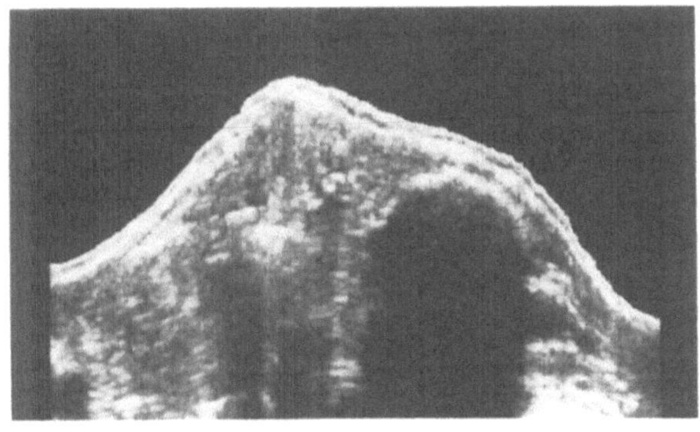

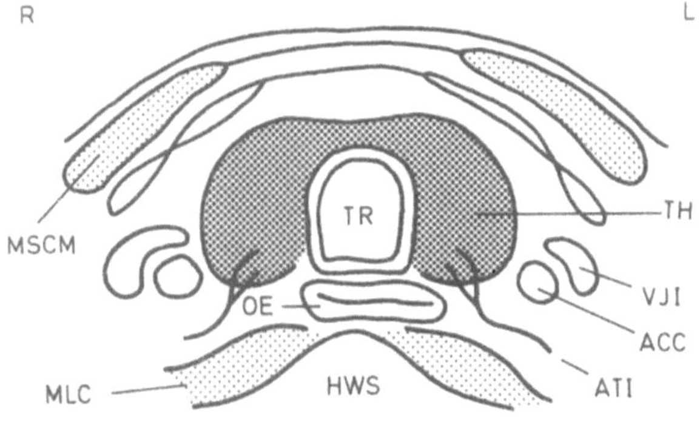



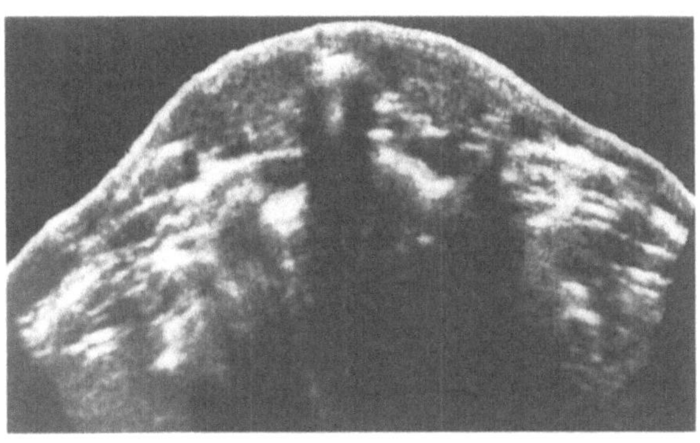



**Abb. 121.** Transversalschnitt. Struma mit verkalktem Knoten links. Echointensives Aufprallecho an der dem Schallkopf zugewandten Seite des verkalkten Knotens. Dorsale scharf begrenzte Schattenzone mit wenigen Wiederholungsechos ventral. Die hinter dem verdickten Isthmus gelegene und nach rechts abgedrängte Trachea zeigt eine größere Anzahl Wiederholungsechos sowie eine unscharfe Begrenzung des lufthaltigen Lumens. Aufgrund dieser Merkmale kann in der Regel die Schattenzone der Trachea von der Schattenzone hinter Kalk unterschieden werden

**Abb. 122. a** Schemazeichnung eines zervikalen Transversalschnittes in Höhe des Schilddrüsenisthmus, **b** Transversalschnitt durch eine gesunde Schilddrüse. Die Schilddrüse (*TH*) zeigt ein „echonormales" Reflexionsmuster. Demgegenüber hat der prävertebrale M. longus colli (*MLC*) und der ventrale M. sternocleidomastoideus (*MSCM*) ein echoarmes bis fast echofreies Reflexionsmuster. Die Thyreoidea wird medial von der Trachea (*TR*) begrenzt, dorsal vom Oesophagus (*OE*) und lateral von der A. carotis communis (*ACC*) und der V. jugularis interna (*VJI*). Das Sonogramm zeigt einen Oesophagusanschnitt links lateral der Trachea, dorsal der Schilddrüse

echo mit einem dahinter gelegenen Auslöschphänomen (Abb. 121). In der Schallschattenzone gelegene Veränderungen können durch eine seitliche Abtastbewegung untersucht werden.

## 3 Sonographische Befunde der Schilddrüse

### 3.1 Normale Schilddrüse

Das gesunde Schilddrüsengewebe zeigt eine gleichmäßige Verteilung von Echos mittlerer Intensität und Dichte (Abb. 122a, b). Latero-dorsal der Schilddrüse kommen die A. carotis communis und die V. jugularis interna als rundliche bzw. ovale echofreie Areale zur Abbildung. Ventral oder ventro-lateral wird der oberflä-

chennahe gelegene echoarme M. sternocleidomastoideus abgebildet, dorsal prävertebral der echoarme M. longus colli. Die Trachea zeigt in der Regel eine echointensive Vorderwand mit dorsal gelegenem Schallschatten und zahlreichen Wiederholungsechos, die das vordere Trachealumen partiell ausfüllen. Der hinter der Trachea gelegene Oesophagus ist nur dann darstellbar, wenn er infolge Lage und Formvarianten die Trachea seitlich überragt. Ein Anschnitt des Oesophagus gelingt auf der linken Seite häufiger als auf der rechten. Er stellt sich als ein kleines echoarmes rundliches Areal unmittelbar hinter der Schilddrüse paramedian dar, welches typischerweise im Zentrum ein relativ scharf begrenztes Doppelecho aufweist. Eine Fehlinterpretation des Oesophagus als vergrößerte Nebenschilddrüse sollte vermieden werden.

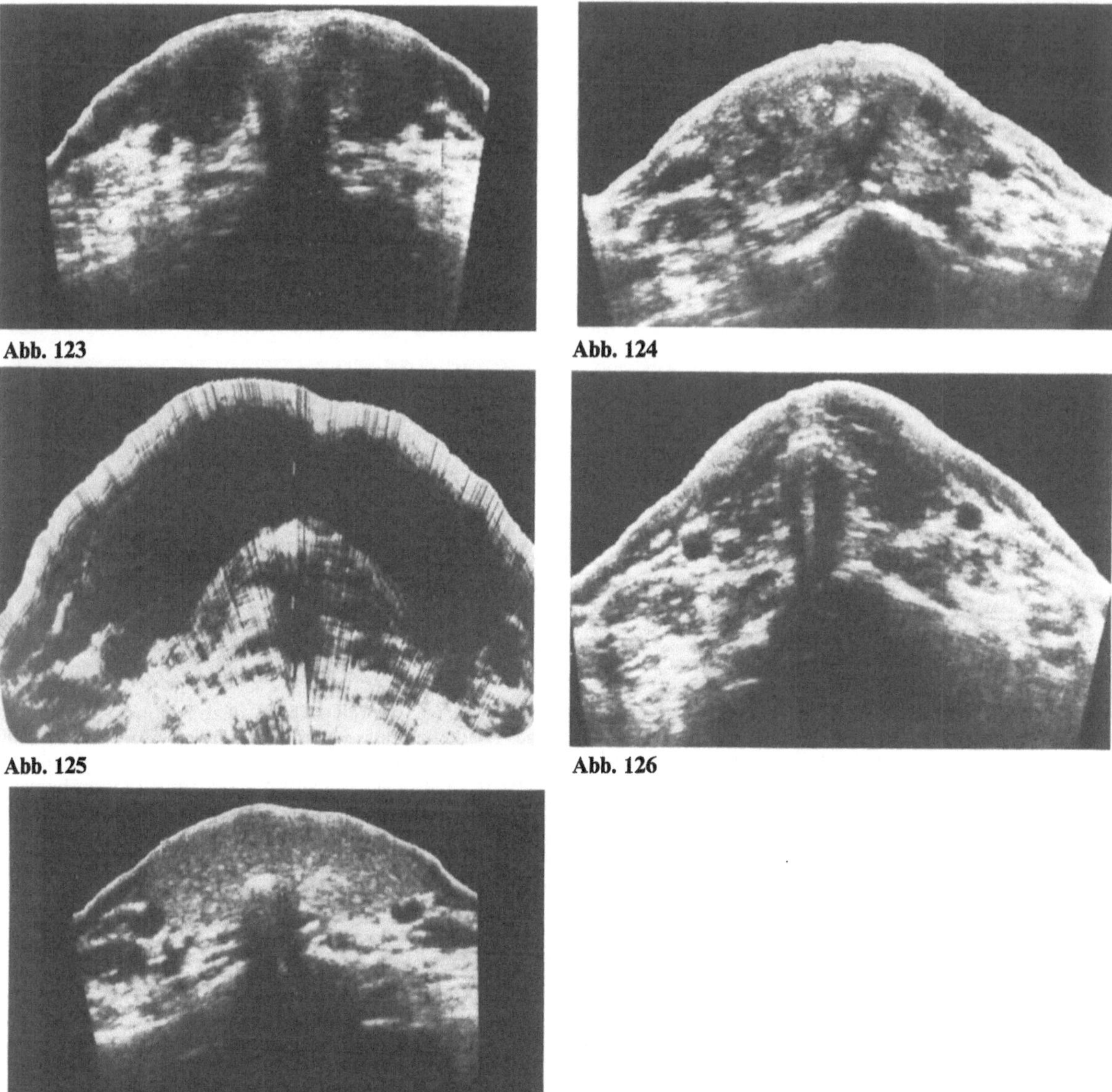

**Abb. 123**

**Abb. 124**

**Abb. 125**

**Abb. 126**

**Abb. 127**

**Abb. 123.** Transversalschnitt. Juvenile Struma diffusa mit „echonormalem" Reflexionsmuster

**Abb. 124.** Transversalschnitt. Struma diffusa mit rückschrittlichen Veränderungen. Als Nebenbefund Nebenschilddrüsenadenom rechts. Die Schilddrüse zeigt mehrere Reflexionsmuster; neben kleinen echofreien Arealen (*links ventral*) gelangen echointensive (*im Isthmus*) und echoarme (*rechts*) Bezirke zur Darstellung. Umschriebene Knoten werden nicht abgebildet

**Abb. 125.** Transversalschnitt. Chronische Thyreoiditis Hashimoto. Typisches zystoides Reflexionsmuster in der gesamten vergrößerten Schilddrüse, die wie ein mit Wasser gefülltes Kissen die Trachea hantelförmig umgibt. Hinter der Schilddrüse Echoverstärkung

**Abb. 126.** Transversalschnitt. Chronische Thyreoiditis vom atrophischen Typ. Die normal große bis leicht verkleinerte Schilddrüse zeigt ein fast echofreies bis echoarmes Reflexionsmuster. Möglicherweise handelt es sich bereits um den Übergang in ein Narbenstadium

**Abb. 127.** Transversalschnitt. Subakute Thyreoiditis de Quervain. Die mäßiggradig vergrößerte Schilddrüse zeigt ein fast echofreies bis echoarmes Reflexionsmuster mit irregulärer Verteilung der Echos im linken Lappen

## 3.2 Diffuse Veränderungen der Schilddrüse

### 3.2.1 Blande Struma diffusa

Die in unterschiedlichem Ausmaß diffus oder seitenbetont vergrößerte Schilddrüse zeigt ein gleichmäßiges „echonormales" Reflexionsmuster (Abb. 123). Abweichungen von dieser homogenen granulierten Echostruktur deuten auf regressive Veränderungen hin. Die Übergänge zu dem sehr irregulären Reflexionsmuster der ausgeprägt regressiv veränderten großen Struma sind fließend (Abb. 124).

Abweichungen vom echonormalen Reflexionsmuster und damit beginnende rückschrittliche Veränderungen der Schilddrüse sind mit der Sonographie früher als mit jeder anderen Methode erfaßbar.

Die Trachea kann pelottiert und/oder verlagert sein. Die Dokumentation dieses Befundes ist integraler Bestandteil einer sonographischen Schilddrüsenuntersuchung.

### 3.2.2 Thyreoiditis

Unter den von uns bisher mit Ultraschall untersuchten Patienten fanden wir 87 mit einer gesicherten Entzündung der Schilddrüse. Die überwiegende Anzahl dieses Kollektivs hatte eine Entzündung vom subakuten Typ, deutlich weniger eine chronische Thyreoiditis. Eine akute Thyreoiditis konnten wir bisher nur bei 4 Patienten sonographisch untersuchen, 3 Patienten hatten einen Abszeß in der Schilddrüse, 1 Patient eine abakterielle Thyreoiditis nach Strahlentherapie.

Die nicht bakteriell verursachte Thyreoiditis hat typischerweise ein fast echofreies Reflexionsmuster. Eine leichte bis mäßiggradige dorsale Echoverstärkung ist in der Regel nachweisbar. Werden nicht alle Schilddrüsenanteile gleichzeitig von der Entzündung betroffen oder tritt die Entzündung in einer zuvor bereits regressiv veränderten Struma auf, entsteht ein echoarmes Bild mit komplexen Anteilen. Die bakteriell verursachte Thyreoiditis zeigt dieses echoarm-komplexe Reflexionsmuster in sehr ausgeprägter Form.

#### 3.2.2.1 Chronische Thyreoiditis

Für die chronische Thyreoiditis ist die Homogenität des fast echofreien Reflexionsmusters cha-

rakteristisch. Dieser Befund gelangt bei der Struma lymphomatosa Hashimoto besonders eindrucksvoll zur Darstellung, wo die vergrößerte Schilddrüse einem wassergefüllten Kissen ähnlich die Trachea hantelförmig umgibt (Abb. 125). Bei der atrophischen Verlaufsform findet sich das genannte Reflexionsmuster in einer normal großen oder verkleinerten Schilddrüse (Abb. 126). Übergänge in Narbenstadien, in denen praktisch kein Schilddrüsengewebe mehr nachweisbar ist, kommen offenbar vor. Wir fanden solche Bilder bei schweren erworbenen Hypothyreosen.

Über das Reflexionsmuster des fibrös-invasiven Typs der chronischen Thyreoiditis haben wir keine eigenen Erfahrungen. Von CALVI [2] wurde uns über 2 Fälle berichtet, die ebenfalls ein fast echofreies Reflexionsmuster aufwiesen. Aufgrund eigener Beobachtungen an einer chronischen Hashimoto-Thyreoiditis mit histologisch vollkommener Fibrosierung der Schilddrüse vermuten wir, daß sich das fast echofreie Reflexionsmuster der Riedel-Struma von dem Reflexionsmuster der lymphozytären Thyreoiditis durch die fehlende dorsale Echoverstärkung unterscheidet. In dem von uns beobachteten Fall wurde sogar eine dorsale Echoabschwächung festgestellt.

#### 3.2.2.2 Subakute Thyreoiditis

Das Reflexionsmuster der subakuten Thyreoiditis unterscheidet sich nicht grundsätzlich von dem der chronischen Thyreoiditis. Da die Erkrankung, wie wir auch aus dem szintigraphischen Speicherverhalten wissen, das Organ offenbar nicht gleichzeitig und gleichintensiv betrifft und zudem Übergänge zu fokalem Auftreten fließend sind, resultiert in einem Teil der Fälle ein unregelmäßiges Reflexionsmuster mit komplex erscheinenden Anteilen (Abb. 127). In diesen Fällen ist eine sonographische Differenzierung zwischen der hypertrophischen Autoimmun-Thyreoiditis und der subakuten Thyreoiditis im gewissen Umfang möglich.

Während bei der Autoimmun-Thyreoiditis das fast echofreie Reflexionsmuster bis zum Einsetzen vernarbender Vorgänge nachweisbar ist, erfolgt die Normalisierung bei der subakuten Thyreoiditis in sehr unterschiedlichen Zeit-

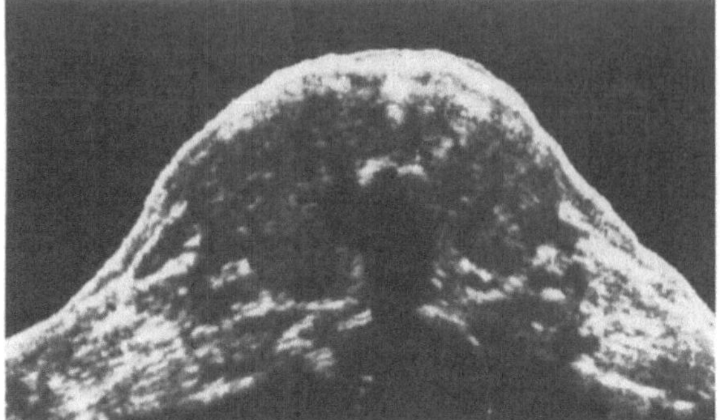

**Abb. 128a**

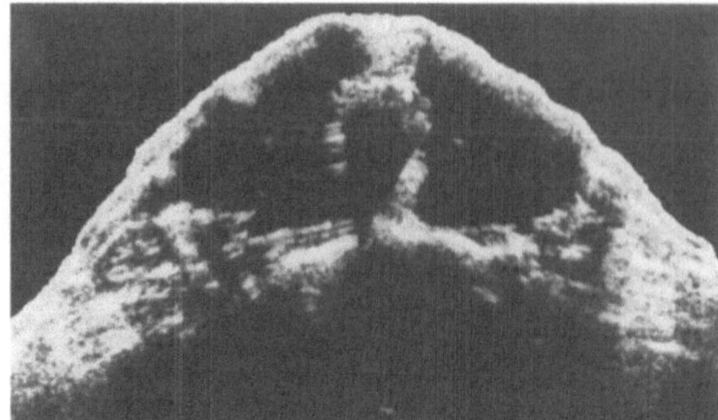

**Abb. 128b**

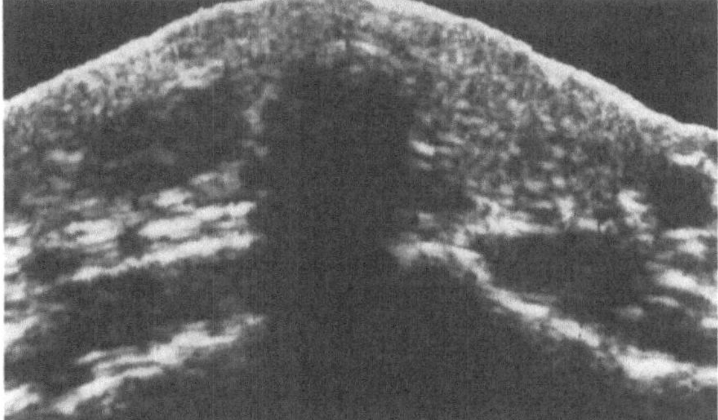

**Abb. 129**

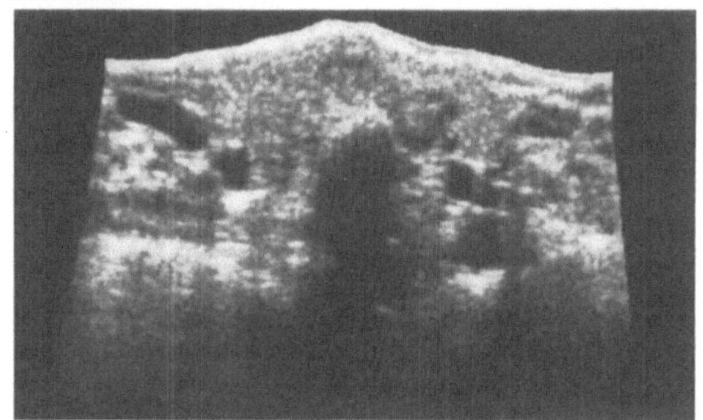

**Abb. 130**

**Abb. 128a, b.** Transversalschnitte. Struma diffusa mit antikörperpositiver Hyperthyreose. Die Schilddrüse der Patientin in **a** zeigt ein echoarmes Reflexionsmuster, diejenige der Patientin in **b** ein fast echofreies Reflexionsmuster (vergleiche hierzu das Reflexionsmuster bei der abakteriellen Thyreoiditis)

**Abb. 129.** Transversalschnitt. Autonomes Adenom rechts mit subtotaler Suppression. Echoarmer Knoten

mit einem Durchmesser von 10 mm in der Mitte des rechten Schilddrüsenlappens

**Abb. 130.** Transversalschnitt in Höhe des Schilddrüsenisthmus. Multilokuläre autonome Adenome mit subtotaler Suppression. Im Isthmus der Schilddrüse ventral der Trachea sowie links paratracheal Darstellung je eines echoarmen Knotens mit einem Durchmesser unter 10 mm

abständen. In einem Teil der Fälle kam es sonographisch zu einer raschen Normalisierung, in einem anderen Teil überdauerte die Echoarmut deutlich die „stumme" Phase im Szintigramm, so daß es in diesen Fällen gelang, bei hypothyreoter Stoffwechsellage und unauffälliger Aktivitätsbelegung im Szintigramm anhand des Sonogramms eine abgelaufene Thyreoiditis zu diagnostizieren.

### 3.2.3 Hyperthyreose

Die normal große oder vergrößerte Schilddrüse mit Überfunktion zeigt unterschiedliche Reflexionsmuster. Neben sonographisch normalen Schilddrüsen fanden wir echoarme und fast echofreie Bilder (Abb. 128a, b). Die Ursache für dieses sehr unterschiedliche sonographische

Verhalten ist bisher nicht geklärt. IGL u. Mitarb. konnten eine enge Korrelation zwischen dem positiven Antikörpernachweis bei der Hyperthyreose und dem echoarmen Reflexionsmuster feststellen.

Zeigt die gesamte Schilddrüse ein echoarmes Reflexionsmuster, läßt sich bereits aufgrund des Sonogramms eine Hyperthyreose vermuten. Liegt ein fast echofreies Reflexionsmuster vor, kann die allein auf das Sonogramm sich abstützende Differentialdiagnose gegenüber einer Thyreoiditis sehr schwierig sein (Vergleiche hierzu Abb. 128b mit Abb. 127). Um eine Thyreoiditis in der hyperthyreoten Phase nicht als Hyperthyreose fehlzuinterpretieren, sollte in allen Zweifelsfällen auf zusätzliche Maßnahmen, z.B. eine szintigraphische Untersuchung der Schilddrüse, nicht verzichtet werden.

## 3.3 Solitäre Knoten

Die sonographische Strukturanalyse umschriebener Neoplasien ist eine Domäne der Ultraschalldiagnostik. Der Nachweis fokaler Schilddrüsenläsionen ist weniger von der Lage und Größe der Läsion als vielmehr von ihrem Reflexionsmuster und dem Reflexionsmuster des sie umgebenden Schilddrüsengewebes abhängig. Bei homogenem Reflexionsmuster der Umgebung können kleinste, nur wenige mm-große Veränderungen dargestellt werden. Dieses betrifft nicht nur die relativ leicht nachweisbaren kalkhaltigen oder liquiden Strukturen, sondern auch Befunde mit echointensivem und echoarmem Reflexionsmuster (Abb. 136).

Das Vorhandensein regressiver Veränderungen in der Schilddrüse und/oder in der Läsion kann hingegen die Interpretation und Zuordnung des sonographischen Befundes erheblich erschweren. Durch Mikroblutungen, zystische Degeneration, Gewebetrümmer und zellige Infiltration in echonormales bzw. echointensives Gewebe entstehen offenbar überwiegend Echos niedriger Amplitudenhöhe, die eine mehr oder weniger ausgeprägte irreguläre Echoarmut verursachen.

Knoten mit eindeutig echoarmem Reflexionsmuster sind im typischen Fall stoffwechselaktiv und zeigen einen mikrofollikulären Aufbau (Abb. 129). Echointensive Knoten demgegenüber sind meistens stoffwechselaktiv und besitzen eine überwiegend makrofollikuläre Architektur (Abb. 132).

Echoarme Knoten, die stoffwechselinaktiv sind, haben solange als malignomverdächtig zu gelten, bis das Gegenteil bewiesen ist. In einem von uns kürzlich untersuchten Patientenkollektiv waren über 50% dieser zuletzt genannten Knoten maligne Neoplasien, hingegen bei den echointensiven Knoten nur 1,2%.

### 3.3.1 Autonomes Adenom

Autonome Adenome haben in der Mehrzahl ein echoarmes Reflexionsmuster (Abb. 129). In einem von uns untersuchten Patientenkollektiv waren 70% der Knoten mit eindeutig echoarmem Reflexionsmuster stoffwechselaktiv, hingegen nur 13% der echointensiven Knoten.

Auch die Knoten mit komplexem aber überwiegend echoarmem Reflexionsmuster waren nur zu 22% stoffwechselaktiv.

Autonome Adenome können einen homogensoliden oder einen inhomogen-regressiv veränderten Gewebeaufbau zeigen. Die vollständige morphologische Darstellung auch der supprimierten Schilddrüsenanteile ist eine wichtige diagnostische Information und von Bedeutung für das therapeutische Vorgehen. Kleine autonome Adenome unter 1 cm werden erfaßt, wenn sie homogen solide sind. Das gilt auch für multilokuläre autonome Adenome (Abb. 130). Disseminierte Autonomien lassen sich hingegen sonographisch nicht abgrenzen.

Das autonome Adenom wird aus dem Zusammenspiel von Sonogramm und „Basis-Szintigramm" diagnostiziert. Wegen der Differentialdiagnose zur malignen Neoplasie ist das Szintigramm bei echoarmen Knoten unverzichtbar.

Für die Diagnosestellung beim echoarmen szintigraphisch „heißen" Knoten ist es unerheblich, ob die Autonomie einen vollständigen, unvollständigen oder keinen suppressiven Effekt auf den Stoffwechsel der übrigen Schilddrüse ausübt. „Echonormale" stoffwechselaktive Knoten lassen sich immer dann ohne Schwierigkeiten als autonome Adenome differenzieren, wenn eine totale Suppression des übrigen Schilddrüsenstoffwechsels vorliegt. Der fehlende Schilddrüsennachweis im Szintigramm in Verbindung mit dem positiven Nachweis der inaktiven Anteile im Sonogramm belegt die Diagnose der suppressiven Autonomie.

In gleichem Maße wie es gelang, die szintigraphisch festgestellte Aktivitätsanreicherung mit der sonomorphologischen Struktur und der Tiefenausdehnung des funktionsunabhängigen und funktionsabhängigen Schilddrüsengewebes zu vergleichen, wurden nuklearmedizinische bildgebende Zusatzuntersuchungen zum Nachweis eines autonomen Adenoms wie Stimulationstest, übersteuerte Aufzeichnungstechnik, Suppressionstest, Carbimazoltest und ähnliches überflüssig. Der von IGL et al. inaugurierte Impuls-Dicken-Quotient brachte zusätzliche Sicherheit auch in den Fällen, die in der Differentialdiagnose zur asymmetrischen Lappendicke

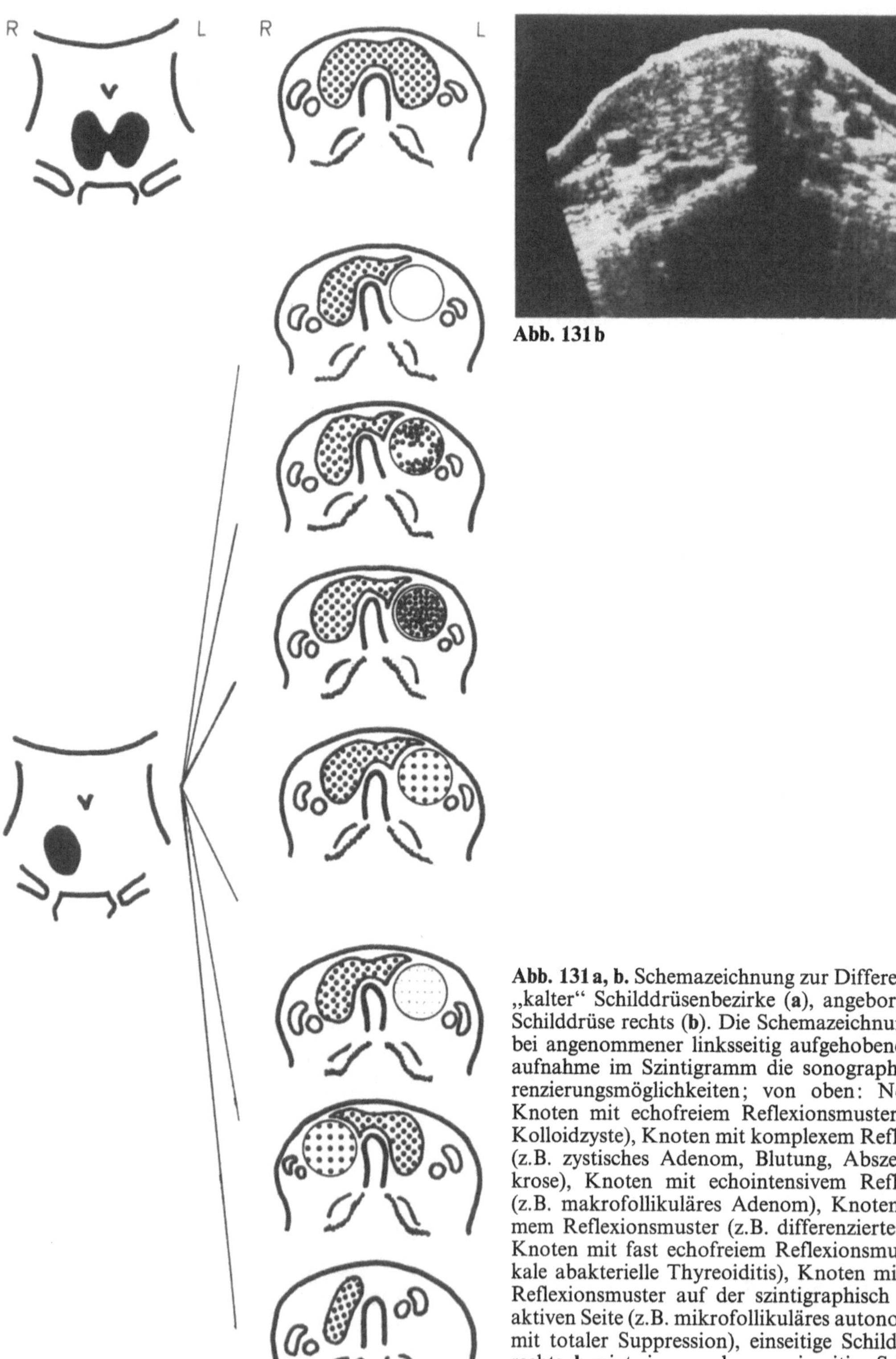

**Abb. 131b**

**Abb. 131a**

**Abb. 131a, b.** Schemazeichnung zur Differentialdiagnose „kalter" Schilddrüsenbezirke (**a**), angeborene einseitige Schilddrüse rechts (**b**). Die Schemazeichnung **a** erläutert bei angenommener linksseitig aufgehobener Aktivitätsaufnahme im Szintigramm die sonographischen Differenzierungsmöglichkeiten; von oben: Normalbefund, Knoten mit echofreiem Reflexionsmuster (z.B. Zyste, Kolloidzyste), Knoten mit komplexem Reflexionsmuster (z.B. zystisches Adenom, Blutung, Abszeß, Tumornekrose), Knoten mit echointensivem Reflexionsmuster (z.B. makrofollikuläres Adenom), Knoten mit echoarmem Reflexionsmuster (z.B. differenziertes Karzinom), Knoten mit fast echofreiem Reflexionsmuster (z.B. fokale abakterielle Thyreoiditis), Knoten mit echoarmem Reflexionsmuster auf der szintigraphisch stoffwechselaktiven Seite (z.B. mikrofollikuläres autonomes Adenom mit totaler Suppression), einseitige Schilddrüsenanlage rechts. **b** zeigt eine angeborene einseitige Schilddrüse auf der rechten Seite

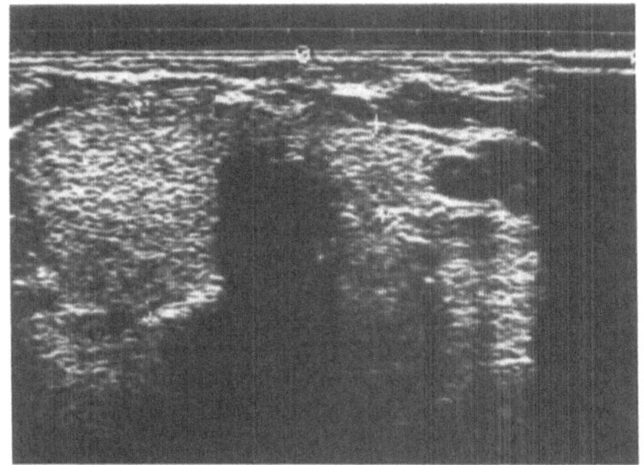

**Abb. 132a**

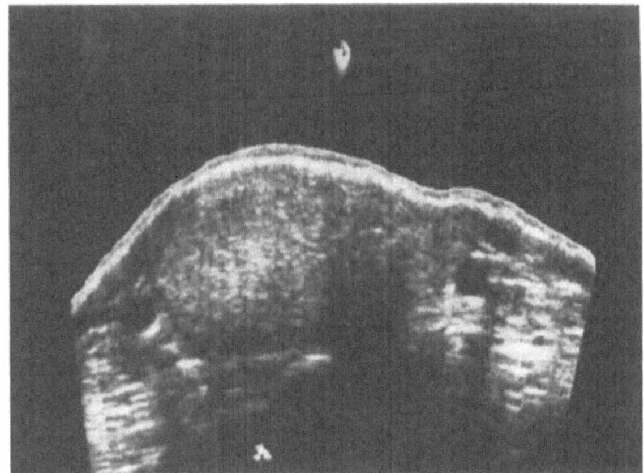

**Abb. 132b**

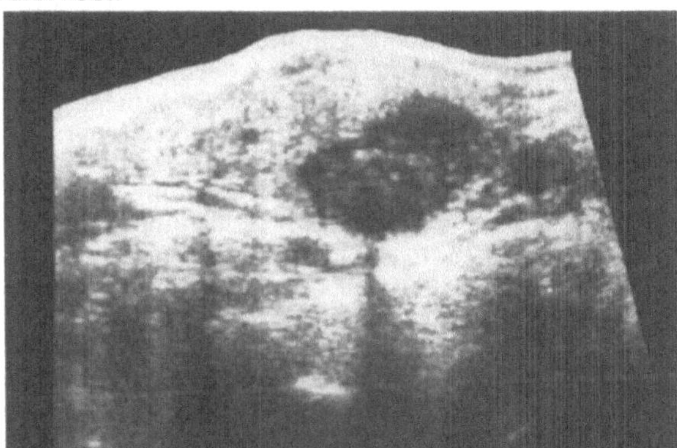

**Abb. 133a**

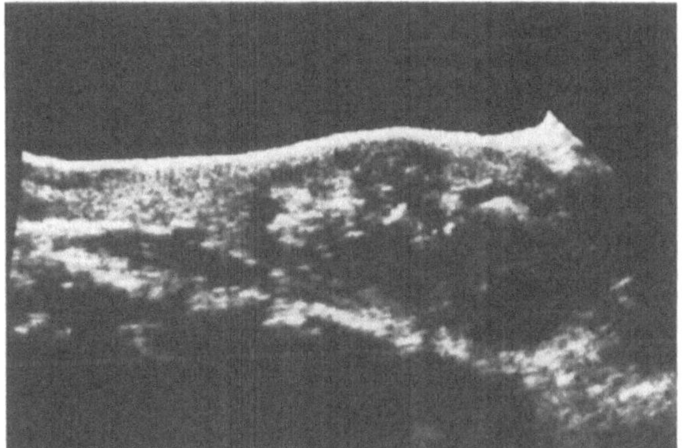

**Abb. 133b**

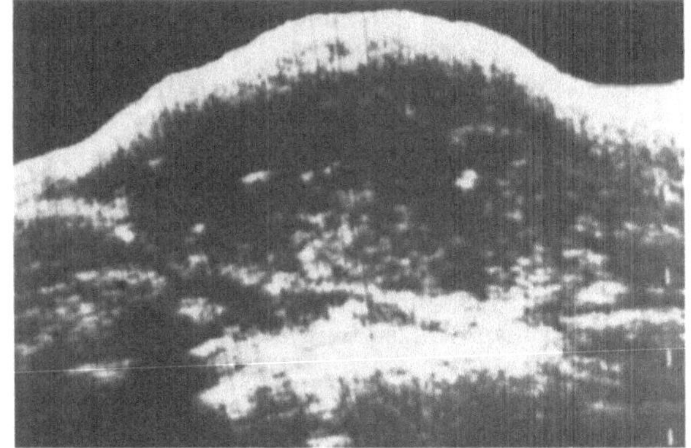

**Abb. 133c**

**Abb. 132a, b.** Transversalschnitte. **a** Real-Time-Verfahren, **b** Compound-Scan-Verfahren. Gleicher Patient. Stoffwechselinaktives makrofollikuläres Adenom rechts. Echointensiver Knoten rechts mit echoarmem Randsaum

**Abb. 133a–c.** Longitudinalschnitte. **a** Stoffwechselinaktives echoarmes mikrofollikuläres Adenom mit rückschrittlichen Veränderungen wie kleinzystische Degeneration und Verkalkungen. **b** Stoffwechselinaktives, teils echoarmes, teils echointensives makrofollikuläres Adenom mit rückschrittlichen Veränderungen (zystische Degeneration und Verkalkungen). **c** Stoffwechselinaktiver Knoten mit teilweise zystischen, überwiegend aber echoarmem Reflexionsmuster. Mehrere winzige Verkalkungen (follikuläres Schilddrüsenkarzinom mit papillären Anteilen)

**Abb. 134.** Transversalschnitt. Zyste im rechten Schilddrüsenlappen. Großer echofreier Bezirk rechts mit dorsaler Echoverstärkung. Verdrängung der Trachea aus der Mittellinie nach links

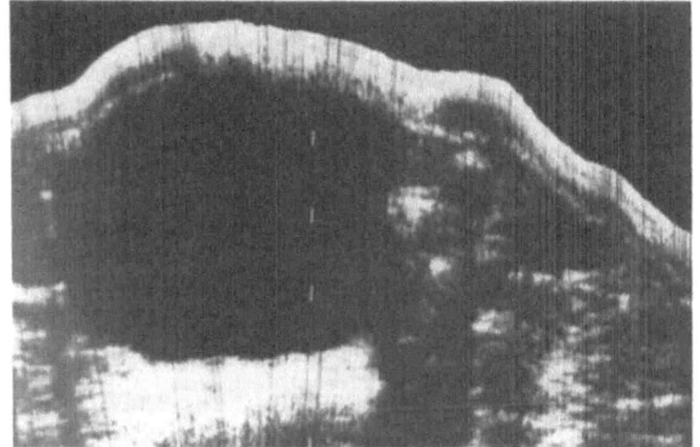

**Abb. 134**

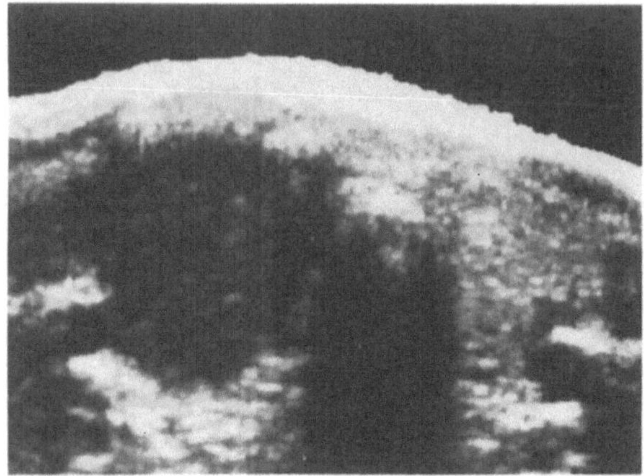

**Abb. 135a**

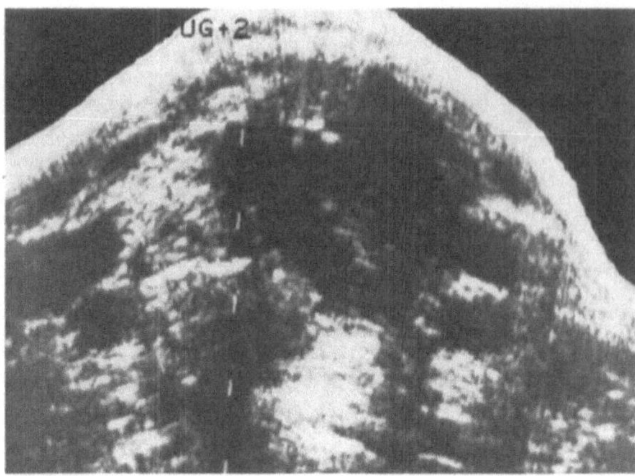

**Abb. 135b**

**Abb. 135a–c.** Transversalschnitte. **a** Papilläres Schilddrüsenkarzinom, **b** anaplastisches Schilddrüsenkarzinom, **c** Schilddrüsenmetastase eines hypernephroiden Karzinoms. Das papilläre Schilddrüsenkarzinom zeigt ein homogenes echoarmes Reflexionsmuster. Es konnte nicht geklärt werden, ob die beiden erkennbaren echointensiven Einzelreflexionen Mikroverkalkungen im Karzinom entsprechen. Das Karzinom ist gegen die Umgebung durch einen angedeuteten, fast echofreien Saum relativ gut begrenzt. Die Trachea ist aus der Mittellinie nach links verschoben. Das anaplastische Karzinom zeigt wie auch die Metastase des hypernephroiden Karzinoms ein sehr irreguläres (komplexes) Reflexionsmuster. Beide Malignome sind gegen die Umgebung unscharf begrenzt. Die Metastase des hypernephroiden Karzinoms hat die Trachea im Lumen eingeengt und aus der Mittellinie nach links verschoben

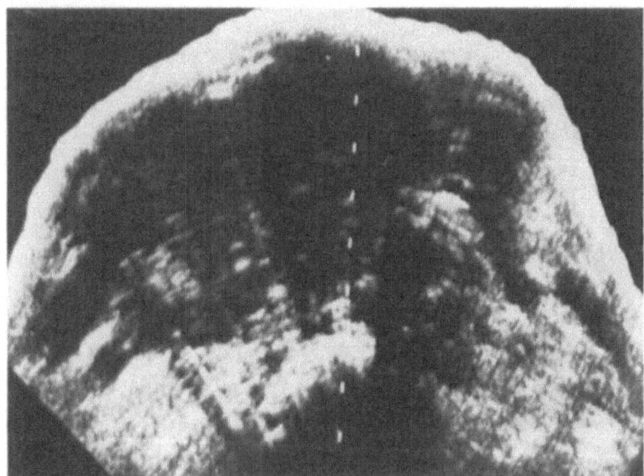

**Abb. 135c**

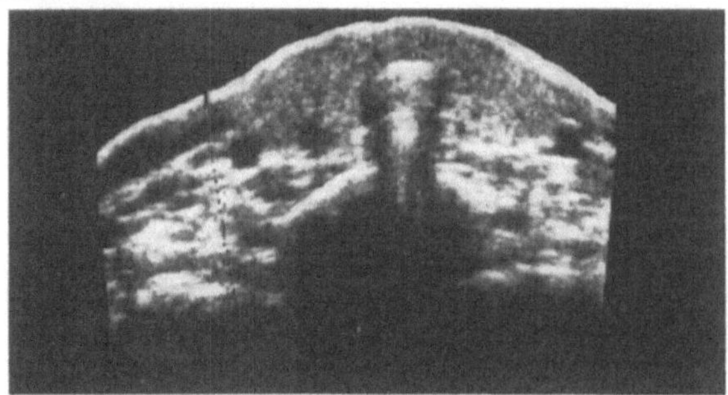

**Abb. 136**

**Abb. 136.** Transversalschnitt. Struma diffusa. Bei unauffälligem szintigraphischen und palpatorischen Status sonographischer Zufallsbefund eines echoarmen Bezirkes dorsal im rechten Schilddrüsenlappen. Durchmesser des echoarmen Herdes 4 mm

bisher problematisch waren. In unserer Klinik sind schon seit mehreren Jahren weitere, das Routineszintigramm übersteigende nuklearmedizinische bildgebende Maßnahmen im Rahmen der Diagnostik des autonomen Adenoms Ausnahmen.

### 3.3.2 „Kalter" Knoten

Den sogenannten kalten Knoten der Schilddrüse kann ein sehr unterschiedliches gewebliches Korrelat zugrunde liegen. Es war deshalb

stets das besondere Anliegen der Ultraschalldiagnostik, durch sonographische Strukturanalyse eine weitere Differenzierung szintigraphisch „kalter" Bezirke zu erwirken (Abb. 131a, b). Die sonographische Analyse wird ggfs. durch die *ultraschallgezielte* Feinnadelpunktion ergänzt.

### 3.3.3 Stoffwechselinaktives Adenom

Das blande Adenom der Schilddrüse stellt sich im typischen Fall mit einem homogenen echoin-

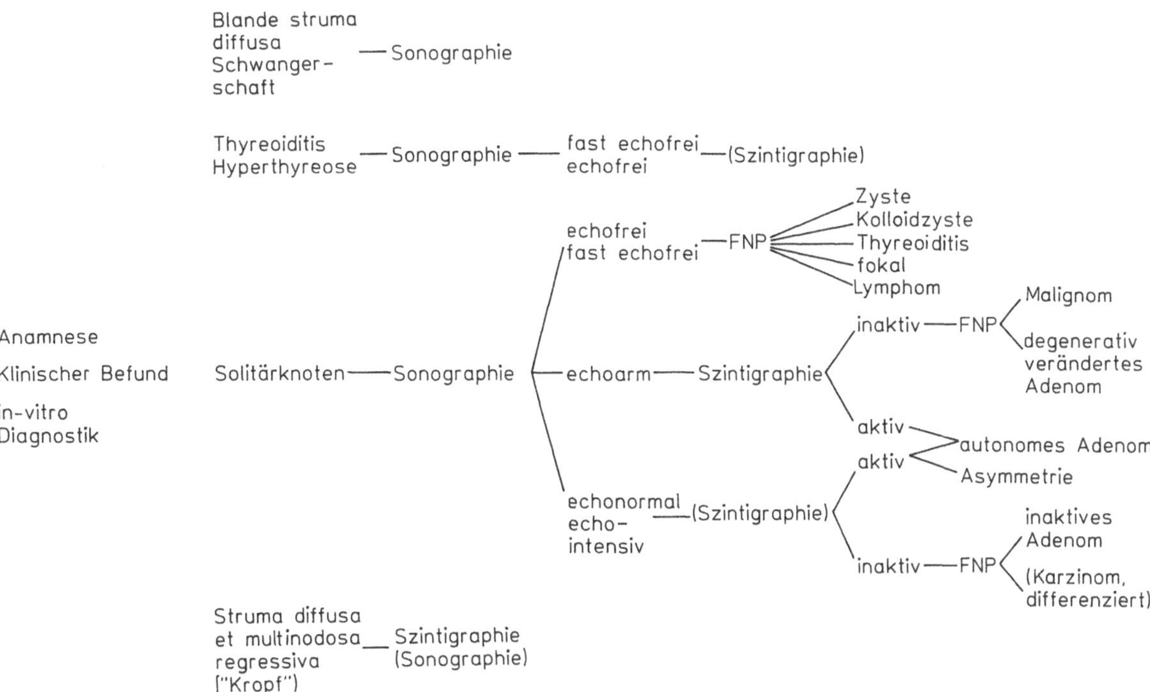


**Abb. 137.** „Strahlungseinsparende Schilddrüsendiagnostik"

tensiven Reflexionsmuster dar und wird von einem schmalen echoarmen Saum umgeben (Abb. 132a, b). Wir fanden dieses Reflexionsmuster in 87% der Fälle mit szintigraphisch „kaltem", histologisch benignen und sonographisch als solide eingestuften Solitärknoten. Nach einer Zusammenstellung von PFANNENSTIEL und KIRSCH [13] und einer eigenen vergleichenden Statistik handelt es sich bei diesen Knoten überwiegend um makrofollikuläre Adenome. Der echoarme Saum entspricht nach ersten eigenen statistischen Ergebnissen, die noch durch eine größere Fallzahl ergänzt werden müssen, einer echten pathologisch-anatomischen Kapsel.

Knoten mit „echonormalem" Reflexionsmuster kommen vor. Sie waren in gut 2/3 ebenfalls stoffwechselinaktiv. Sofern sie einen echoarmen Saum aufweisen, lassen sie sich ebenfalls abgrenzen. Auch echoarme, stoffwechselinaktive Adenome werden gelegentlich gesehen, wobei es z.Zt. noch unklar ist, ob es sich bei der „Stoffwechselinaktivität" nicht lediglich um ein verändertes Speicherverhalten gegenüber dem verwendeten Radionuklid handelt.

Wie auch bei den autonomen Adenomen kann auch bei den kalten Knoten das Reflexionsmuster durch Zelluntergang, zystische Degeneration, Mikroblutungen, Zellinfiltration und Verkalkungen erheblich verfälscht werden. In der Regel resultiert ein irreguläres Reflexionsmuster mit mehr oder weniger ausgeprägter Echoverarmung. Je nach Ausmaß dieser von uns als regressiv angenommenen Veränderungen und ihrer geweblichen Zusammensetzung können Bilder entstehen, die im Einzelfall von Zysten, Blutungen, Entzündungen, gar selbst von bösartigen Veränderungen nur schwer zu unterscheiden sind (Abb. 133a–c).

### 3.3.4 Zysten

Zysten im pathologisch-anatomischen Sinne sind in unserem Untersuchungsmaterial ausgesprochen selten. Sie zeigen eine glatte Begrenzung, ein echofreies Lumen und eine dorsale Schallverstärkung (Abb. 134). Ein geweblicher Anteil ist nicht nachweisbar. In dem von uns untersuchten Kollektiv von über 400 Patienten mit Solitärknoten der Schilddrüse haben wir nur 17 Befunde als Zysten eingestuft.

Häufiger als dysontogenetische Zysten sind zystische Degenerationsherde, welche, insbesondere nach Einblutung, ein erhebliches Ausmaß erreichen können. Das Bild dieser liquiden Hohlräume ist sehr vielfältig. Septenähnliche Unterteilungen, papillomartige Gewebezapfen oder amorphe Verteilung der Binnenechos, die teilweise nachweisbar sedimentieren, wurden von uns beobachtet.

### 3.3.5 Maligne Neoplasien

Bösartige Schilddrüsenveränderungen wurden von uns überwiegend in der Gruppe der als echoarm eingestuften Knoten gefunden. Bei szintigraphisch nachgewiesener Stoffwechselinaktivität waren 53% der eindeutig echoarmen und 32% der komplexen, überwiegend aber echoarmen Knoten bösartig, hingegen nur 1,6% der echointensiven Knoten.

Für die Verdachtsdiagnose einer malignen Schilddrüsenneoplasie ist das echoarme Reflexionsmuster in Verbindung mit der Stoffwechselinaktivität entscheidend. Abgrenzung, Kontur, liquide Anteile oder Verkalkungen sind Sekundärkriterien und von untergeordneter Bedeutung. Läßt man die im Rahmen regressiver Veränderungen häufig zu beobachtenden Verkalkungen unberücksichtigt, fanden wir kleinste Verkalkungen häufiger in papillären Karzinomen und größere Verkalkungen mehr in entdifferenzierten Malignomen.

Während bei den malignen Neoplasien mit eindeutig echoarmem Reflexionsmuster die differenzierten Schilddrüsenkarzinome deutlich überwiegen, überwiegen in der Gruppe der bösartigen Neubildungen mit echoarm-komplexem Reflexionsmuster die entdifferenzierten Malignome (Abb. 135a–c).

Die Differentialdiagnose des echoarmen „kalten" Schilddrüsenknotens ist, da die Übergänge zum echonormalen Reflexionsmuster einerseits und zum echofreien Reflexionsmuster andererseits fließend sind, außerordentlich vielfältig. Dies gilt insbesondere für diejenigen Knoten, die keine homogene solide Gewebetextur aufweisen. Rückschrittliche Veränderungen, sogenannte Blutungszysten, Kolloidzysten, fokale Entzündungen, Onkozytom und Malignom können sehr ähnliche Bilder zeigen. In diesem Zusammenhang ist darauf hinzuweisen, daß durch Anschnitte des echoarmen Saumes bei echointensiven Knoten oder durch Partiale-Volumen-Effekte bei liquiden Bezirken echoarme Areale abgebildet werden können, die nicht als echoarme Knoten fehlinterpretiert werden dürfen.

Nicht zuletzt ist die Gruppe derjenigen, meist echoarm imponierenden kleinen Veränderungen der Schilddrüse zu erwähnen, die weder szintigraphisch noch palpatorisch faßbar sind und sonographische Zufallsbefunde darstellen (Abb. 136).

Für die Differentialdiagnose echoarmer Veränderungen der Schilddrüse gewinnt die mittels Ultraschall gezielt vorgenommene Feinnadelpunktion eine ganz besondere Bedeutung („in der einen Hand den Schallkopf, in der anderen Hand das Punktionsbesteck").

Selbstverständlich sollte sich die Ultraschalluntersuchung der Schilddrüse bei Verdacht auf eine bösartige Neubildung nicht nur auf die Schilddrüse, sondern auch auf die Lymphabflußgebiete erstrecken, um evtl. vorhandene Lymphknotenmetastasen sofort zu erfassen.

# 4 Stellenwert der Schilddrüsensonographie

Das im Bereich der Schilddrüse durchgeführte zervikale Sonogramm ergibt ein überlagerungsfreies Strukturbild der Schilddrüse und ihrer Umgebung. Das Organ wird unabhängig von seinem Funktionszustand stets vollständig dargestellt und kann auch im Falle einer Suppression hinsichtlich Größe, Lage und Struktur beurteilt werden. Die nichtinvasive Strukturanalyse mittels Ultraschall wird durch die gezielte Feinnadelpunktion nach Ultraschall-Lokalisation ergänzt.
Eine Strahlenexposition findet nicht statt.

Das Szintigramm ist ein Funktionsbild der Schilddrüse. Überlagerungseffekte sind infolge Summation der bildgebenden Impulse nicht zu vermeiden. Die Strahlenexposition ist je nach verwendetem Radionuklid und Menge unterschiedlich, stets aber vorhanden.

Jeder Ausschluß oder Verdacht einer Schilddrüsenerkrankung ist eine Indikation zur Ultraschalluntersuchung. Sie steht im diagnostischen Procedere bei Berücksichtigung von Strahlenhygiene und rationellem Vorgehen vor der Szintigraphie. Vielfach kann auf die Szintigraphie als zusätzliche Untersuchung verzichtet werden, insbesondere, wenn die Möglichkeiten der gezielten Feinnadelpunktion nach Ultraschall-Lokalisation in das diagnostische Procedere einbezogen werden kann („strahlungseinsparende Schilddrüsendiagnostik" Abb. 137). Im Zusammenhang mit der Differentialdiagnose des echoarmen Knotens ist die Schilddrüsenszintigraphie allerdings auch weiterhin unverzichtbar.

## Literatur


1. Blum M, Goldmann AB, Hershovic A, Hernsberg J (1972) Clinical application of thyroid echography. New Engl J Med 287:1164
2. Calvi J (1981) Riedel-Thyreoiditis; 2 Fälle. Persönliche Mitteilung. Allgemeines Krankenhaus St. Georg, Hamburg
3. Crocker EF, McLanghlin AF, Kossoff G, Jellins J (1974) The grey-scale echographic appearance of thyroid malignancy. J Clin Ultrasound 2:305
4. Frank Th, Schneekloth G, Zollikofer Ch, Albers G (1977) Zur Differentialdiagnose szintigraphisch „stummer" Bezirke in der Schilddrüsenregion mit Ultraschall. In: Hermann J, Krüskemper HL, Weinheimer B (Hrsg) Schilddrüse 1975. Stuttgart. Thieme
5. Frank Th, Zollikofer Ch (1976) Möglichkeiten der Sonographie im Rahmen der Schilddrüsendiagnostik. Fortschr Geb Röntgenstr 124:458
6. Frank Th, Albers G, Krämer-Hansen H, Schneekloth G (1978) Ultraschalldiagnostik bei Schilddrüsenveränderungen. 88. Jahrestagung der Nordwestdeutschen Gesellschaft für Innere Medizin 1977. Therapiewoche 28:943
7. Frank Th, Albers G, Krämer-Hansen H, Schneekloth G, Petersen V, Zollikofer Ch (1977) Differenziertes Schilddrüsencarcinom, autonomes Adenom und Thyreoiditis im Ultraschallbild. Fortschr Geb Röntgenstr 127:107
8. Frank Th, Albers G, Henkel U, Schneekloth G, Zollikofer Ch (1980) Was leistet die Schilddrüsensonographie heute? In: Hinselmann von M, Anliker M, Meucht R (Hrsg) Stuttgart. Thieme
9. Frank Th (1980) Ultraschall in der Schilddrüsendiagnostik. Röntgen-Bl 33:386
10. Frank Th, Bary v S, Zander M, Busch I (im Druck) Ergebnisse der sonographischen Analyse umschriebener Knoten der Schilddrüse. Aktuelle Endokrinologie und Stoffwechsel
11. Igl W, Fink U, Leisner B (1979) Die Kombination von Szintigramm und Sonogramm in der Diagnostik des autonomen Schilddrüsenadenoms. Nuc Compact 10:184
12. Igl W, Fink U, Gebauer A, Leisner B (1981) Wert der Schilddrüsensonographie als Zusatzuntersuchung zu Szintigraphie und Laborchemie. 62. Tagung der Deutschen Röntgengesellschaft, München 1981
13. Pfannenstiel P, Kirsch H (1982) Sonographische Befunde beim Knotenkropf. 1. Symposium der Arbeitsgemeinschaft Chirurgische Endokrinologie. Marburg 3./4.9.1982
14. Rasmussen SN, Hjorth L (1974) Determination of thyroid volume by ultrasonic scanning. J Clin Ultrasound 2:143
15. Schneekloth G, Frank Th, Albers G (1983) Ultraschalltomographie abdomineller Organe und der Schilddrüse. 2. Aufl, Stuttgart F Enke
16. Thijs LG, Roos P, Wiener JD (1972) Use of ultrasound and digital scintiphoto analysis in the evaluation of solitary thyroid nodule. J Nucl Med 13:504

# Ultraschalldiagnostik der Halsgefäße

W. von Kalckreuth und G.-M. von Reutern

Zwei Ultraschallverfahren werden in der Gefäßdiagnostik verwendet: Die Dopplersonographie (DS) zur Beurteilung des Blutflusses und das Schnittbildverfahren zur Gefäßwanddarstellung.

Nach der erstmaligen Registrierung von Strömungsphänomenen in Arterien durch Satomura [7] hat die *Ultraschall-Dopplersonographie* sich seit Ende der 60er Jahre als klinische Untersuchungsmethode besonders in der Inneren Medizin (Angiologie) und der Neurologie etabliert. Als nichtinvasives, beliebig wiederholbares, örtlich ungebundenes und investitionsarmes Verfahren ist die DS aus der klinischen Routine nicht mehr wegzudenken. Lokalisation und Ausmaß der peripheren arteriellen Verschlußkrankheit werden vollständiger erfaßt, bei der Diagnostik der venösen Insuffizienz zusätzliche Erkenntnisse gewonnen. Am Hals können alle vier hirnversorgenden Arterien untersucht werden. Zerebrale und retinale Durchblutungsstörungen stehen häufig im Zusammenhang mit der extrakraniellen Gefäßerkrankung. Das Ergebnis der DS beeinflußt das diagnostische und therapeutische Procedere.

Mit dem Siegeszug des *Ultraschall-Schnittbildes* in weiten Gebieten der Medizin wird seit der erstmaligen Darstellung der A. carotis durch Olinger [5] ständig an einer verbesserten Abbildungsqualität von Arterien und Venen gearbeitet. Mit den heute erhältlichen hochauflösenden Echtzeit-B-Scannern sind Wandveränderungen der A. carotis communis und der Karotisbifurkation darstellbar, ihre Interpretation jedoch schwierig. Die Interpretation der Schnittbilder ist erleichtert bei Geräten, die in gleichem Untersuchungsgang eine Strömungsmessung in dem dargestellten Gefäß erlauben (sog. Duplex-

Scanner). Deren Anwendung am Hals ist durch die weitgehende Beschränkung auf die A. carotis und ihren hohen Preis beschränkt.

## 1 Physikalische Prinzipien

### 1.1 Dopplersonographie

Die DS erfaßt lediglich Strömungsphänomene in arteriellen und venösen Blutleitern (Abb. 138). Der vom Sender kontinuierlich ausgesendete (continuous wave, abgekürzt cw) Ultraschallstrahl mit einer Frequenz $f_1$ (meist 4 oder 5 MHz) wird von den mit der Geschwindigkeit v fließenden Erythrozyten mit veränderter Frequenz $f_2$ reflektiert (Dopplerprinzip). Die Dopplerfrequenz $f_D$ ist gleich der Differenz aus $f_1$ und $f_2$. Die Flußrichtung in Bezug auf die Ultraschallsonde kann bestimmt werden (direktionelle DS). Die Höhe der Dopplerfrequenz $f_D$ ist vom Kosinus des Beschallungswinkels $\alpha$ abhängig. Die Dopplerfrequenz ist demnach um so höher, je kleiner $\alpha$ ist. $F_D$ und v sind proportional. Bei Registrierung von $f_D$ wird daher die Änderung der Blutkörperchen-Geschwindigkeit während des Herzzyklus ebenso erfaßt wie die Strömungsbeschleunigung an einer arteriellen Stenose (Bernoullische Kontinuitätsgleichung).

Bei der Beschallung eines Gefäßes wird nicht eine einzige Dopplerfrequenz, sondern das Gemisch aller von den einzelnen Erythrozyten reflektierten Dopplerfrequenzen – das Dopplerspektrum – registriert. Dieses Spektrum wird auf den Lautsprecher des Dopplergerätes gegeben und vom geschulten Ohr des Untersuchers analysiert. Ein Spektrumanalysator liefert eine quantitative Analyse des Dopplerspektrums (Beispiele in Abb. 140 und 141). Üblich ist je-

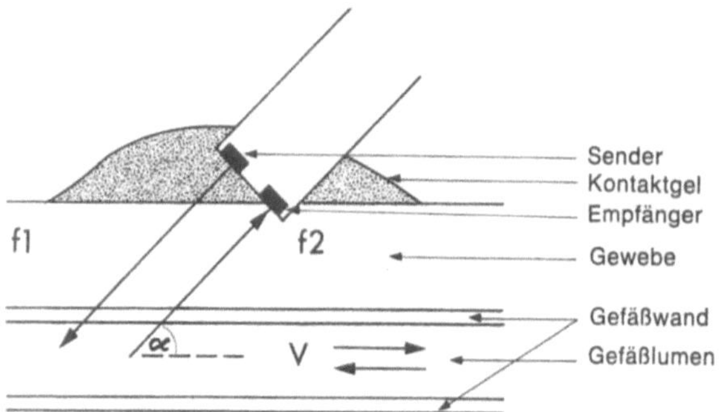

**Abb. 138.** Dopplersonographie: Physikalisches Prinzip. Näheres siehe Text



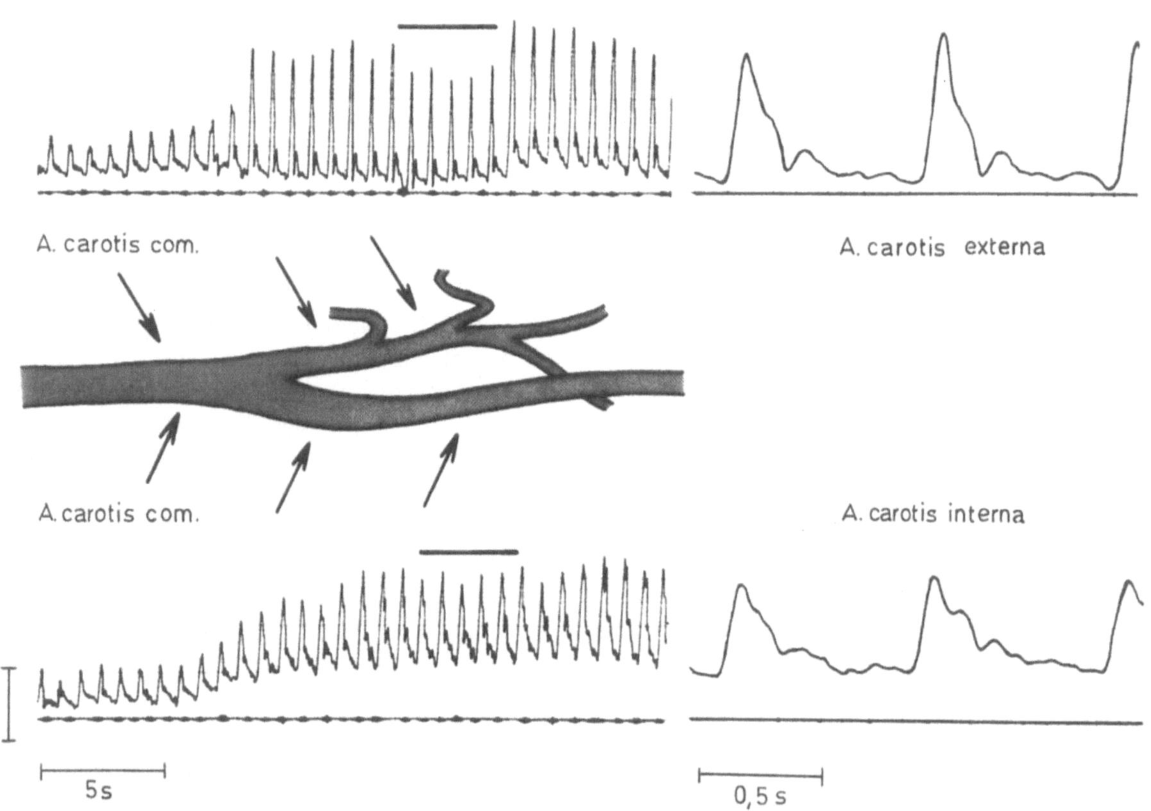



**Abb. 139.** Dopplersonogramm einer normalen Karotis-bifurkation: Pulskurvenunterschied von hirnversorgender Arterie (A. c. interna) mit hohem diastolischen Fluß, haut- und muskelversorgender Arterie (A. c. externa) mit niedrigem diastolischen Fluß und Mischtyp (A. c. communis). Nur die A. c. externa reagiert auf periphere Kompression (————)

doch die Dokumentation des Dopplersignals in Form einer Analogkurve, in der die Frequenzen des Spektrums elektronisch gemittelt wiedergegeben werden (Abb. 139). Wie Abbildung 140 demonstriert, gibt die Analogkurve die Strömungsphänomene nur eingeschränkt wieder. Die Analogkurve kann den schriftlichen Befund über die mit dem Ohr registrierten akustischen Phänomene nur ergänzen.

## 1.2 Echtzeit-Schnittbild

Zur Gefäßwanddarstellung wird das Echoimpulsverfahren angewandt, das die reflektierenden Eigenschaften der Gewebegrenzflächen nutzt. Die reflektierten Signale lassen sich dank bekannter Laufzeit und Richtung des gesendeten Impulses einem Ort in der abgetasteten Ebene zuordnen. In der Angiologie ist eine Dar-

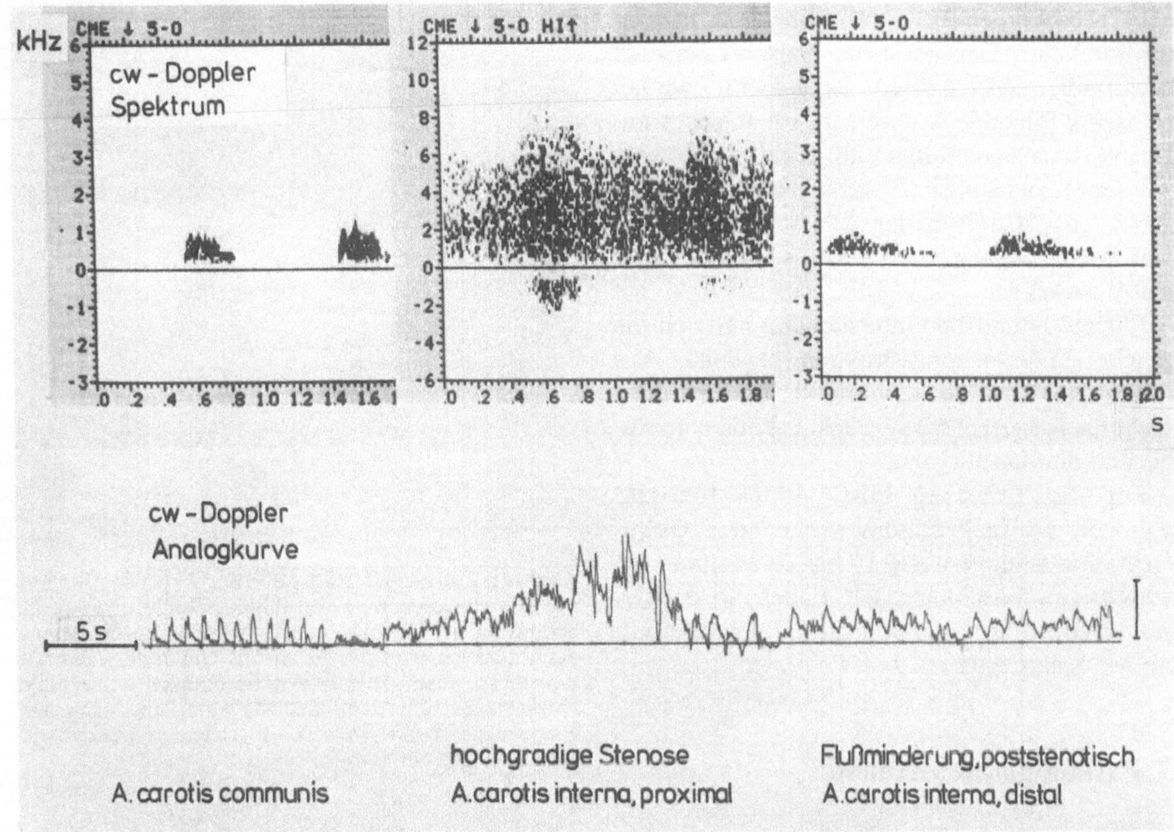


**Abb. 140.** Dopplersonogramm einer hochgradigen Abgangsstenose der A. c. interna (Spektrum und Analogkurve). Die Analogkurve ist aufgenommen durch kontinuierliche Verschiebung der Dopplersonde von der A. c. communis auf die A. c. interna. Die Ableitepunkte des Spektrums sind angegeben. Weiteres siehe Text

stellung in Echtzeit erforderlich. Beim Duplex-Scan besteht zusätzlich die Möglichkeit, durch ein gepulst gesendetes Dopplersignal Strömungsphänomene an einem exakt definierten Punkt innerhalb des Schnittbildes zu registrieren (Abb. 141).

## 2 Untersuchungstechnik

Der Patient liegt auf einem Stuhl mit verstellbarer Rückenlehne und schmaler, fester Kopfstütze, die den Zugang zum Hals nicht behindert. Der Untersucher sitzt hinter dem Patienten und führt mit einer Hand die Doppler-Stiftsonde. Unter akustischer Kontrolle wird die interessierende Arterie aufgesucht. Das Dopplersignal wird akustisch beurteilt und graphisch dokumentiert, wobei die Strömungsrichtung in Bezug auf die Sonde durch Ausschlag oberhalb bzw. unterhalb der Null-Linie des Schreibers angezeigt wird.

Die Halsgefäße werden unterschieden an ihrer Pulskurvenform und durch funktionelle Teste (Abb. 139). Direkt hirnversorgende Arterien wie die A. carotis interna und die A. vertebralis haben einen hohen Fluß in der Diastole, da das Gehirn ein Gebiet niedrigen Gefäßwiderstandes ist. Die haut- und muskelversorgenden Arterien (A. carotis externa, A. subclavia) haben niedrigen diastolischen Fluß und peitschenden Klangcharakter. Durch Kompressionsteste werden die Äste der A. carotis externa und die A. vertebralis identifiziert. Durch Kompression des distalen Gefäßabschnittes (Balken über der Pulskurve) wird der periphere Widerstand erhöht. Dies führt zu einem Absinken der Strömungsgeschwindigkeit im proximalen Gefäßabschnitt und zu einer postischämischen Hyperämie. Venengeräusche werden durch Erhöhung des intrathorakalen Druckes beim Valsalva-Versuch beeinflußt. Systematisch untersucht werden beidseitig folgende Arterien: A. carotis communis mit A. carotis interna und A. carotis externa, A. supratrochlearis (Augenwinkelarterie), A. vertebralis (distal an der Atlasschlinge, proximal beim Abgang aus der A. subclavia) und die A. subclavia.

Für die Schnittbilduntersuchung hat sich die gleiche Untersuchungssituation bewährt. Aus technischen Gründen beschränkt sich die Untersuchung vorwiegend auf die A. carotis communis und die Karotisgabel.

Für die Erhebung eines dopplersonographischen Normalbefundes reichen mit Dokumentation üblicherweise 15 bis 20 Minuten. In schwierigen pathologischen Fällen wird gelegentlich die dreifache Zeit benötigt. Gleiches gilt für das Schnittbild.

## 3 Pathologische Befunde

Abbildung 140 illustriert die typischen dopplersonographischen Phänomene einer direkt beschallten Abgangsstenose der A. carotis interna. Die Strömungsgeschwindigkeit, dargestellt durch die Dopplerfrequenz, nimmt zu auf Werte oberhalb des Normalwertes von maximal 3,5 kHz. Statt laminarer Strömung mit einem schmalen Frequenzband im Spektrum (vgl. Abb. 141) tritt Turbulenz auf, gekennzeichnet durch eine Verteilung der Dopplerfrequenzen über den gesamten Bereich unterhalb der Maximalfrequenz und durch Rückflußanteile. Die Phänomene Strömungsbeschleunigung und Turbulenz werden sowohl vom Ohr als auch vom Spektrumanalysator zuverlässig erfaßt. Die Analogkurve gibt diese Phänomene nur unvollständig wieder.

Andererseits ist die Analogkurve besonders geeignet, Seitendifferenzen im prästenotischen Abschnitt zu erfassen. Solche indirekten Kriterien erlauben besonders die Beurteilung der hämodynamischen Relevanz einer Läsion. Bei einer hochgradigen Abgangsstenose der A. carotis interna wie in Abb. 140 kommt es sowohl zu einer Flußminderung in der ipsilateralen A.

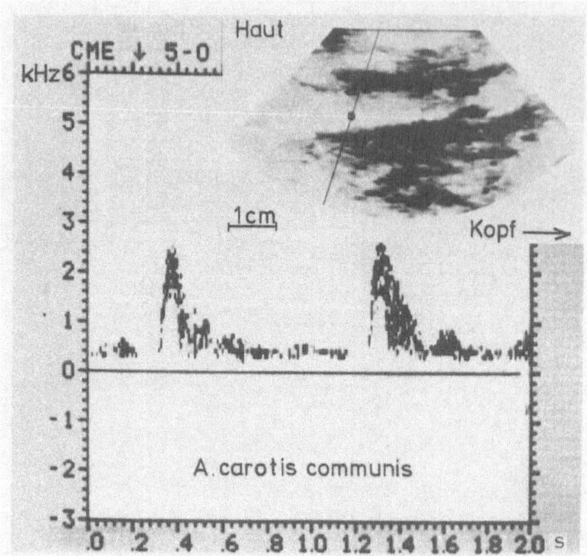


**Abb. 141.** Ultraschall-Schnittbild der A. carotis communis mit Flußmessung: Im Bildausschnitt oben rechts Schnittbild mit Plaque ohne Schallschatten im Bereich des Endabschnittes der A. carotis communis (Bifurkation rechts anschließend). Am Meßpunkt (•) normales Dopplerspektrum (laminare Strömung mit schmalem Frequenzband) als Hinweis auf fehlende hämodynamische Relevanz der Stenose

carotis communis als auch im poststenotischen Abschnitt. Indirekte Kriterien geben auch Aufschluß über Veränderungen, die dopplersonographisch nicht direkt erfaßt werden können (z.B. proximaler Subclaviaverschluß, intrakranielle Strömungsbehinderung hirnversorgender Arterien) und über die einspringenden Kollateralkreisläufe (z.B. Ophthalmikaflußumkehr bei Internaverschluß, zervikale Kollaterale beim proximalen Vertebralisverschluß, Vertebralis-Occipitalis-Kollaterale beim proximalen Verschluß der A. carotis externa).

80% der Patienten mit extrakranieller Gefäßerkrankung haben die Hauptbefunde im Karotissystem, wobei meist der Abgang der A. carotis interna betroffen ist. Durch Kombination der direkten und indirekten Kriterien läßt sich die Abgangsstenose der A. carotis interna in leichte (Lumeneinengung ca. 50–60%), mittelgradige (ca. 70%) und hochgradige (über 80%) Stenosen einteilen. Ein Internaverschluß wird angenommen bei fehlendem direkten Nachweis der Arterie und den indirekten Kriterien einer hochgradigen Strömungsbehinderung. Falsch-

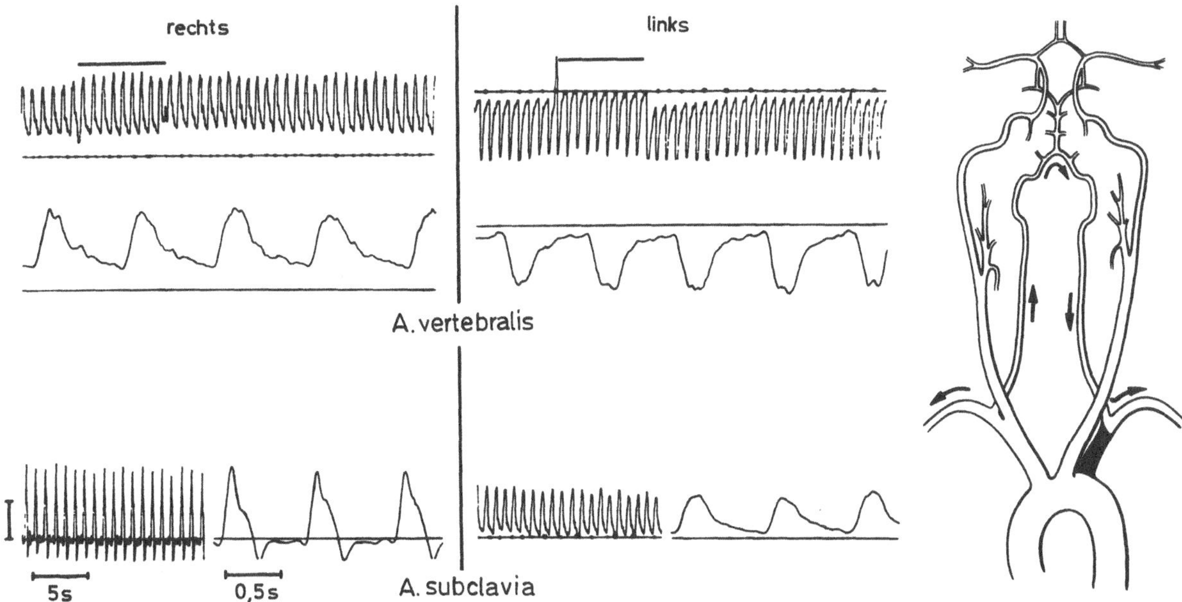



**Abb. 142.** Typische Dopplerbefunde bei Subclavian-Steal-Phänomen. Näheres siehe Text

positive Befunde sind praktisch ausgeschlossen. Bei jeder hochgradigen Strömungsbehinderung wird ein pathologischer Befund erhoben. Die Unterscheidung zwischen höchstgradiger Stenose und Verschluß gelingt bei ausreichender Erfahrung mit über 90%iger Sicherheit [1].

Schwierigkeiten der Schnittbilduntersuchung beleuchtet Abbildung 141. Die erheblichen Reflexionen im Lumen des Endabschnittes der A. carotis communis imponierten dopplersonographisch als leichte Stenose. Der Patient litt nicht unter ischämischen Erscheinungen der ipsilateralen Hemisphäre oder Retina. Bei gleichartigem Bild kann aber auch eine hochgradige Internaabgangsstenose vorliegen. Zur Interpretation von stenoseverdächtigen Reflexionen ist daher die dopplersonographische Flußinformation an frei wählbaren Stellen im B-Bild notwendig. Abbildung 141 zeigt eine prästenotische Flußuntersuchung. Ebenso ist dies auch in der Stenose und poststenotisch möglich.

Das Subclavian-Steal-Phänomen – infolge der Blutdruckdifferenz an den Armen häufig klinisch vermutet – wird dopplersonographisch mit 100%iger Sicherheit nachgewiesen [2]. Abbildung 142 zeigt ein typisches Beispiel bei proximalem Verschluß der A. subclavia links mit Füllung der distalen A. subclavia aus der retro-

grad durchflossenen linken A. vertebralis. Der Beweis für die pathologische Flußrichtung ist gegeben durch die Abnahme des diastolischen Flusses bei Faustschluß links (Balken über der Pulskurve) und die reaktive Hyperämie nach Öffnen der Faust. Proximale und distale Stenosen der A. subclavia werden durch direkte Ableitung von Strömungsbeschleunigung und Turbulenz und durch die veränderte Pulskurvenform nachgewiesen. Höhergradige Vertebralisabgangsstenosen sind ebenfalls der direkten Beschallung zugänglich und werden wahrscheinlich zu 90% erkannt. Proximale Verschlüsse der A. vertebralis führen zu einer nachweisbaren Kollateralisation über Halsarterien mit oft gutem Fluß in der distalen Arterie beim Eintritt in die Schädelbasis. Eine intrakranielle Strömungsbehinderung wie z.B. bei einer Basilaristhrombose läßt sich aufgrund der beidseitigen Pulskurvenveränderungen vermuten. Die häufige anlagebedingte Hypoplasie einer Vertebralarterie führt zu einer Seitendifferenz im Dopplersonogramm. Eine hämodynamisch relevante Strömungsbehinderung in einer Vertebralarterie durch extreme Kopfdrehung konnte bei Patienten mit kopfhaltungsabhängigen Symptomen einer vertebrobasilären Insuffizienz nur in einem Fall von 21 beobachtet werden [9].

Pathologische Befunde an den Halsvenen wurden bisher nicht systematisch untersucht. Bei gezielter Fragestellung (z.B. Neck-dissection) kann versucht werden, Fluß in der interessierenden V. jugularis interna oder einer Venenprothese nachzuweisen.

## 4 Klinischer Wert, Grenzen, Indikationen

Patienten mit manifesten zerebralen oder retinalen Durchblutungsstörungen haben in etwa der Hälfte der Fälle pathologische dopplersonographische Befunde der hirnversorgenden Arterien, wobei mit zunehmendem Schweregrad der Erkrankung auch das Ausmaß der dopplersonographisch faßbaren Veränderungen zunimmt. Dagegen wurden bei Patienten einer Neurologischen Ambulanz ohne Hinweise auf zerebrale Durchblutungsstörungen lediglich bei 5,9% der Patienten pathologische Befunde nachgewiesen [3, 4].

Der Zusammenhang zwischen Läsion und Klinik ist dann evident, wenn es zu ischämischen Ereignissen in dem einer Stenose nachgeschalteten Gefäßgebiet kommt. Meist wird eine embolische Genese der Ischämie vorliegen. Bei hochgradigen Stenosen oder Verschlüssen ist bei schlechter Kollateralversorgung auch die hämodynamische Strömungsbehinderung wirksam.

Bei Patienten mit Symptomen von seiten der extrakraniellen Gefäßerkrankung und mit positivem Dopplerbefund sind diagnostische und therapeutische Weichen gestellt. Patienten mit transitorisch ischämischen Attacken (TIA) wird man in der Regel einen gefäßrekonstruktiven Eingriff empfehlen. Präoperativ wird allgemein eine selektive Angiographie der interessierenden Gefäße durchgeführt, da intrakranielle Stenosen oder Verschlüsse, die aus physikalischen Gründen mit Ultraschallmethoden nicht erfaßt werden können, die Indikation zur Operation beeinflussen. Bei konservativem Vorgehen (z.B. Rezidivprophylaxe mit Thrombozytenaggregationshemmern, symptomatische Hämodilutionstherapie nach eingetretenem Hirninfarkt) kann auf die Angiographie verzichtet und der Patient in zunächst halbjährlichen Abständen kontrolliert werden.

Bei dopplersonographisch unauffälligem Befund, aber fokalen zerebralen Ischämien können mit dem Schnittbild Plaques unterhalb der dopplersonographischen Nachweisgrenze von 50%, Lumeneinengungen in der A. carotis communis und im Bereich der Karotisgabel gefunden werden. Sind auch solche Wandveränderungen mit Ultraschall nicht nachzuweisen, müssen hier kardiale Emboliequellen, aber auch andere Ursachen einer zerebralen Ischämie (hypertone Krise, Arteriitis) ausgeschlossen werden. Erst danach kann eine zerebrale Angiographie zum Ausschluß ulzerativer Wandveränderungen im Karotissystem oder in der A. cerebri media diskutiert werden.

Bei den unspezifischen Symptomen der vertebrobasilären Insuffizienz mit Schwindel (auch lageabhängig), drop attacks, Sehstörungen und Kopfschmerzen, aber auch bei Zervikalsyndrom finden sich meist keine pathologischen Befunde an den Vertebralarterien. Stenosen im Karotissystem können bei Gefäßpatienten mit Symptomen der vertebrobasilären Insuffizienz einhergehen. Solche Patienten reagieren oft günstig auf eine Gefäßoperation, da dann das Blut des Basilarissystems nicht mehr für die kollaterale Versorgung minderperfundierter Hirnareale benötigt wird. Bei einem Hörsturz, bei Morbus Menière und akuten Labyrinthläsionen haben wir in der Regel keinen pathologischen Gefäßbefund erhoben. Andererseits können bei Infarkten im Gebiet der A. cerebelli posterior inferior (Wallenberg-Syndrom) meist passagere distale Strömungsbehinderungen in der ipsilateralen A. vertebralis nachgewiesen werden. Bei einer Basilaristhrombose wird dieser Befund in beiden Vertebralarterien erhoben.

Tabelle 5 faßt die Indikation der Ultraschall-Gefäßuntersuchung hirnversorgender Arterien zusammen. Als Screeningmethode ist die DS hervorragend geeignet, Patienten mit Gefäßrisikofaktoren oder bei bestimmten Indikationen (präoperativ vor einer Operation unter Herz-Lungen-Maschine) zu untersuchen. Pathologische Befunde müssen individuell beurteilt werden, wobei die Spanne von der einfachen Verlaufsbeobachtung über die prophylaktische An-

**Tabelle 5.** Indikationen für die Dopplersonographie

| |
| --- |
| Screening bei Gefäßrisikofaktoren |
| zerebrale oder retinale Ischämie |
| Stenosegeräusch am Hals |
| Blutdruckdifferenz an den Armen |
| Verlaufskontrolle |
| Angiographieplanung |
| Operabilität |
| zerebraler Kreislaufstillstand |

wendung von Thrombozytenaggregationshemmern bis zur Empfehlung der Gefäßoperation reichen kann. Auskultierte Stenosegeräusche am Hals lassen sich dopplersonographisch dem verursachenden Gefäß zuordnen. Bei einer Blutdruckdifferenz an den Armen gibt die Untersuchung der A. subclavia Aufschluß. Schließlich läßt sich auch der zerebrale Kreislaufstillstand durch typische Pulskurven von A. carotis interna und A. vertebralis beidseits belegen.

Zu den Grenzen der Ultraschallmethoden an den Halsgefäßen gehört auch die Erfahrung des Untersuchers. Um eine gewisse Sicherheit in der dopplersonographischen Befunderhebung zu erlangen, sind etwa 1000 eigenhändig durchgeführte Untersuchungen notwendig, wenn der pathologische Befundanteil 20% ausmacht. Die Ausbildung muß daher praktisch und durch

persönliche Anleitung erfolgen. Da der dopplersonographisch tätige Arzt zwangsläufig in den klinischen Entscheidungsprozeß eingeschaltet wird, muß er ausreichende Erfahrung in der Diagnose und Therapie zerebrovaskulärer Erkrankungen besitzen [6].

## Literatur

1. Büdingen HJ, von Reutern G-M, Freund HJ (1982) Doppler-Sonographie der extrakraniellen Hirnarterien. Thieme, Stuttgart
2. Büdingen HJ, von Reutern G-M (1979) Diagnose von Stenosen und Verschlüssen der Arteria subclavia und des Subclavian-Steal-Syndroms in der Ultraschall-Dopplersonographie In: Kriessmann A, Bollinger A. Ultraschall-Doppler-Diagnostik in der Angiologie. Thieme, Stuttgart
3. Hennerici M, Aulich A, Sandmann W (1980) Der Wert der Doppler-Sonographie für Prognose und Therapie schlaganfallgefährdeter Patienten. Angio 3:151
4. Hennerici M, Aulich A, Sandmann W, Freund HJ (1981) Incidence of asymptomatic extracranial arterial disease. Stroke 12:750
5. Olinger CP (1969) Ultrasonic carotid echoarteriography. Am J Roentgenol 106:282
6. von Reutern G-M (1982) Gedanken zur Ausbildung in der Ultraschall-Diagnostik an hirnversorgenden Arterien. Ultraschall 3:58
7. Satomura S (1959) Study of the flow patterns in peripheral arteries by ultrasonics. J acust Soc Jap 15:151
8. Walter-Meyer B Persönliche Mitteilung

# Sachverzeichnis

Die *kursiven* Seitenzahlen beziehen sich auf Seiten, auf denen das entsprechende
Thema schwerpunktmäßig abgehandelt ist